歯科衛生士のための
障害者歯科

第3版

監修　緒方　克也
著　　足立三枝子
　　　石井里加子
　　　小笠原　正
　　　緒方　克也
　　　河野　幸子
　　　栗原　多恵
　　　高原　　牧
　　　西﨑　智子
　　　溝口理知子
　　　森崎市治郎
　　　山内香代子

医歯薬出版株式会社

This book was originally published in Japanese
under the title of :

SHIKAEISEISHI NO TAMENO SHOGAISHASHIKA
(Textbook of Special Care Dentistry for Dental Hygienist)

Editor :
OGATA, Katsuya
  Ogata Pediatric Dental Clinic

© 1999 1st ed., 2006 3rd ed.

ISHIYAKU PUBLISHERS, INC.
  7-10, Honkomagome 1 chome, Bunkyo-ku,
  Tokyo 113-8612, Japan

第3版の序

　医療や福祉という領域は，その国の歴史と文化，そして経済状態に左右されます．日本の社会福祉の歴史は，明治になって近代国家が形成されたときに遡りますが，第二次世界大戦の終戦とともに，国としての新たな社会福祉に取り組まれました．いわゆる戦後の時代の国づくりの中で必要となった社会福祉政策でした．しかし，その考え方はいまでは時代にそぐわない政策や制度となり，国は新しい考えの下に法を整備しました．そして，バブルが崩壊し，21世紀となって少子高齢社会という国の経済を根本から見直さなければならない時代となったいま，さらなる変容が必要となり，2006年の障害者自立支援法が施行されました．

　大切なことは法律の整備でなく人々の心です．小児や障害者，高齢者という何らかの支えを必要とする人たちに，国民はどのようなコンセンサスを持つのかが法の整備以前に必要です．わが国の障害者福祉に対する共通認識は何かと考えると，人それぞれがばらばらな答えをもってしまいます．あるいは，答えを見出せないことも多いようです．

　この教科書は，歯科衛生士養成機関で教科書として使われるために，歯科衛生士の視線で書かれました．しかし，その内容の豊富さから卒後の臨床で改めて参考にしても十分であると思います．そして，この教科書は，歯科衛生士として必要な障害者歯科学の知識だけでなく，医療人としての歯科衛生士が，障害者として生きる人たちの命を考えるきっかけになってほしいという願いも秘められています．

　教科書としては，従来の文語体から平易な口語体の文章を用いました．これも時代の要請で，読者が読みやすく感じ身近においていただきたいという思いからでした．そのことで教科書，専門書としての体裁が崩れたとは思っていません．読んでいただくことが本の意味ですから，読みやすいのであればそのように編集することは必要なことと思います．文章は平易でも内容は質も量も濃厚です．

　歯科衛生士として地域の歯科医療や専門性の高い歯科医療の現場で働くとき，この本は必ず役に立つと思います．著者は障害者歯科の第一線に携わる3人の歯科医師と7人の歯科衛生士，1人の言語聴覚士で構成されています．いずれの著者も，障害者歯科ではベテランであり，いくつもの困難や疑問に遭遇しながらそれを乗り越えながら臨床で活躍している人たちです．1，2，3章を緒方，3章の一部は高原，4章を森崎，4章の一部を西﨑，5章と7章の一部を小笠原，6章を高原，河野，7章を石井，溝口，足立，8章は河野，溝口，山内，9章は栗原，そして10章を緒方と小笠原が担当しました．

　監修者としてこの本が歯科衛生士を通して，多くの障害者の豊かな生活に役に立つことを願ってやみません．

2006年10月

緒方克也

2006年に施行された障害者自立支援法を契機に，「障害者」を「障がい者」と表記する機運にあります．しかし，固有名詞は法律を含めて従来のまま「障害者」であり，人としての障害者をいうときのみ「障がい者」と表記する自治体やマスコミが増えました．障害者問題が標記を変えることで解決するとは思われません．表記よりも社会の認識が変わることが大切と思います．本書では混乱を避けるため従来どおりの「障害者」を用いました．

第2版の序

「処置や治療から管理へ」．歯科医療に対する考え方が変わりつつある．そして20世紀が生産と消費というモノの時代であったとするならば，21世紀は優しさや心という人間が中心となる時代といわれている．この二つは大きな共通点をもつことに気づいていただきたい．つまり，歯科医療の中で義歯や歯冠修復といった，モノを製作することが重要視された時代は遠のき，予防や管理によって健康という人間そのものを大切にすることが求められている．

実は，障害者歯科の領域ではこのことは20世紀の時代から一部ではすでに実践されていたことであった．障害者は齲蝕が多いとか未処置歯が多いと言われていたが，幼児期から管理すれば障害のない人以上に齲蝕の発生を抑制することが可能で，そのことが障害者の歯科管理の上ではきわめて大切であるという研究報告もなされている．つまり，管理を中心とした歯科医療は障害者歯科の領域では当然の考え方として始まっていたのである．

今日の障害者歯科サービスは，障害者たちの寿命の延長とともに歯周病への対応が求められている．障害者の持つ歯周病の予防や管理は齲蝕の管理よりも困難であり，これから当分障害者歯科の大きなテーマとなるだろう．しかし，齲蝕も歯周病もその管理は歯科衛生士に担うこととところが大きく，かかりつけ歯科医と一緒に地域で歯科医療に従事する歯科衛生士から，病院歯科や障害者施設といった専門性の高い医療機関の歯科衛生士までそれぞれが障害者の歯科的な健康をサポートすることになる．本書は時代の要請から歯科衛生士養成所で障害者歯科を学ぶための教科書として編集したが，その内容は歯科衛生士養成所での教育に余りあるほど，多くの情報で満たされるものとなった．歯科衛生士となった後にひもとくとしても十分通用する内容である．障害者歯科は保健指導，診療補助という歯科衛生士の業務のために，歯科医学だけでなく障害についての医学的知識が多く求められる．歯科衛生士教育が3年制になろうとする今日，歯科衛生士に求められるのは医療人としての姿勢や教養である．障害者歯科に携わる歯科衛生士は，診療補助のためにチェアーサイドに立つだけでなく，障害や障害者について，社会福祉についてを十分に考えていただきたい．本書がその一助になることを願うとともに，歯科衛生士として障害者を理解するきっかけになることも期待したい．改版にあたり著者を増やし，高齢障害者の介護や訪問診療の項を新たに設けた．また，監修者の酒井信明先生は現役を退かれたため，責任監修者は一人とした．時代のニーズに合った改版であり，多くの歯科衛生士の手元に置いていただきたい．

なお第2版の執筆にあたっては，総論1，2章を酒井，3章Ⅰ，4章を緒方，3章Ⅱを足立，各論1章を森崎，2章を小笠原，3章を石黒（旧姓 伊藤），栗原，吉田，4章を河野，吉田，5章を増田（旧姓 木村），乾，6章を栗原，7章を緒方，小笠原が担当した．なお，文責はすべて監修者にあることを明記しておく．

2001年2月14日

緒 方 克 也

第1版の序

　さまざまな障害があるために歯科医療を受けることができないか困難な人々に，一般の患者さんと同じように歯科サービスを提供しようという努力が営々と積み重ねられてきた．また，診療を受ける障害をもつ患者さんの側からも，障害による受診の困難性をどのように克服したらよいのかの探索と要求が繰り返されていて，今になっても問題が解決してしまったわけではない．ノーマリゼーションの緒に就いたばかりというべきである．

　歯科大学や歯学部では，学生教育にこのような特別な配慮を必要とする歯科医療についての教育の必要性を認め，講座や付属病院診療科を開設するところが過去おおよそ20年来，徐々にではあるが増えてきている．また多くの地域歯科医師会が，行政との協力のもとに，障害者歯科医療を行える施設の開設・運営に当たっている．総合病院の歯科のなかには，少数ではあるが地域の高次障害者歯科医療を引き受ける中心的役割を担っているところもある．

　このような障害者歯科医療の流れのなかで，歯科衛生士の役割が，診療補助だけでなく，本来の疾患予防，口腔衛生指導を含めて，きわめて重要なものとして意識されるようになり，障害者歯科医療には不可欠であると認められるようになってきた．これを受けて，歯科衛生士養成所でも障害者歯科についての教育がなんらかの形で行われることとなり，ことに教授要綱にも歯科診療補助，保健指導のなかに心身障害（児）者に関する項目が加えられ，さらに巡回臨床実習教育事業についての要綱が示されて，社会福祉施設などに出向いての実習が考えられるようになって10年以上が過ぎている．

　しかし，全国の歯科衛生士養成機関で障害者歯科の教育が，それぞれの事情によってまちまちであったり，所によってはほとんど行われていないに近いのが実情である．その理由の一つは指標となるにふさわしい教科書が得られないことがあり，障害および障害者とその歯科医療についての理解と知識を提供する歯科衛生士学生向きで時代に合った標準的な教科書が望まれてきた．

　そこで，障害者歯科医療での歯科衛生士の役割についてぜひとも歯科衛生士学生によい指標をつくりたいものだと思い，この方向での造詣が深く，早くから実践の場で尽力されてきた歯科医師や歯科衛生士の方々のご協力により，また医歯薬出版から上梓の約束をいただき，本書の企画が進行することとなった．

　本書の編集にあたっては，バラツキのある全国の障害者歯科医療の事情をできるだけふまえ，歯科衛生士の行う仕事という視点から最低限知っておきたい知識と実際の臨床をわかりやすくまとめたつもりである．したがってここに盛られた内容は，障害者歯科医療の全貌ではなく，その下にはさらに広く深い知識と理解が必要であり，隠されているものこそ本質的なのだということをわかっていただければと思う．

　障害者歯科医療自身が目下，発展途上にある．本書が全国の歯科衛生士養成所で，この領域の教育の手掛かりとして，将来への橋渡しとなり，障害者の福祉に貢献するところがあることを熱望してやまない．また歯学部学生や歯科医師の方々にも一読していただければ役立つこと

が多いと思っている．

　本書の執筆にあたっては，総論 1,2 章を酒井，3,4 章を緒方，各論 1 章を森崎，2 章を小笠原，3 章を伊藤，栗原，吉田，4 章を河野，吉田，5 章を木村，乾，6 章を栗原，7 章を緒方，小笠原が担当した．なお，文責はすべて監修者にあることを明記しておく．

1996 年 9 月

酒　井　信　明

歯科衛生士のための障害者歯科 第3版
CONTENTS

1章　わが国の障害者歯科は歯科医師会のセンターから広まった……2
- I　障害者歯科のこれまでといま……2
  - 1．形のなかった障害者歯科……2
  - 2．注目され始めた時代……2
  - 3．多様化の時代……3
  - 4．リハビリテーションと高齢障害者の時代……3
  - 5．外国の障害者歯科の歴史も知ろう……4
- II　障害者とよばれる人たち……4
  - 1．障害者の概念を整理しましょう……4
  - 2．障害者とはどんな人たちのことでしょうか……5
- III　障害者が利用する施設……7

2章　障害者歯科は障害者の生活を歯科医療の立場から支援すること……14
- I　歯科医療と障害者の関わり……14
  - 1．障害者歯科の定義……14
  - 2．障害者歯科の難しさと期待……14
  - 3．障害者歯科の困難性……15
- II　障害者の歯科医療に関わる専門家たち……16
  - 1．さまざまな歯科領域との関わり……16
  - 2．障害者の療育や生活に関わる専門家たち……18
- III　障害者歯科医療の成り立ち……21

3章　障害者と歯科衛生士の関わりはチェアサイドだけではない……24
- I　歯科衛生士は障害者にどんな支援ができるか……24
  - 1．わが子の障害を親はどのように受容するか……24
  - 2．障害児から障害者へ……26
- II　障害者歯科のために必要な知識……32
  - 1．障害者福祉の理念と現実……32
  - 2．ノーマライゼーションの考え方……33
  - 3．バリアフリーの考え方……34
- III　他職種との連携を大切に……35
- IV　業務の記録と整理・紹介状の書き方……36
  - 1．業務記録……36

2．サブカルテの詳細 ·· 38
　　　3．紹介状の書き方 ·· 41

4章　障害者歯科は障害の種類や特徴を知ることから始まる ···· 44
　Ⅰ　障害を分類すると ·· 44
　　　1．障害者歯科の対象 ·· 44
　　　2．障害者歯科の特質 ·· 45
　Ⅱ　知的障害をもつ人の身体と口腔の特徴 ·························· 46
　　　1．精神発達遅滞（精神遅滞，知的障害） ···················· 46
　　　2．精神発達遅滞者の一般的特徴 ································ 47
　　　3．精神発達遅滞の発生原因と特徴 ····························· 47
　　　4．広汎性発達障害 ··· 50
　　　5．発達障害 ·· 53
　Ⅲ　身体障害の種類と歯科的特徴 ······································ 56
　　　1．感覚器の障害 ·· 56
　　　2．姿勢と運動の障害 ·· 58
　　　3．てんかん ·· 64
　　　4．内部障害 ·· 66
　　　5．言語障害 ·· 67
　　　6．重複障害 ·· 67
　Ⅳ　精神障害をもつ人の特徴 ·· 69
　　　1．精神障害の分類 ··· 69
　　　2．精神障害者と口腔の特徴 ······································· 69
　Ⅴ　障害者と歯科領域での機能訓練は「食べること」と「話すこと」 ········ 71
　　　1．食べることの機能障害 ·· 71
　　　2．ことばと聞こえに障害をもつ障害児（者）は ············· 76
　　　3．子どもがことばを覚える道すじ ······························ 76
　　　4．いろいろな言語障害 ··· 77
　　　5．言語障害の診断と検査は ······································· 80
　　　6．言語障害に対する訓練とは ···································· 80

5章　障害者の心と行動の特徴を理解して接する ··············· 86
　Ⅰ　障害によって違う歯科治療時の行動 ····························· 86
　　　1．精神発達遅滞 ·· 86
　　　2．ダウン症候群 ·· 86
　　　3．自閉症（自閉性障害） ·· 87
　　　4．発達障害 ·· 87

　　　　5．脳性麻痺 *87*
　　　　6．重症心身障害児（者） *88*
　　　　7．超重症児 *88*
　　II　さまざまな行動調整法 *90*
　　　　1．基本的行動調整 *90*
　　　　2．特殊な行動調整 *99*
　　III　初診時に把握すること *102*
　　　　1．なぜ把握する必要があるか *102*
　　　　2．患者本人について *102*
　　IV　感染への対応 *104*
　　　　1．感染対策のために *104*

6章　障害者の歯科診療では細やかな診療補助が必要 *110*

　　I　障害別に対応するために *110*
　　　　1．精神発達遅滞（知的障害） *110*
　　　　2．自閉性障害（広汎性発達障害） *112*
　　　　3．肢体不自由 *114*
　　　　4．高齢者 *115*
　　　　5．診療補助の基本はコミュニケーションの確立から *115*
　　II　治療の内容によって対応は異なる *116*
　　　　1．CUREの場合 *116*
　　　　2．CAREの場合 *116*
　　III　歯科衛生士に必要な全身管理の見方 *118*
　　　　1．障害別の留意点 *118*
　　　　2．全身状態の変化への対応 *122*
　　IV　全身麻酔や鎮静法における診療補助 *124*
　　　　1．全身麻酔 *124*
　　　　2．静脈内鎮静法 *125*
　　　　3．笑気吸入鎮静法 *127*
　　V　高齢障害者の歯科診療補助 *127*
　　　　1．事前の情報収集が大切 *127*
　　　　2．高齢を理解し，サポートする *129*
　　　　3．疾患別にみた歯科診療補助での配慮 *130*

7章　歯科保健指導とケアは障害者歯科のハイライト *136*

　　I　ブラッシングの自立に向けた支援 *136*
　　　　1．障害者の口腔健康管理の現状 *136*

  2．本人のブラッシングを育てる意義　137
  3．できるところ，できないところを見分ける(発達段階の把握)　137
 II　自立の支援は誰に行えば効果があるか　145
  1．共同療育者の育成　145
 III　ブラッシングの自立の限界とケアの大切さ　146
  1．できない部分の対応方法　146
 IV　指導やケアが困難な障害者では　147
  1．医療側の定期的な管理の必要性(→かかりつけ歯科医の重要性)　147
 V　歯科保健指導やケアを障害別に考えると　148
  1．精神遅滞児(者)への歯科保健指導とケアの基本的な考え方　148
  2．自閉症児(者)への歯科保健指導とケアの基本的な考え方　153
  3．肢体不自由児(者)への歯科保健指導とケアの基本的な考え方　157
  4．重症心身障害児(者)への歯科保健指導とケアの基本的な考え方　160
 VI　訪問診療でのケアを考える　162
  1．訪問診療と訪問歯科保健指導　162
  2．訪問による歯科保健指導の取り組み　163
  3．訪問による歯科保健指導の目標　165
  4．訪問指導の特徴　166
  5．訪問による歯科保健指導の進め方　166
  6．訪問歯科保健指導の実際　169

8章　歯磨き苦手の障害者たち　176

 I　障害者はなぜブラッシングが苦手？　176
  1．ブラッシングは繰り返しの経験をとおして学習される　176
  2．ブラッシングの自立には限界があることを理解する　178
  3．障害者のブラッシングと日常生活　181
 II　知的障害者のブラッシングは一人ひとり違う　183
  1．障害者のブラッシングの特徴　183
  2．知的障害者のブラッシング行動上の問題点　184
  3．知的障害者へのブラッシング指導の要領　185
 III　できそうでできない身体障害者のブラッシング　187
  1．身体障害者のブラッシングの特徴　187
  2．身体障害者のブラッシング指導の実際　187
  3．できそうでできない身体障害者のブラッシング　190
 IV　歯ブラシや補助具の選択を考えよう　190
  1．電動歯ブラシ　190
  2．デンタルフロス　192

3．歯間ブラシ ·· 193
　　　4．インタースペースブラシ ···································· 194
　　　5．吸引機能を備えた歯ブラシ ·································· 195
　　　6．その他の口腔清掃補助用具 ·································· 196

9章　障害者の齲蝕予防は歯科衛生士のやりがいのひとつ ···202

　Ⅰ　障害者は齲蝕が多いという誤解 ································ 202
　　　1．齲蝕罹患率を障害別に調べると ······························ 202
　　　2．障害者に齲蝕が多い理由と少ない理由 ························ 203
　　　3．「障害」と齲蝕罹患の関係からみると ························ 204
　Ⅱ　齲蝕予防のプログラム ·· 205
　　　1．年齢別に考えた予防プログラム ······························ 205
　　　2．生活環境を考えた予防プログラム ···························· 207
　　　3．障害者へのフッ化物の応用 ·································· 208
　　　4．障害者へのフィッシャーシーラントは効果的？ ················ 208
　Ⅲ　保護者からよく聞く質問とその答え ···························· 210
　　　1．歯質についての質問 ·· 210
　　　2．プラークについての質問 ···································· 210
　　　3．歯磨きについての質問 ······································ 211
　　　4．フッ化物についての質問 ···································· 212
　　　5．シーラントについての質問 ·································· 213
　Ⅳ　予防と管理の組み合わせで歯を守る ···························· 214
　Ⅴ　齲蝕予防が困難なケースへの対応はどうするか ·················· 215
　　　1．予防が困難な症例と対応は ·································· 215
　　　2．強度行動障害 ·· 216

10章　障害者の歯周病は予防とケアの両輪で行う ···220

　Ⅰ　障害によってさまざまな症状がある ···························· 220
　Ⅱ　要介助高齢者（寝たきり老人など）と歯周疾患 ·················· 221
　Ⅲ　障害者における特殊な歯周疾患 ································ 221
　　　1．薬物性歯肉増殖 ·· 221
　　　2．重症歯周疾患 ·· 223
　　　3．歯肉退縮 ·· 226
　Ⅳ　予防と管理はいつから始めるか ································ 227
　Ⅴ　障害者に対する歯周治療の限界 ································ 227

　索　引 ·· 232

表　紙
太陽暦／本田雅啓

中扉作品
ヨーグルトパリ (1章) 高田扶美／フランソワーズねこ (2章) 高田扶美
花器 (3章) 本田雅啓／おしゃべりいぬ (4章) 小林泰寛
いけめんぞう (5章) 高田扶美／LOVE HAND (6章) 小林泰寛
かりゅうどかめ (7章) 高田扶美／野草くん (8章) 本田雅啓
ねずみやまあらし (9章) 川上勇樹／西部のカウボーイ (10章) 小林泰寛

余白イラスト
ワインボトル／近藤純平

作品は，社会福祉法人福岡障害者文化事業協会 知的障害者通所授産施設 JOY 倶楽部プラザ
アトリエ ブラヴォの皆様のものです

1章

わが国の障害者歯科は歯科医師会のセンターから広まった

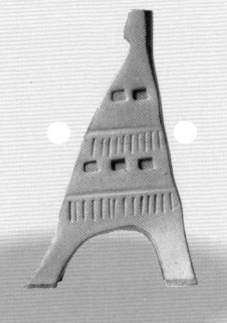

1章 わが国の障害者歯科は歯科医師会のセンターから広まった

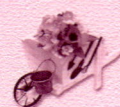

I 障害者歯科のこれまでといま

1. 形のなかった障害者歯科

◆1950年代以前には，障害をもった人への歯科医療は地域の篤志家的歯科医師によって散発的に行われていました．いわゆる座敷牢がまだ残っていて，障害者の人権が十分に保障されていない時代でもありました．

◆1955年以降になると小児歯科学が独立して専門性をもち，その中で障害児への対応が検討され始めました．わが国の障害者歯科の始まりは小児歯科の中から芽生えたといってもおかしくはありません．

2. 注目され始めた時代

◆1960年代になると，地域の歯科医師会が対策を考え，これが歯科医師会の口腔保健センターでの障害者歯科の取り組みに発展し，地域行政がこれを支援するという体制の始まりとなりました．大阪府[1]，京都府[2]，そして少し後の神奈川県歯科医師会[3,4]はその始まりでした．その意味からはわが国の地域における障害者歯科は歯科医師会のセンターから広まったといえます．

◆1960年代の後半になると，歯科麻酔科が整備され，障害者の歯科治療も全身麻酔下で行われることが多くなりました．このような中で歯科衛生士も徐々に障害者歯科に参加するようになり，診療補助だけでなく特に歯磨きなどの口腔衛生指導を担当しました．

◆1973年には日本障害者歯科研究会が発足し，障害者の歯科医療と障害者歯科の研究発表が行われ始めました．そして歯科治療だけでなく，障害と口腔の奇形の関係や，治療方法の検討に対する情報が全国的に論じられるようになりました．しかし，まだ障害者歯科への関心があるのは一部の歯科医師だけという状況でした．

3. 多様化の時代

◆1975年から1977年まで日本歯科医師会に心身障害者歯科医療対策臨時委員会[5]が設置され，都道府県の歯科医師会センター構想の中で行政の補助を得て障害者歯科が取り組まれる体制が全国に広まりました．このような形態での障害者歯科は世界でも例がなく，わが国特有のものです．

◆この歯科医師会のセンターでの障害者歯科を行うために，専属の歯科衛生士が雇用され，障害者歯科に専従する歯科衛生士が各地に誕生しました．また，開業歯科医院に勤務する歯科衛生士が，交代でセンターの障害者歯科診療にあたるという活動[6]が始まりました．

◆1976年には日本大学松戸歯学部に障害者歯科学講座が開設され，その後4つの歯科大学が続いて講座を開設しました．また，大学病院内に障害者歯科の診療科を設置する大学が増加し，障害者歯科の臨床が本格的に展開されました．

◆1979年になると厚生省（現厚生労働省）は歯科衛生士養成機関で障害者歯科の教育を取り入れ，なかでも巡回臨床実習という名目で障害者施設への実習の補助を始めました．しかし，指導者の不足から，全国均一な教育ではありませんでした．

◆1980年になると地域で行う一次歯科医療と，医療圏ごとのセンターや病院歯科での二次歯科医療，障害者施設の歯科や大学病院で行う専門的な第三次歯科医療という区分がなされるようになりました．

◆地域の開業歯科医院が障害者歯科に関心をもち，診療を行い始めたのもこの頃からでした．1979年に福岡市で障害者歯科を専門とする歯科医院[7]が誕生し，障害者歯科に関心をもつ歯科衛生士も数多く育ちました．

◆1981年の"完全参加と平等"をテーマとして掲げた国際障害者年をきっかけとして，わが国の障害者歯科は多様化していきました．そして，歯科衛生士はチェアサイドだけでなく，施設への訪問による口腔衛生指導，1984年に研究会から発展した日本障害者歯科学会での研究報告，論文の投稿など幅広く活躍するようになりました．

4. リハビリテーションと高齢障害者の時代

◆1990年代になるとわが国の少子高齢化に対する対策が政策としても採り入れられ，一方で障害者施策の見直しがなされました．障害者歯科は確実に広がっていきましたが，しかし，それは歯科医師会のセンター中心[8]であり，開業歯科医院での受け入れにつながらないという偏りも問題となりました．

◆一方で，障害者歯科での話題は齲蝕の治療や口腔ケアから摂食・嚥下のリハビリテーションへと移り，学会でもこの問題に多くの会員が関心をもつようになりました．なかでも，障害者施設に勤務する歯科衛生士や，高齢障害者の訪問診療を行う歯科衛生士からはこのテーマに多くの関心が寄せられました．

◆21世紀になると，歯科界は治療からケアへと考えを移行する実践が始まり，また，

経済の低成長，医療費抑制，社会福祉制度の見直しなどと多面的な課題から障害者の生活全体を考えた障害者歯科が必要となりました．法律も，2005年の発達障害者支援法につづいて障害者総合支援法（2013.4.，旧障害者自立支援法）（ link-p10 ）といった障害者の生き方を大きく変える法的整備がなされてきました．

◆障害者の範囲も従来の概念だけでなく，高齢障害者，軽度発達障害者などと広がり，歯科衛生士にもそれぞれの専門的な知識が必要になっています．

5．外国の障害者歯科の歴史も知ろう

◆外国では特に福祉の進んだ国や歯科学の発達した国で障害者歯科が取り上げられています．アメリカでは1940年代からおもに小児歯科の中で障害児の診療が行われ，小児歯科学会を中心に発展しました．ヨーロッパでは社会保障と施設の充実とともに障害者への歯科診療が発展しました．

◆1971年には国際障害者歯科学会（IADH）が開催され，以来2年に一度ヨーロッパ，アメリカで開催されています．1998年にはこの第14回会議と学術大会が横浜で開かれました．

◆わが国の障害者歯科の診療そのものは他の国と比べて勝るとも劣るものではないとされますが，障害者の歯科診療制度となると残念ながらヨーロッパのほうが充実しているようです．それは，障害者の社会的存在からくる理由や社会における障害者への理解の差，または福祉制度の違いかもしれません．

◆障害者歯科が充実している国は欧米と日本のほかオーストラリア，ニュージーランドであり，アジアやアフリカ諸国ではまだ低迷しています．アジアでは1990年の後半から，台湾，韓国や中国に少しずつ取り組みの動きが出てきました．

II　障害者とよばれる人たち

1．障害者の概念を整理しましょう

1）わが国の障害者の実態

◆2003～2004年の厚生労働省の調査によると，全国の障害者総数は655.9万人（人口の約5％）で，身体障害者（児）総数は351.6万人，そのうち児童（18歳未満）は108.9万人で，知的障害者は45.9万人，そのうち児童は12.6万人でした．そして精神障害者数は，258.4万人とされています．ここに挙げられている数字は，身体障害者については実態をかなり忠実に反映していますが，知的障害者については行政が把握できる数と実態にはかなりの差があると思わなければなりません．

◆身体障害者では総数が激増しているのが特徴で，いずれの種類の障害も著しく増加しています．一つには障害児のケアが改善されて，成人に達することができる者が増加したこと，生活・社会・産業構造の変化で中途障害者の発生が増加したこと，医

療の進歩で以前ならば延命できなかった疾患に対応できるようになったけれど慢性疾患や後遺症を増やすこととなったこと，高齢化社会を反映して疾病率の高い人口が増加したことなどが，成人障害者数の増加の要因になったと考えられます．

◆これらの障害者の生活状況をみると，身体障害者の94.6％，知的障害者では71.7％，精神障害者では87％が在宅であるとされています．

2．障害者とはどんな人たちのことでしょうか

1）世界保健機構（WHO）が考えた障害者の分類

◆WHOでは以前は障害者を3つの層に分類していました．それは，機能障害（impairment），能力障害（disability），社会的不利（handicap）です．この分類はとてもわかりやすいものでした．たとえば，交通事故で脊髄を傷つけて四肢の機能障害が生じ，そのため自分で歩き，手で作業する能力を失い，結果として社会的不利な状況にある人という具合です．あるいは，染色体異常のため先天性の障害として誕生し，脳の機能障害と言葉の発達や理解に関する能力障害をもち，そのために通常の学校で教育を受けられないという社会的不利をもった子どもという分類です．

◆ところがこの考え方は「障害」を前提とした分類であり，初めに「障害ありき」からの発想です．世界中の障害者たちとその関係者は，「障害者」という位置づけを嫌い，一人の人間としての存在を主張してきました．そこで2001年にWHOは，「障害」という観点をやめて，一人の人間としての存在を前提とした考え方に分類の視点を変えることとしました．その考え方に基づいて出されたのが，「生活機能，障害，健康の国際分類」(International Classification of Functioning, disable and Health：ICF)[9]です．ICFの考え方では人間の生活を，「心身機能と構造」，「活動」および「参加」を機軸として成り立っており，「障害」とはそれぞれ「機能・形態不全」，「活動の制限」，「参加の制約」と考えました．そしてこれらの生活機能のすべてに個人の健康状態および環境因子と個人因子がかかわっていて，それぞれの要素が互いに影響しあっているとしています．しかし，この考え方はまだ理解しにくい点も多く，今後整理されながらよりわかりやすく，身近なものとなっていくと思われます（図1-1）．

2）わが国の障害者の概念

◆日本では障害者について改正された障害者基本法（1993年）第2条で以下のように定義されています．

「この法律において，次の各号に掲げる用語の意義は，それぞれ当該各号に定めるところによる．

1 障害者　身体障害，知的障害，精神障害（発達障害を含む．）その他の心身の機能の障害（以下「障害」と総称する．）がある者であって，障害及び社会的障壁により継続的に日常生活又は社会生活に相当な制限を受ける状態にあるものをいう．

2 社会的障壁　障害があるものにとって日常生活又は社会生活を営む上で障壁となるような社会における物事，制度，慣行，観念その他一切のものをいう．（障害者基本

法の一部を改正する法律 2011.8.5 公布)」

　◆国が分類した身体障害の分類は付表（p.54）の通りです．そしてこれらの障害の程度は重度の1級から軽度の7級までに区分し，一定の手続きを経て身体障害者と認定されたものに身体障害者手帳を交付しています．

　◆知的障害は，その程度に応じて軽度，中等度，重度，最重度に区分されて一定の手続きの後，療育手帳が交付されています．最重度，重度者の療育手帳には「A」，中等度，軽度者のものには「B」が記載されています．身体障害者も知的障害者も重度のものには医療費の補助や税金の控除，公共交通機関の割引利用，高速道路料金の割引，その他の優遇処置が講じられています．

　◆しかしこの優遇処置は重度の障害者に対してであり，中等度，軽度の障害者には適応されません．ですから知的には軽度であっても，情緒や行動に著しい問題をもつ障害者は優遇の対象とならないなどの矛盾ももっています．

3）「障害」とはどのようなことでしょうか

　◆「障害」とはどのようなことでしょうかとたずねられたとき，おそらく多くの人

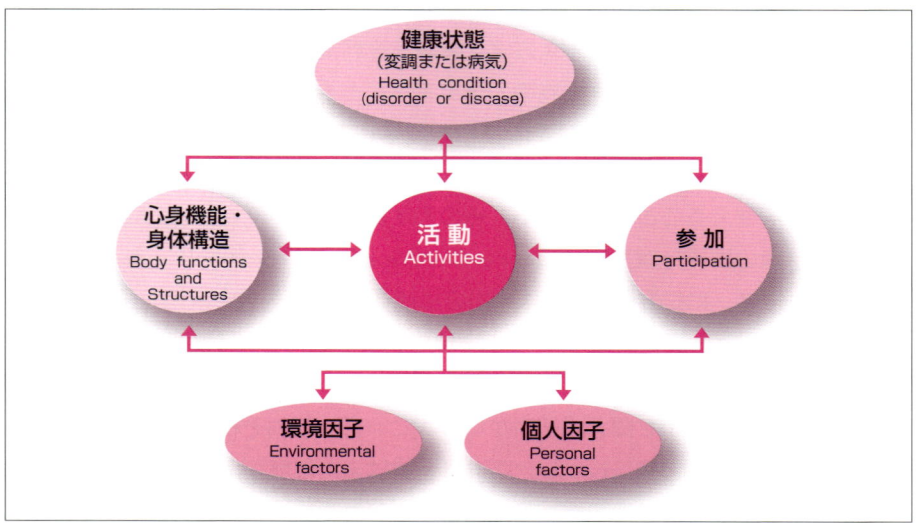

図1-1　ICF（WHOの国際障害分類改定）の生活機能・障害構造モデルと国際障害分類の関係

> **メモ memo　知的障害というよび名について**
>
> 　従来，知的障害は「精神薄弱」とよばれていた．しかし，平成11年4月より「精神薄弱の用語の整理のための関係法律の一部を改正する法律」が施行され，精神薄弱は「知的障害」というよび名に変わった．この「知的障害」というのはデンマークを中心に障害者の親たちが精神薄弱・知恵遅れ（mental retardation）という表現を嫌い，もっと適切な表現はないかと模索した．その結果，精神薄弱者とは，知的な発達遅れのため社会的不利（handicap）を背負った人たちという意味から，「知的障害のために社会的不利を有する人」という意味を込めて，mentally handicapとし，これを日本では知的障害と訳した．しかし，単に知的障害では知的な障害者という意味が強く，「社会的不利」という意味が伝わりにくくなる．私たちは正しい意味を理解したいものである．

が手足が不自由や寝たきり，目がみえない，耳が聞こえないというような状態を説明するのではないでしょうか．先天異常で四肢の欠損で生まれた乙武匡洋氏は，著書の中で「障害は不自由でも不幸ではない」といっています．障害者に対するかわいそうという同情や哀れみは，障害への誤解ともいえるのです．

◆人が何かの機能障害やそれに伴う能力障害をもっていても，そのことが理由で不幸にはならないのです．もし，そのような人たちが障害者とされて不幸な一生になるのなら，それは社会が彼らを障害者として扱うことで不幸にさせているのです．障害者が不幸な国は，国民の考えも福祉の制度も未熟な国といえるでしょう．障害者は言葉も話せず何もできないと決めつけてしまい，彼らが幸せに生きるための支援をしないために本当に不幸になってしまうのです．たとえ機能障害や能力障害が重度であっても，人間としての尊厳が守られ，人としての幸せを得る権利があるはずです．

◆国は障害者に関する新しい法律の障害者総合支援法（2013.4.，旧障害者自立支援法）を施行し，身体，知的，精神を一つにまとめ，自立のための支援を中心とした施策を展開しました．これによって施設に対する新しい考え方が導入されることになりました．

◆わが国の文化や価値観では「障害」は「悪」とし「恥」ともされてきました．そのため「障害者」は「悪い人」であるかのように思われました．何らかの問題をもって生まれた命を，障害者という立場に追い込んでいるのは社会の無理解や未熟な制度と考えることもできます．どんな状況にあっても，社会の中で一人の人間として生きるための機会を与え，支援し続けることができたら，障害者はいなくなりみんな同じということになります．そのための支援を「福祉」といいます（**図 1-2**）．

III　障害者が利用する施設

◆障害者の施設は，**表 1-1** に示すように療育や生活，また仕事をする訓練のためなど，目的と障害の状況に応じてさまざまな種類があります．

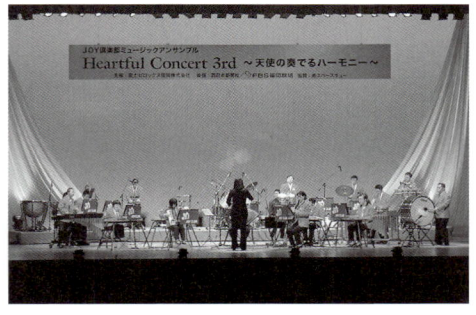

図 1-2　音楽の演奏や絵画・工芸といった芸術活動を仕事として社会参加する知的障害者（社会福祉法人　福岡障害者文化事業協会・就労継続支援施設 JOY 倶楽部プラザ）．障害者の新しい形の社会参加が増えてきた

表 1-1　障害者が利用する施設の種類[※)]

種類	施設名		内容
障害児施設	知的障害児施設		知的障害児が入所し，身辺の自立に必要な知識や技能を習得するための指導や援助を受けることができる．
	知的障害児通園施設		主として学齢前の知的障害児が家庭から通園し，生活，学習，運動などについて指導を受けることができる．
	自閉症児施設		医療を必要とするものと必要としないものに分けられる．
	盲児施設		盲児が入所して独立自活に必要な知識や技能を習得するための指導や援助を受けることができる．
	ろう唖児施設		ろう唖児が入所して，保護するとともに，独立自活に必要な生活，学習，職業の指導または生活の援助を受けることができる．
	難聴幼児通園施設		難聴幼児が家庭から通園し，適切な指導訓練を受けることにより残存能力の開発および難聴に伴って起こる言語障害の除去をはかる．
	虚弱児施設		身体の虚弱な児童に適切な環境を与えて，健康増進をはかる．
	肢体不自由児施設		上肢，下肢または体幹の機能障害のある児童が入所して治療を受けるとともに，独立生活に必要な知識技能を習得するための指導や援助を受けることができる．
	肢体不自由児通園施設		上肢，下肢または体幹の機能障害のある児童が通園して，必要な療育を受けることができる．
	重症心身障害児施設		重度の知的障害と重度の肢体不自由が重複し常時医学的管理のもとに療育する必要のある児童が入所し，必要な療育や生活指導を受けることができる．
	情緒障害児短期治療施設		軽度の情緒障害をもつおよそ 12 歳未満の児童が短期入所するか，家庭から通園し，治療を受ける施設．
障害者施設	身体障害者施設	身体障害者更正施設	身体障害者が入所し，更正に必要な治療または指導，訓練を受ける施設で以下のものがある． ①肢体不自由者更正施設 ②視覚障害者更正施設 ③聴覚・言語障害者更正施設 ④内部障害者更正施設 ⑤重度身体障害者更正援護施設
		身体障害者療護施設	常時の介護を必要とする身体障害者が入所し，治療および養護を受ける施設．
		身体障害者授産施設	身体障害者で雇用されることの困難な者または生活に困窮する者などが入所または通所し，必要な訓練を受けながら作業を行い賃金などを得て自活することを目的とする施設．
		身体障害者福祉ホーム	身体上の障害のために家庭で日常生活を営むのに支障のある身体障害者が，日常生活に適するような居室その他の施設を利用するとともに，必要な便宜を低額で受けることができる．
		身体障害者福祉工場	重度の身体障害者で作業能力はあるが，職場の設備構造，通勤時の交通事情などのため一般企業に就労できないでいる者を雇用し，原則として最低賃金を保障しながら，社会的自立を促進することを目的として経営している施設．
		身体障害者福祉センター	身体障害者に関する各種の相談に応じ，身体障害者に対し，機能訓練，教養の向上，社会との交流の促進およびレクリエーションのための便宜を総合的に無料または低額の料金で提供している．
		在宅障害者デイサービス施設	在宅の障害者のために，施設にある機能を提供し，来所指導を行っている．
		点字図書館	視覚障害者を対象に点字図書，録音図書の貸し出しを行っている．
		点字出版施設	視覚障害者のために一般の刊行物を点字翻訳して刊行を行う施設

種類	施設名	内容
障害者施設	身体障害者施設 盲人ホーム	視覚障害のために家庭で日常生活を営むのに支障のある視覚障害者が，低額な料金で独立した生活ができるように設けられた住居．
	身体障害者施設 視聴覚障害者情報提供施設	点字刊行物，聴覚障害者用の録画や各種の情報記録で，もっぱら視聴覚障害者が利用するものを制作し，これらを視聴覚障害者の利用に供する施設で，無料または低額の料金で利用できる．
	知的障害者施設（18歳以上） 知的障害者更正施設	知的障害者が入所または通所して，必要な指導および訓練を受ける施設．
	知的障害者施設（18歳以上） 知的障害者授産施設	知的障害者で雇用されることの困難な者が入所し，自活に必要な訓練を受けるとともに，作業を行い，賃金を得て自活できるようにすることを目的とする施設．
	知的障害者施設（18歳以上） 知的障害者通勤寮	就労している知的障害者が居室その他の設備を利用し，独立生活に必要な助言および指導を受けることができる．
	知的障害者施設（18歳以上） 知的障害者福祉ホーム	現に住居を求めている知的障害者が居室その他の設備を利用して，日常生活に必要な便宜を低額な料金で受けることができる．
	知的障害者施設（18歳以上） 知的障害者福祉工場	知的障害者で作業能力はあるが，対人関係，健康管理などの理由があり一般企業に就労できないでいる者を雇用し，原則として最低賃金を保障しながら，社会的自立を促進することを目的として経営している施設．
精神障害者施設	精神障害者援護寮	回復途上にある精神障害者が居室その他施設を一定期間利用することにより，生活の場を得るとともに社会復帰に関する専門知識をもった職員による指導などを受けることができる．
	精神障害者福祉ホーム	一定程度の自活能力のある精神障害者で，家庭環境，住宅事情などの理由で住宅の確保が困難な者が，一定期間利用することによって生活の場を得るための必要な指導を受けることができる．
	精神障害者授産施設	相当程度の作業能力をもつ精神障害者が利用し，自活に必要な訓練および指導を受ける施設です．

付）老人施設

　老人を対象とする福祉施設は次のとおりです．また，老人の施設は老人保健施設のように医療と隣接した施設もあります．

・養護老人ホーム（一般）
・養護老人ホーム（盲人）
・特別養護老人ホーム
・老人福祉センター（A型，B型，ケアハウス）
・老人福祉センター（特A型，A型，B型）
・老人デイサービスセンター（A型，B型，C型，D型，E型）
・老人短期入所施設

メモ memo　障害者のための施設

　障害者の施設は公的資金で運営される社会福祉法人による施設の他に，民間が任意に設置する無認可の小規模作業所が各都道府県にあり，障害の重症度によらず，身体障害，知的障害，精神障害者らが通所している．これらは障害者の保護者が主体となって設置されることが多く，社会福祉法人に比べて公的な補助金が少なく経営に苦慮している．国は公的資金で施設を設置する施策から，民間の意思で運営する施設へと転換しているため，今後は地域の中にこのような小規模作業所が増えると予想される．

メモ memo　障害者の社会保障と暮らし

　障害者の社会保障は障害者基本法の中で述べられている．障害の種類と程度，年齢によっても異なるが，18 歳までは児童福祉法の適用となり，併せて発達障害者支援法（2004 年）や障害者自立支援法（2006 年）で守られている．たとえば障害の発見後，児童相談所からの措置で通園施設へ通園する場合，その費用は原則として国や地方自治体が負担している．また，義務教育への就学は 1979 年から義務となり，就学の費用は原則として国と地方自治体が負担します．さらに 20 歳を超えると障害の程度に応じた障害者年金が支払われ，日常生活のサポートも費用の一割を負担すれば受けることができるよう福祉サービスが整備されようとしている．

メモ memo　障害者総合支援法（2013. 4.，旧障害者自立支援法）

　2006 年 4 月に施行された障害者福祉サービスのあり方に対する法律．これまで身体・知的・精神のそれぞれに別建てであった福祉サービスを一つにまとめた．そして応益の負担として，各サービスの利用費を原則 1 割負担と義務づけた．これに対して障害者側は強く反対し，法の見直しを求めている．また，この法によって口唇・口蓋裂の手術や矯正歯科の育成医療も原則 1 割負担となった．さらに従来の障害者施設の分類，種別も改められ施設のよび方も大きく変ったが民主党政権下にさらなる見直しがされようとしている．

※）障害児・者の施設

　障害者自立支援法の施行によって従来の障害者施設の位置づけが大きく変わろうとしている．これまでは国や地方の責任において，障害者福祉施策の一環として障害者施設が設置され，そこでは授産，更生などの日中の活動と夜間の居住とが一緒に提供されていた．しかし障害者自立支援法は昼間の活動は可能な限り就労に結びつけるサービスの提供とし，夜間の活動は居宅支援として昼間とは別のサービスとした．昼間のサービスはこれまでの障害者施設とは違って就労支援もしくは就労継続支援のための障害福祉サービス事業所がそのサービスを提供し，障害者はサービスを選択して購入し，就労に結びつけることとなった．この施設から事業所への移行は平成 24 年までを移行期間としているため，現在はまだ旧形態と新形態が混在している．今後は成人障害者対象の施設は障害者施設から障害福祉サービス事業所へと名称も事業の内容も変わることになっている．

文 献

1) 篠部正夫, 梶谷　晃, 他：大阪府歯科医師会肢体不自由児歯科治療センターの診療効率について. 障歯誌, 3 (1)：31-34. 1982.
2) 多田　丞：京都歯科サービスセンターの活動 15 年. 公衆衛生, 49 (9)：589-595, 1985.
3) 神奈川県歯科医師会, 神奈川県民生部：神奈川県心身障害者歯科医療のシステム化について. 1983.
4) 大久保典彦：川崎市における障害者歯科治療の試み. 歯科ジャーナル, 14 (6)：859-865, 1981.
5) 日本歯科医師会：心身障害者歯科医療対策答申書. 日本歯科医師会雑誌, 31 (5)：495-535, 1978.
6) 緒方克也, 上原進, 他：障害者歯科に従事する歯科衛生士の実態調査. 障歯誌, 4 (1)：95-99, 1983.
7) 緒方克也：開業歯科における障害者歯科治療. 歯科ジャーナル, 14 (16)：871-879. 1981.
8) 緒方克也, 俣野哲成, 他：わが国の歯科医師会口腔保健センターにおける障害者への歯科サービスの実態. 障歯誌, 20：255-267, 1999.
9) 障害者福祉研究会編：ICF 国際生活機能分類―国際障害者分類改訂版―世界保健機構（WHO）による International Classification of Functioning, Disability and Health：ICF の日本語版. 中央法規出版, 東京, 2002.

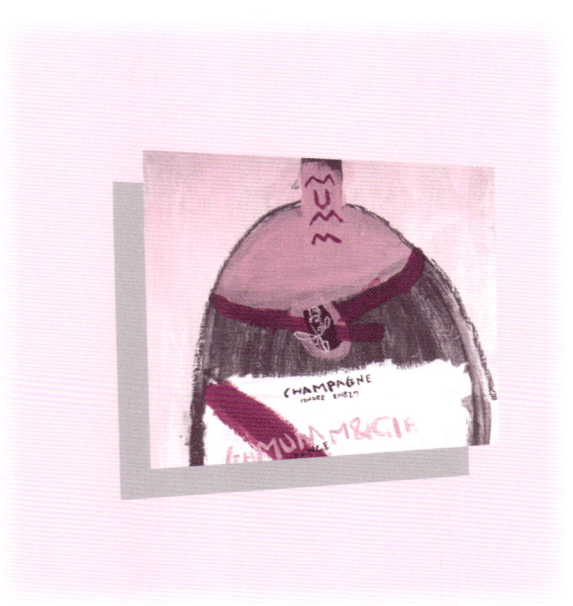

2章

障害者歯科は
障害者の生活を
歯科医療の立場から
支援すること

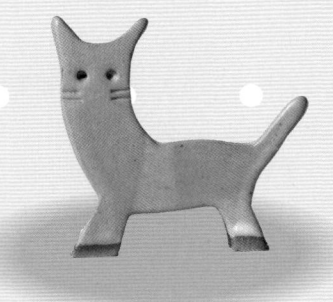

2章
障害者歯科は障害者の生活を歯科医療の立場から支援すること

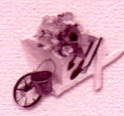

I 歯科医療と障害者の関わり

◆わが国では「障害」は「handicap」とされています．しかし，「handicap」の本来の意味は「不利」という意味であり，「障害」という意味はありません．障害をもつということはたしかに生きていくうえで不利です．その「不利」という意味を「障害」に訳したため handicap が「障害」という意味になりました．私達が理解しなければならないのは障害ではなく社会的不利ということであり，その不利を与えているのは社会であるという事実です．もし，そうとされる人たちから，社会的不利を取り除くことができたら「障害者」はいなくなるという視点で，歯科衛生士は障害者とどう関わればよいかを考えましょう．

1．障害者歯科の定義

◆障害者歯科とは狭義では身体障害，知的障害，精神障害のため通常の歯科医療を受けることが相当に困難であるか，通常の方法では不可能な治療や処置に対応する障害を考慮した歯科医療といえます．

◆一方で，広義の障害者を考えると，障害者歯科とは障害をもって生きる人に歯科医療の立場から支援すること，といえます．つまり，齲蝕や歯周病，欠損，咬合などに対する歯科治療や予防，口腔ケア，機能訓練などは，障害者の口腔機能の回復と発達支援や健康づくりに大切なことであり，それを歯科医療の立場から行うことが障害者歯科と定義することができます．

2．障害者歯科の難しさと期待

◆障害者を診ることは困難で，障害者歯科には危険が伴うとされてきました．これが多くの歯科医師が障害者を診療することを避ける理由になっています．また，障害者歯科では一般の歯科学の知識や技術のほかに，障害や訓練，福祉や発達についての知識が必要なことも敬遠される理由の一つです．

◆一方で障害者からみた歯科医療は，かつては諦めしかありませんでした．障害があるから歯科治療を受けることはできないという時代のことです．その後多くの歯科医師の理解と障害の社会的受容，また，障害者からの権利の主張および機会の平等の考えから，障害者の歯科受診は急激に増加しました．しかし，その多くは齲蝕や欠損という歯科疾患への処置を期待したものです．しかも，特別な手段や場所に依らず，障害者のない人たちと同様に歯科受診の機会が与えられることを望み，障害者歯科の専門性に頼らない"普通の歯科診療"を求めています．

3．障害者歯科の困難性

（1）診療への協力が得られない

◆知的障害のため歯科治療の意味が理解できず治療に協力的でないことが挙げられます．また，不随意運動や姿勢の保持が困難な身体障害者では，自分で治療椅子に座ることができなかったり，精神的な緊張のため口を開けたり，開けたままを維持することができなかったりして治療が困難になります．

（2）歯科保健の維持が困難

◆知的障害者では清潔や健康，保健の意味や価値を理解するのが困難なため，歯磨きなどの保健行動が効果的でないことがしばしばみられます．また，健康についての教育や歯磨きの技術指導を行っても，十分に理解できなかったり，効果が持続しないことが問題となります．身体障害の場合は特に上肢や指の機能障害のため，歯ブラシの操作ができないという難しさがあります．

（3）口腔感覚の未発達による過敏性

◆口腔とその周囲は身体の中でも最も敏感な部位ですが，脳の発達障害のため刺激情報を明確にとらえることができず，刺激を不快なものとしか感じられない場合があります．これが過敏な状態です．そのために口腔やその周囲に触れられると，ただちに回避的な反射運動が生じて口を閉じたり，顔を刺激からそむけたりしてしまいます．

（4）コミュニケーション障害

◆言葉の理解がなかったり，社会性の著しい未発達のため周囲とのコミュニケーションが維持できず，そのことが歯科治療を困難にしてしまいます．また，言葉による指示や意思の伝達ができなければ，歯科治療時の安全性を確保しにくくなります．

（5）歯科治療への無理解や無関心

◆障害は歯科疾患になんらかの影響をもたらしやすいのですが，そのことを理解できずに疾患を放置し，重症になるまで放置されることがよくみられます．また，受診しても痛みや主訴である症状が解決すると，通院が中断されることもあります．これらの背景には通院の困難性や家庭の事情が絡むことが多いようです．

（6）特有の心理や考え方への対応

◆障害者特有の心理として，強い依存，甘え，権利の主張といった一般社会では理解しにくい言動に遭遇することがあります．これは障害者に問題があるのではなく，

日常生活環境や社会環境，境遇といったことが原因となった結果です．医療者はこのような心理を理解し，受け止めなければなりませんが，そのことが円滑な診療を妨げることもあります．

(7) 全身管理の難しさ

◆障害の種類によっては，歯科治療を行う際に呼吸や循環の管理，あるいはてんかん発作への対応を必要とすることもあります．それらの対応や予防には専門的な知識，技術，経験が必要ですが，地域医療圏に障害者の専門歯科医療機関や全身管理に対応できる歯科医療機関がないのが現状です．

II 障害者の歯科医療に関わる専門家たち

1．さまざまな歯科領域との関わり

1）小児歯科と障害者歯科

◆かつて障害者歯科は小児歯科から始まったように，障害者歯科と小児歯科は強い関係にあります．それは，多くの障害者が幼児期に発達障害をもち，乳歯齲蝕の処置や予防処置のために歯科を受診した経験があり，行動調整が困難という理由で小児歯科の専門を受診することが多いからです．小児歯科では行動調整の困難な小児として治療を行いますが，実際は障害児の小児である部分にのみ対応し，身体や精神の発達の遅れに対して専門的に対応できているのではありません．しかし多くの保護者は，子どもという理由から小児歯科を受診することが多くみられます．

2）保存科（歯冠修復・歯内療法）と障害者歯科

◆障害者の齲蝕治療では，一般の歯科治療と同様に保存的治療を行います．むしろ，口腔機能障害や知的障害のため義歯の使用が困難な障害者が多く，積極的に歯の保存的治療を選択する場合が多数みられます．術式は一般の治療と変わりありませんが，咬合採得による咬合の再現が困難なことや，歯冠修復のデザインに障害の特異性を考

メモ memo　障害者の歯科医療費

障害者は文字どおり社会的不利をもっているので，就職が難しく，就職できても賃金を低く査定されることが多い．また，障害をもっての生活では，基本的な生活費の上に障害と生活環境を適合させるための費用がかさみ，さらに医療や施設の利用のための経費が出ていく．一方，家庭にとっては障害者の世話のためにフルタイムでの就業が難しく，全く就職を断念するなどの不利を負わなければならないこともある．

このように障害者では一般に経済的にも相当の不利があるので，病気のために医療にかかり，社会保険の自己負担分を支払うことは，一般の場合より大きい負担となる．

重症障害者については，地域の福祉制度のもとに，社会保険の自己負担分を全額給付するという制度が設けられた．しかし，障害者全体からみれば，その恩恵にあずかれる者はわずかで，障害の程度が重度とは認定されていない者にとっては不公平感を免れないのが現状である．

慮します．

3）歯周病科と障害者歯科
◆かつての障害者歯科では齲蝕の治療と行動の調整が大きなテーマでしたが，障害者の寿命の延長に伴い歯周病への対応が大きなテーマとなっています．しかし，障害者の歯周病は障害そのものと関係する因子に左右されることが多く，きわめて困難なテーマとして臨床と研究で取り上げられています．現状では，小児期からの清潔の維持とそのための管理を継続することで対応することが最善とされています．

4）補綴科と障害者歯科
◆障害者の欠損補綴は，あらゆる形式の補綴治療において困難といえます．歯冠形成，印象採得，咬合採得，床義歯の適応などすべての面において障害のない患者さんと同じにはいきません．インプラントも試みられていますが，まだ試みの範囲内です．結局，欠損をつくらずに，自分の歯を維持して生活することが最も大切といえます．

◆義歯の製作上では，歯冠の形態，着脱の方向，床の面積，咬合面の形態などに障害の特徴を考慮したデザインが求められます．

5）口腔外科と障害者歯科
◆口腔外科とは口唇・口蓋裂の形成手術を行う専門分野である点において最も密接に関連しています．そのほかにも，埋伏歯の抜歯や炎症性疾患，腫瘍など本来の口腔外科の分野で障害者歯科を担います．また，その他の顎顔面の奇形や発育上の問題に対して外科手術を行うこともあります．

6）矯正歯科と障害者歯科
◆少し前までは障害者へ矯正歯科の治療を行うことは不可能とされてきましたが，最近は処置を理解し協力的であれば積極的に行うようになりました．しかし，治療の方法や適応についてはまだ確立されておらず，患者さんの適応状態を観察しながら注意深く行っています．また，歯列不正や咬合の異常が障害と直接関係するような場合は，障害の特徴や顎顔面の成長について十分考慮したうえでの診断が必要です．

7）歯科麻酔科と障害者歯科
◆障害者歯科と歯科麻酔科には密接な関係があります．それは全身麻酔による歯科治療がしばしば行われることだけでなく，鎮静法による行動の調整，循環や呼吸の管理といった全身管理を歯科麻酔科の管理下に行う場合が多いからです．もっとも，地域の歯科医院では簡単に麻酔科の管理を得ることはできません．したがって，歯科麻酔科の管理下に治療をしなければならない障害者歯科は，地域での歯科医療の範囲を超えるといえます．

8）高齢者歯科と障害者歯科
◆高齢者（老年）歯科は，65歳あるいは70歳以上を老人として成年，壮年と区別して，歯科医療を行うものです．加齢に伴う老化による心身の生理的変化を考慮した歯科医療ですが，高齢者の中には循環器や呼吸器に疾患をもち，歯科治療の際に全身管理が必要な患者さんも多くみられます．また，寝たきりの生活で咀嚼や嚥下機能が

低下し，機能維持のための訓練が必要なこともあります．このような中で障害者歯科と共通する部分があります．

9）いわゆる有病者歯科と障害者歯科

◆有病者という概念は歯科疾患とは別に全身的な疾患をもっている患者さんという概念です．といっても風邪を引いているとか，手を骨折しているとか，慢性の鼻炎があるなどではなく，虚血性心疾患や喘息，腎不全，血液疾患などの場合です．そしてこれらの疾患があると，歯科治療がきっかけとなってそれらの疾患に偶発症状が生じるか，もしくは症状が悪化する可能性がある場合に，特別な配慮が必要となります．このような患者さんは全身管理が必要な患者さんとして，すでに障害者歯科の中でも対応しています．

2．障害者の療育や生活に関わる専門家たち

1）医　師

◆障害の診断やその程度を判定するのは原則として小児科や整形外科の医師です．また，必要な訓練の指示や装具の処方を出すのも医師の役割です．さらに，歯科医師の要請によって歯科診療上必要な全身状態の情報提供を行うのも医師の仕事です．

2）理学療法士（PT）

◆脳性麻痺や先天異常，脳血管障害の後に神経生理学的根拠に基づいて機能訓練を行います．

◆障害児への機能訓練は，医師の指示で姿勢の保持，緊張の緩和，過敏な反射の抑制などの訓練を行い，脳血管障害の患者さんには急性期からベッドサイドで機能維持の訓練を行います．いずれも身体の機能的な動きを誘発したり，筋や関節への刺激を通して身体の機能を高めたり回復させたりします（図 2-1）．歯科衛生士は PT のリハビリテーションを受けている患者さんに対しては，口腔ケア上必要な姿勢の維持，口腔の機能について情報を得ることがあります．また，障害者歯科における摂食機能の訓練でも，PT の意見を参考にします．

3）作業療法士（OT）

◆発達障害の小児や脳血管障害の後遺症，事故による機能障害の後遺症などに対して，目的をもった動作，行動を通して機能的な身体機能と感覚を回復させます（図 2-2）．また，大脳生理学的根拠のもとに，小児の脳における刺激の感覚統合から発達を促し，行動と動作の調節に働きかけて社会性やコミュニケーションの発達を支援します．中途障害者へは目的動作の基本的な動きを支援し，機能の回復や維持をはかります．

4）言語聴覚士（ST）

◆聞こえと言葉の専門家です．PT，OT と同様に機能療法士として国家資格を得て医療に従事します．言語聴覚士は，発達障害のため言葉によるコミュニケーションの発達が遅れていたり，聴覚障害のために言語の獲得ができなかったり，口唇・口蓋裂

のように口腔の奇形のため構音障害をもつ小児への機能訓練を行います．また，難聴に対する補聴器の調整や，脳血管障害によって生じる失語症への訓練も専門的に行います．

　◆また，言語聴覚士は摂食・嚥下機能障害の治療も行います．歯科医師や歯科衛生士は障害者歯科領域の摂食機能訓練の際，言語聴覚士から情報を得ることも必要です．

5）看護師

　◆看護師は医療職のスタッフの中で障害者との関わりを多くもっている職種です．特に，病院としての機能をもつ施設で重症障害児の看護に従事する看護師は，保健衛生の専門職です．また，障害者の入所施設では看護師が従事して施設の障害者の健康を管理しています．施設を訪問する歯科衛生士は，このような看護師と一緒に障害者の口腔の健康を管理することになります．さらに，病院の現場では，歯科衛生士に代わって看護師が歯科診療の補助に就くことが少なくありません．

6）保育士

　◆幼児の教育を担当する保育士は，一般の保育園や幼稚園のほかに重症障害児施設，肢体不自由児施設，知的障害児施設，子ども病院，一部の総合病院の新生児病棟，聾唖施設，視覚障害児施設，乳児院などにも勤務し，障害児療育を直接担当しています．また，老人施設に勤務して高齢者の介護にあたる保育士も増えてきました．

　◆教育職の保育士は，障害児に保育を通して，身辺自立やコミュニケーションの確立などの発達を支援しています．歯科衛生士はこのように施設に対して，歯磨きの習慣づけを保育の日課への導入に協力するなどが可能です．また，歯科健診のあと，園児個別の口腔の状況を情報提供し，口腔ケアの大切さを伝えます．

7）養護学校教諭

　◆養護学校の教諭は学校教育の中で日常的に障害児と接しており，障害児について多くの情報をもっています．また，養護学校には学校歯科健診が義務づけられています．歯科衛生士は歯科医師とともに健診に参加し，歯科保健指導の機会をもつとよいでしょう．養護学校の教職員や養護教諭であっても，障害と歯科疾患や口腔衛生との関係の詳細な知識をもたないこともあります．障害それぞれのブラッシングの特徴や

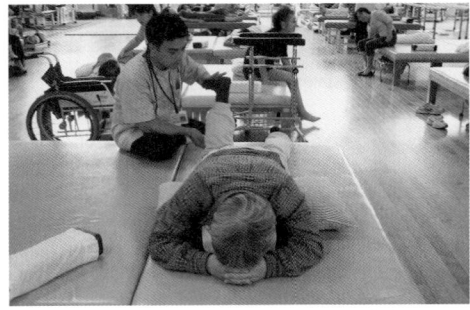

図2-1　リハビリテーション病院の理学療法士が行う高齢障害者への訓練

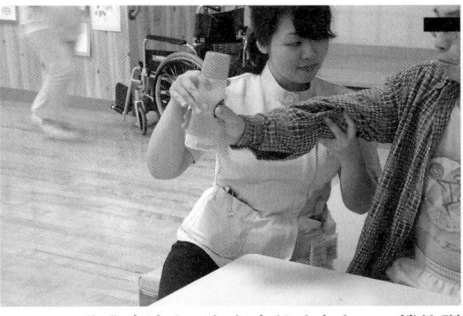

図2-2　作業療法士が行う高齢障害者への機能訓練

口腔衛生の特徴について情報提供を行うのは歯科衛生士にとって大切な業務です．

8）社会福祉士

◆社会福祉の専門家としての資格をもつ社会福祉士は，福祉行政の中で障害者だけでなく小児，高齢者，生活保護，母子家庭など広い範囲にわたって相談業務や指導を業務としています．ただ，社会福祉士は行政に勤務するばかりでなく，障害者施設の職員として，また，民間の福祉事業の社員として活動する場合もあります．

9）保健師

◆保健師は地域の保健所に勤務し，障害者の家庭を訪問して保健指導や育児についての助言を行っています．障害者歯科についても関心をもっている保健師が多く，地域の歯科医院から積極的に情報を提供することで，寝たきりの高齢者や在宅の障害者への健康教育に役立てることができます．

10）臨床心理士

◆臨床心理士は現在国家資格ではなく学会認定の資格です．臨床心理士は障害児の療育や福祉に直接関わるだけでなく，保護者の障害の受容について，心療内科のスタッフとして関わることがあります．また，知的に問題のない障害者の心の問題について，カウンセリングを行うこともあります．

11）音楽療法士（MT）

◆最近注目されてきた職種です．国家資格でなく学会認定ですが，論理的な研究によって裏づけられた方法で療法が行われています．障害者への応用は，脳性麻痺者などの緊張緩和を目的としたり，自閉症児のコミュニケーションの媒体として用いたりといった療法を行っています．また，認知症の患者に対しては集団療法として精神活動を促したり，音楽を通して脳の賦活化をはかったりします．

12）介護福祉士とホームヘルパー

◆介護福祉士は高齢社会に対応し，看護師を補うために設けられた職種です．仕事の内容はおもに介護を必要とする高齢者や障害者，認知症の入浴，着替え，歩行，食事，ブラッシング，排泄などの身辺の介助を行います．また，高齢者の外出の際も同伴して介助します．これらの制度は介護保険の中で行われるよう介護保険法で定められていますが，今後さらに整備されると思われます．介護福祉士の口腔ケアに関する知識と技術はあまり期待できません．歯科衛生士は在宅診療などで出会う介護福祉士と，口腔ケア上の問題やブラッシング，義歯の手入れなどについて話し合う必要があります．

◆ホームヘルパーは福祉制度の中で高齢者対策として設けられた資格ですが，おもに寝たきり高齢者の生活の介助を企業等の福祉事業所派遣で行うことを業務としています．障害の程度によって派遣の時間は異なりますが，介護福祉士が身辺の介助を中心としているのに比べて，ホームヘルパーは炊事，掃除，買い物といった周辺の介助がおもな業務です．したがって口腔ケアの介助は原則として行いません．

13) 障害者ガイドヘルパー

◆障害者に対する生活支援の一つとして，高齢者のホームヘルパーと同様の支援を行いますが，特に資格はなく登録のみの制度です．障害者歯科と関わる場面は，ガイドヘルパー同伴で来院することがあるときです．歯科衛生士はこの制度を理解しておくことで，制度を知らない障害者に紹介することもできます．また，そのような来院の場合，その日の診療内容や処置，指導内容を文書にし，ガイドヘルパーを介して保護者へ渡すことが必要です．

III 障害者歯科医療の成り立ち

◆医療提供のシステムは障害者歯科に関わらず，かかりつけ医が中心となる地域医療（一次医療）と，地域の病院が担う分野（二次医療）と，広域をカバーする専門医療の分野（三次医療と救急医療）とで成り立っています．医科ではこの構図が比較的明確にされていますが，歯科ではあまり明確でありません．それは，地域も病院歯科も専門の大学病院も，取り扱う歯科疾患の多くが齲蝕，歯周病，欠損，歯列や咬合と双方同じだからです．ところが障害者歯科ではこの構図が比較的はっきりしています[1]．

◆障害者の日常的な口腔ケアや初期治療，予防，健康相談については一次歯科医療である地域のかかりつけ歯科が担い，全身麻酔，鎮静法などの全身管理による管理が必要な障害者では二次歯科医療である病院歯科が担当し，奇形の形成手術，機能訓練，困難な歯科治療，困難な行動調整，障害に対する専門的知識が必要な治療や全身管理と入院が必要な障害者は，大学病院の障害者歯科や施設の歯科のような第三次歯科医療機関（例外的に障害者歯科センターや専門の開業歯科医院）が担当します（図2-3）．この中で歯科医師会のセンターは，各センターによって異なった機能をもっていますが，多くが一次と二次に属しています[2]．

◆しかし，障害者が最も頼りとする地域の歯科医院は，まだわずかの歯科医院が理解ある受け入れをしているに過ぎません．診療に協力的な障害者については，障害の

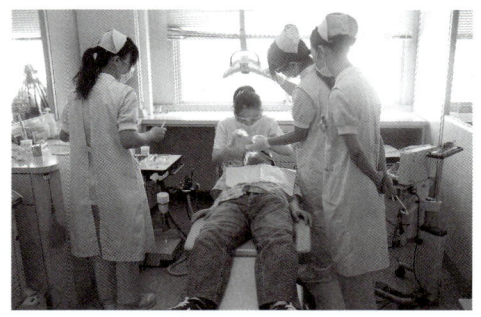

図2-3　障害者歯科専門の歯科医療機関（歯科大学の付属病院障害者歯科）

ない患者さんと同様に受け入れている場合もありますが，それも治療のみに終始することが多く，障害の特性を考慮した継続的なケアにつながっていないようです．また，自院で対応できない障害者に対して，適切な歯科医療機関を紹介するという地域医療としては大切な役割が果たされていない場合が多いようです．

◆病院歯科では地域で対応できない障害者の治療を受け入れますが，ここでも障害者歯科の経験をもった歯科医師は少なく，一次歯科医療と同様の対応に終始しているのが現状です．

◆障害者歯科の第三次歯科医療機関はまだ多くはありません．理想的には各都道府県に一施設が必要ですが，現実には全国でも数えるほどしかないのが現状です．その理由は，障害者歯科の専門家が少ないことと，そのような専門家は歯科大学のある都市に偏っているためです．

◆一方で障害者歯科に専従する歯科衛生士や，多くの経験をもった歯科衛生士は全国に存在しています．障害者歯科に専従する歯科衛生士は全国でも200人を超え，多くは大学病院の障害者歯科，歯科医師会のセンター，施設の歯科と専門の歯科医院などに勤務しています．また，障害者歯科の経験をもった歯科衛生士は，地域の歯科医院に勤務しながら，非常勤で歯科医師会のセンターや訪問診療での経験を有する歯科衛生士であり，このような歯科衛生士の地域での活躍は今後大きく期待されています[3,4]．

メモ memo　歯科衛生士と個人情報保護法

2005年から個人情報保護法が施行され，多くの個人情報を扱う歯科医療の現場でも配慮が必要になった．この法律では，医療上知りえた個人の情報を，本人の了解なく目的以外に使用することを禁じ，一方で，カルテやレセプトの開示を求めている．したがって，他人の目に触れるところに無造作に保険証やカルテを置いておくことには注意し，また，定期健診のお知らせのために個人の住所，氏名を用いることなどは本人の了解が必要となる．もちろん，個人の障害についてや家庭の状況を名前を出して公に話題にしたりするのは，保護法以前に守秘義務という業務上の責任を破ることになることを忘れてはならない．

文　献

1) 日本歯科医師会：心身障害者歯科医療対策答申書．日本歯科医師会雑誌, 31 (5)：495-535, 1978.
2) 緒方克也，俣野哲成，他：わが国の歯科医師会口腔保健センターにおける障害者への歯科サービスの実態．障歯誌, 20：255-267, 1999.
3) 河野幸子，緒方克也，他：重症心身障害児施設における歯科衛生士活動状況について．障歯誌, 24：170-177．2003.
4) 井上治子，常岡亞希，志鎌みな子，石川裕子：よりよい障害者歯科医療を求めて，歯科衛生士が行う患者への対応．障歯誌, 24：245-249, 2003.

3章

障害者と
歯科衛生士の関わりは
チェアサイド
だけではない

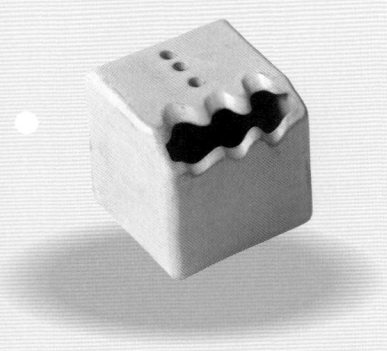

3章
障害者と歯科衛生士の関わりはチェアサイドだけではない

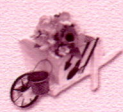

I 歯科衛生士は障害者にどんな支援ができるか

1．わが子の障害を親はどのように受容するか

◆家族内に障害者が生まれたり事故などによって障害が発生したりしたとき，両親は大きな苦しみを背負います．苦しみの大きさや深さはそれぞれ異なりますが，先天異常や出産時の異常から障害児が誕生すると，母親はそれを知らされてもすぐに信じることができません．

◆障害の発生は先天異常，未熟児，出産期の異常，生後間もない新生児期の事故や感染症，乳児期の事故や感染症，小児期の疾患による後遺症や事故などとさまざまですが，いずれにしても障害児の誕生や小児期に宣告された障害，あるいは疾患の後遺症による障害の発生を両親は冷静に受け入れることはできません．障害としてのとらえ方よりむしろ病気と考え，病気であれば長くかかってもいずれ治るのではないかと，楽観的に考えることも少なくありません．

（1）ショック

生まれた赤ちゃんに奇形がある場合，両親はみて大きな衝撃を受けます．ショックは視覚的なものだけでなく，医師から発達に障害があって正常な発育が望めないこと，歩行や言語も自由でないことを告知されたときも感じる最初の感情です．父親と母親では衝撃の受け止め方が違い，一般には母親のほうが本能的に問題を受け止めがちであり，その分感情的になりやすいといえます．

（2）拒　絶

ショックの後は拒絶感が発生します．自分の子どもに障害児が生まれたという事実を知ると，その事実を否定しようとする心理です．これは何かの間違いだとか，悪い夢をみている，医師の勘違いではないか，自分の子どものことではないのではないかといった感情が生じ，自分の子どもの奇形や発達に障害があると宣言されたことを拒否しようとします．しかし，現実の問題を認めざるを得なくなると，今度は悲しみと

怒りにかられる場合が多くなります．

(3) 悲しみと怒り

　悲しみは健康な子どもを出産できなかったことに対するコンプレックスであり，自信喪失や，女性として，また社会人としての自尊心が損なわれるといった気持ちに陥りやすいことからくる感情です．

　次に，自分が悪いという自責や自分に落ち度はないといった複雑な心理の葛藤が怒りとなって生じます．感情は不安定であり，周囲のすべてを拒否したり，だれかにすがったりと揺れ動くことになります．

　自責と葛藤が続いた後，なぜ障害が起きたのか，診断は本当かといった，いわゆるドクターショッピングがみられます．その背景には自分の責任範囲を明確にすることで精神的に納得したいという心理もみられます．

(4) 順　応

　同時に，多くの問題を抱えた子どもとの生活が始まると，子どもへの愛情が本能的に湧き，子どもへの不憫な思いや親として子どもを守らなければならないといった責任感を感じるようになります．障害児の父親と母親では心理的，感情的に違いがみられますが，それぞれの役割の認識の中で受容と適応に向かいます．

(5) 立ち直り

　両親が子どもの障害を受容し，立ち直るには，他人には理解できない長い期間が必要です．一見受容できるようにみえても，心の深い奥では拒否や嫌悪が隠れていて，なんらかの機会に表在化することもあります．完全な受容は，一生かかっても得られないのかもしれませんが，子どもへの愛情は拒否を消してしまうほど大きいものです．また，両親や家族が子どもの障害を受容するためには，前向きな姿勢と相互の支え合いと援助が必要であり，家族のだれかが犠牲になるといった考えは受容とはいえません．

　◆このような心理は1週間や1カ月という短期間で解決されるものではなく，さまざまな感情やそのステージが繰り返されながら整理されていきます．その期間は状況によって個人差がありますが，障害を認知した直後の精神的動揺が最も大きく，整理されるには数年間にわたり，極端にいえば一生その問題と直面することでもあります．

　◆一方，中途障害の発生はそれまでの成長や生活になんの問題もなかっただけに，保護者や本人のショックが大きく感じられます．ショックから立ち直りと適応までに多くの葛藤があり，その期間も長期にわたることが通常です．高齢者の脳血管障害で寝たきりの生活になり，精神の後退や認知症が現れると，本人は障害への受容や適応をみないままに経過することもあります．

　◆歯科衛生士が障害児や障害者と接する中で，両親や中途障害の本人が障害者という現実を受容できていない拒否期の段階にあることも少なくありません．障害児の場合は，乳歯の萌出期である1歳期前後では，子どもの障害を完全に受容していないことが多く，歯科保健指導でも使用する言葉への配慮が必要です．また，知的障害や情

緒障害が問題となるのは乳歯列完成のころが多く，乳歯齲蝕の治療で来院した患者さんや保護者には齲蝕発生や清掃状態の悪さを責めるのではなく，苦しみに共感し支援の意味の言葉がけが必要となります[1]．

◆中途障害者の場合も同様です．精神的な苦痛を理解しないで，歯科保健の一方的な考えを強要されると，患者さんは生理的に指導を受けつけなくなるだけでなく，指導者への不信と嫌悪を感じてしまいます．そして必要な保健指導ができなくなり，結果として患者さんにとって不利益なことになってしまいます．

◆受容については Droter の 5 段階説[2]（図 3-1）が一般的な説明に使われていました．しかし中田は Droter の説に対して慢性的悲哀論[3]を発表しました．この論は，障害の発生から当事者は受容と否定を繰り返しながら進行し，完全な受容はありえないながらも，経年的に次第に受容と否定への感じ方が小さくなるという論です（図 3-2）．

2．障害児から障害者へ

（1）機能訓練の始まり

◆脳性麻痺などの肢体不自由児では，整形外科医の診断で機能訓練をすすめられます．訓練は理学療法士（PT）や作業療法士（OT）が中心となって，神経反射の機構や神経生理学立場から行います．そのほかにも教育，心理の専門の立場から心理療法や行動療法的な訓練がなされることもあります．障害児の両親は，少しでも効果的な訓練を希望し，訓練施設を渡り歩いたり，評判を聞いて遠隔地まで出かけて訓練を受けることもあります．

◆訓練は首の座りや座位保持，立位の保持や歩行といった粗大運動を促すための訓練や，触感覚，視知覚，聴知覚などの感覚入力を促す訓練，また，食べる機能を獲得する訓練などが個体の機能と能力に応じて実施されます．

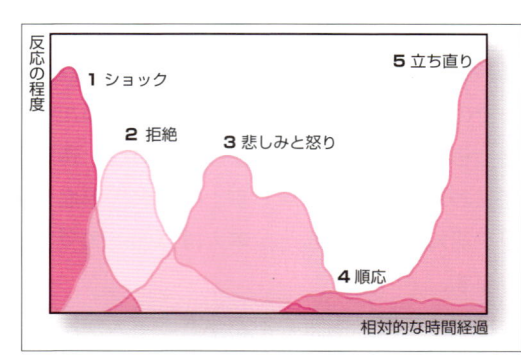

図 3-1 Drotar の障害受容の段階
感情の重なりが複雑に経緯する．しかし，時間との関係や感情の大きさは，個人によって異なり，また，障害の程度や種類によっても異なる

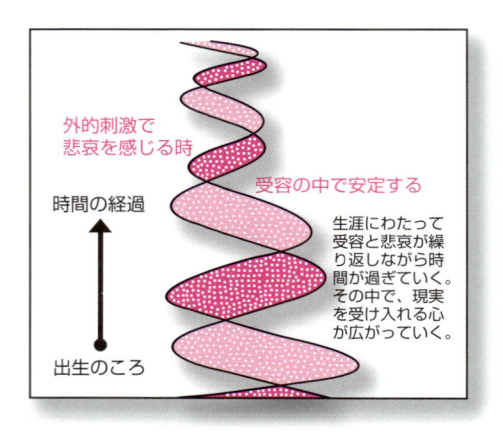

図 3-2 中田の障害受容過程の螺旋型モデル
親の慢性的ジレンマを示している．親の内面にある障害への肯定と否定が常に存在し，落胆と適応を繰り返す．それは時間経過では連続している

◆このような身体の機能訓練のほかに，言語，対人関係，身辺の自立，社会性の獲得を目指して，保育の立場から働きかけがなされます．これらは障害児の通園施設や一般の保育園，幼稚園など発達の状況に応じた場所で実施されます．また，重症の障害児は家庭の状況や障害の状態を児童相談所が判断し，医療的加護が可能な重症障害児施設へ入園させてこれらの療育を行うことがあり，これを措置入園といいます．

◆視聴覚障害をもった小児への機能訓練は，専門の立場からの療育がなされ，代償機能を用いた発達が促されます．また，重症の心臓機能障害や呼吸器機能障害のため日常生活に制限を加えられる小児は，虚弱児とされて医療的管理を受けながら，看護師や病院保育士による病院内の保育を受けることがあります．

(2) 障害児保育

◆障害児の保育は，言語，運動，社会性，対人関係を広げるよう働きかけ，発達を支援する目的で行われていますが，個人指導よりも集団の中での保育が多く，障害の種類や程度に応じた保育が検討されています．知的発達や言語，行動，情緒，対人関係に問題をもった小児は，それらの問題が3歳前後に顕著となり，母親が言葉の遅れや行動の稚拙さに問題意識をもつことがきっかけになって療育が始まります．しかし，問題の程度が軽いほど発達の遅れは見逃されやすく，就学時やその後になってようやく発達障害を認識することもあります．

◆これらの小児は，両親が問題に気がついて小児科を受診しても，身体の成長に異常な所見がないため様子をみるようにといわれることから，早期発見の機会をなくしやすいのが現状です．保健所の健診で発達の遅れが発見された場合は，地域の児童相談所が紹介されて心理判定の後，問題の大きさによって知的障害の通園施設（図3-3）を紹介されたり，一般の保育園，幼稚園での保育をすすめられます．

(3) 義務教育と就学

◆障害があっても義務教育は受けなければなりません．就学は教育委員会の就学指導で障害の程度を考慮して，一般の小学校の普通学級，もしくは特殊学級や養護学校

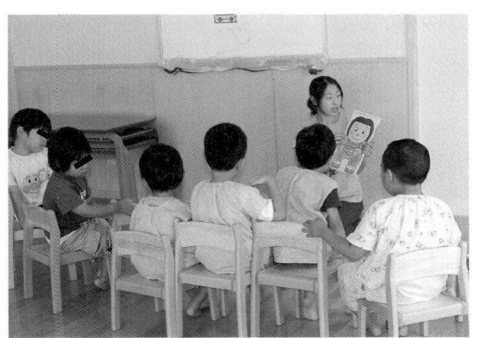

図3-3　障害児の保育（知的障害児通園施設）
国の基準で園児4人に1人の保育士や指導員が配置され，1人ひとりの能力に応じた療育としての保育がなされている

への就学が決定されます．知的な発達の障害児ではその程度に応じて，科目によって通常学級から特殊学級への通級制が取られているところもあります．

◆養護学校は，脳性麻痺や筋ジストロフィー症，重症障害などの肢体不自由児を対象にした学校，知的障害児を対象とした学校，そして心奇形などの心臓疾患，喘息などの呼吸器疾患，アレルギー性疾患，腎不全などの虚弱児を対象とした学校があります．また，そのほかに視覚障害児のための盲学校，聴覚障害児のための聾唖学校や学級があり，これらの学校には遠隔地からの通学のために寮や寄宿舎で生活している障害児もいます．

◆障害が重度であるため学校に通学できない場合は，訪問教育の制度が適応され，養護学校の訪問学級の教師が障害児の自宅や入園している施設を訪問して授業を行います．また，障害児の施設によっては，養護学校の分校が併設されているところもあります．

◆これらの学校では，学校歯科医師によって定期的な健診がなされていますが，多くの場合障害の種類や程度が考慮された健診ではなく，障害のない児童生徒と同様な一般的健診に終始しています．これらの学校教育のなかでの歯科衛生教育は，ブラッシングの指導を含めた指導が大切になります．この義務教育の年齢にある障害児へは，学校歯科医師を通して地域歯科医療によって予防歯科医療的考えの管理が必要であり，また，摂食に関わる口腔機能の発達に歯科から診断やアドバイスを行うことも重要です．

（4）義務教育後の障害者

◆義務教育終了後で，知的障害を伴わない肢体不自由者や視聴覚障害者は，高等学校または大学へと進学し，身体障害者としての何らかの制限をもちながらも，一人の社会人として社会に適応して生活します．高等教育の適応とならない身体障害者は，義務教育後は施設への通園や入所して生活するか，在宅で暮らすことになります．在宅の肢体不自由者の父兄が，無認可の作業所をつくって授産の場を提供し，作業に関わっている障害者もいます．

◆障害者基本法は障害者の雇用促進を明記しており，障害者の雇用に対して国は企業に補助を行っています．しかし，身体障害者の就業率は低く，多くの身体障害者の経済的自立は困難であるのが現状です．障害の程度に応じて障害者年金の支給があり，これによって自活している障害者も多くいます．

◆一方，知的障害をもった障害者は，義務教育のあと一部は養護学校高等部に進学し，そこで社会適応の訓練や職業訓練を受けます．進学しない障害者は，在宅のまま授産の通所施設に通いながら生活したり，入所の授産施設や更生施設でなんらかの作業に就いて生活しています（図3-4）．

◆また，知的障害者が集って文化的活動で自活を試みるグループもありますが，わが国ではまだめずらしいといえます（図3-5）．障害者雇用は知的障害者にも適応されており，民間企業での雇用も進んでいますが，その数はまだ少ないのが現状です．

多くの知的障害者は在宅のまま就業せずに日常生活を営んでいます．年金の受給は成人した重度と中等度の知的障害者が中心で，受給額は月額66,008円（障害基礎年金2級）から82,508円（障害基礎年金1級）であり（平成18年度現在），経済的，能力的に自活や自立が望めないまま高齢化することになります．

◆重度の肢体不自由と知的障害を併せもった障害者は，在宅のまま社会とほとんど接することもなく生活するか，あるいは通所の作業所へ通いながら，そこで社会的交流を保って生活しています．また，重症障害児の施設に入所する場合もあります．施設の重症障害児には療育費が国の福祉予算から措置費という名称で支払われ，20歳からは障害の程度に応じて障害者年金が支払われています．

◆義務教育を終了した障害者は，定期的に歯科健診を受けることが少なく，ほとんどの障害者は歯科保健の認識や自立に問題があり，健康で衛生的な口腔の維持が困難です．このような障害者へは，障害者が生活している地域の歯科医院が，歯科の立場から援助を行い，歯科衛生士が間隔の短い定期健診で健康管理を行うことが大切です．障害者の高齢化は口腔の著しい変化を引き起こすことが多く，障害の特徴を考慮した管理が，障害者への歯科保健で求められています．

(5) 中途障害者の日常生活

◆ごく通常の日常生活や社会生活を営んでいた者が，脳血管障害や難治性の疾患やその後遺症，または不慮の事故のために身体障害者となることがあります．わが国の人口構成の変化による高齢者の増加で，脳血管障害や視力障害者が急速に増えると予測されています．

◆これらの障害者は，疾患や事故発生直後には病院での入院加療がなされ，症状や全身状態が安定すれば社会復帰や在宅療養のために退院し，生活の拠点が自宅になって，医療との関係はリハビリテーションのための外来通院だけとなります．高齢者ですでに就業状態にない場合は，日常生活行動がそのままリハビリテーションとなりま

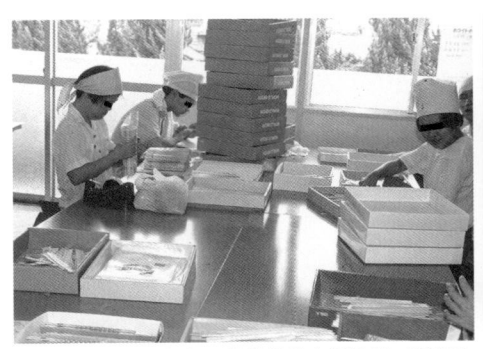

図3-4 知的障害者の就業継続支援施設（授産施設）
　一般企業への就業を目標としながら，何らかの困難のため施設内で作業を続け，給与や工賃を得て自立する人たち

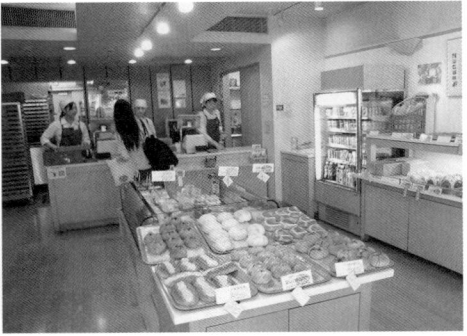

図3-5 福祉的授産でなく自立を目指した就業として働く「スワンベーカリー」の障害者たち
　ここでは社員56名中29名が障害者という一般企業として，社会の支援を受けながら一人の社会人としての生き方を実践している

すが，障害が重度で寝たきりの状態となったり，介護する家族の事情から老人保健施設や特別養護老人ホームへ入所することもあります．

◆しかし，高齢の障害者では，十分な介護者がいないまま，独居を強いられている人もいます．行政はこのような独居の高齢者にホームヘルパーを派遣して生活の援助を行い，また，福祉相談員が相談相手となって老人保健施設でのデイサービスをすすめたりします．デイサービスは，在宅の高齢者を本人の希望によって1週間に数日，老人施設へ日帰りで招き，専門家が精神活動や適度な運動を提供して高齢者の生きがいを与える老人福祉のサービスです．費用はおもに介護保険での対応となりますが，市町村によっては自治体が負担や援助を行うところもあります．

◆認知症を伴った高齢者は，精神障害の範疇で障害者とされ，状況に応じて精神障害手帳が発行されますが，認知症の有無だけでは一般の高齢者と異なった待遇はなされていません．そして，認知症に対してその専門家が個別に対応する制度はなく，家族の援助で生活していることが多いのが現状です．

◆歯科衛生士は，このような在宅の中途障害者の存在を知り，歯科保健の援助を歯科医師と共同で実施しなければなりません．そのために，在宅訪問診療とその保健指導が社会保険および，介護保険の給付対象となっており，今後は需要の増大が予測されています．そのなかで，老人保健施設，老人福祉施設での歯科保健指導の積極的な取り組みが望まれています．

◆脳血管障害の後遺症や認知症は人口の高齢化とともに社会問題となり，さまざまな対応がなされつつありますが，中途障害にはほかにリウマチ性関節炎や事故による機能障害，腎不全による人工透析，視聴覚機能の喪失もあります．それぞれ機能喪失の程度によって障害が等級づけられ（Link-p.5a），国や都道府県の福祉サービスが実施されています．

◆同じ身体障害者であっても，障害の程度が軽く，リハビリテーションによって社会復帰が可能な障害者も少なくありません．日常生活にいくつかの問題をもちながら，社会人として就業に復帰し，残った機能に応じた仕事を選ぶこともあります．コンピュータなどのOA機器の普及で，身体障害者が社会に進出する機会が増え，一般の人々と対等に社会生活を営む場合も少なくありません．

◆歯科衛生士と中途障害者との関係では，障害の発生原因を十分理解し，障害や後遺症を本人や家族がどう受容しているかを観察しながら，歯科保健の大切さを指導します．

(6) 寝たきりの障害者

◆寝たきりとは，四肢の運動麻痺や骨格筋の障害，関節運動の制限，意識障害，重度の知的障害のために，自分の力で移動することができず，体位の変換に介助を必要としたり，日常生活のほとんどが寝たままの状態をいいますが，この用語は医学用語ではなく行政が便宜的に用いている用語です．

◆しかも，完全な寝たきりの生活者から，不自由を伴うけれど部屋の中だけならな

んとか起きて歩くことができる準寝たきりまで含まれ，その範囲は緩やかだといえます．いわゆる寝たきりの状態にある障害者は，生活のほとんどを介助者に依存することが多く，身体的活動だけでなく精神活動も低下し，意欲や感情に乏しくなりやすいのが現状です．

◆寝たきりになる原因と疾患名，障害名は**表 3-1**に示しましたが，最も多いのが障害児では脳性麻痺と知的障害を伴った重症障害児（者）であり，高齢者では脳血管障害の後遺症としての中途障害者です．寝たきり者への経済的援助は，重症障害者の障害者年金や高齢者では老齢年金によることが多く，寝たきり者は在宅での生活と施設内生活もしくは病院での入院生活に分けられます．

◆在宅での療養の寝たきり者には家族が日常生活を援助し，そのために心理的，身体的負担が家族に集中しているのが現状です．この問題に対して国は介護保険制度を設け，その他デイステイサービスや訪問看護ステーションからの出張，保健師の派遣などの制度を設けて対応していますが，制度の成熟と周知にはまだ時間を要します．

◆このような寝たきり者の歯科保健には，介護保険による訪問と地域の歯科医院が行う在宅訪問歯科診療や，老人保健法の事業として行政が行うことになっている訪問口腔衛生指導がありますが，訪問診療で歯科衛生士が積極的に関わり管理されることが好ましいといえます．

◆中途障害で寝たきりになる原因は事故や中毒などとさまざまですが，最も重症の状態は中枢神経の損傷による意識消失のままで寝たきりの，いわゆる植物人間の状態

表 3-1 寝たきりの発生原因

① 脳血管障害の後遺症による身体障害
② 老衰による精神活動や意欲の減退
③ 自然骨折や転倒による骨折
④ 高血圧症による循環器機能障害
⑤ 虚血性心疾患などの循環器障害
⑥ リウマチ性関節炎による身体障害
⑦ 肺気腫などの呼吸不全
⑧ その他・認知症など

> **メモ memo 「長い間寝たきりの高齢者に義歯を入れたら起き上がった」って信じますか**
>
> 高齢者が肺炎などを理由に寝かされたままの生活をすると，四肢や体躯の骨格筋の機能が落ちてしまい，著しい体力の低下とともに起きることができなくなってしまう場合がある．そのような高齢者では，食欲がなくなって義歯をはずしたままの生活が長くなっていることが多く，家族が義歯のないことに気づいて訪問診療で義歯の作製を依頼することになる．咬合がしっかりした義歯ができると，首に力が入り，頭をもち上げるための力の入れ方を思い出し，これがきっかけとなって上半身を起こし，バランスの回復とともに立位がとれたり，徐々に歩行が可能になることがある．咬合が頭部の支持に関係し，それが姿勢の支持につながる例である．もともと座ったり立ったりの機能をもっているときにこのようなことが起きるが，脳血管障害のために麻痺があったり，リウマチで関節が変形しているような寝たきりの高齢者では，義歯の使用で起き上がったなどということは前例がない．

です．このような状態では随意的な摂食はなく，経鼻的に挿入した胃栄養管からの注入や点滴が中心です．口腔を使っていない状態であっても歯科保健は大切であり，全身状態を考慮しながら清掃と管理を継続しなければなりません．

◆寝たきり者と歯科衛生士との関わりは，歯口清掃や義歯清掃，プラークコントロールだけでなく，食べる機能の障害への機能療法，顔の表情の表出を促すような働きかけ，咬合感，咀嚼感覚の回復を通して精神活動を高める接し方が必要です．そして義歯の清掃や口腔の清潔が苦痛ではなく日課として取り入れられることは，義歯が清潔になるだけでなく，誤嚥性肺炎の予防や生活の目標をもつことになり，生きていることの実感や食べることの動機づけにも効果があることを理解し，幅広い接し方を知る必要があります．

(7) グループホーム

◆障害者や高齢者が地域で生活することを目的としてグループホームでの自立した生活形態があります．障害者では知的障害者のためのグループホームが多く，4～7人の知的障害者が地域の民間アパートなどで生活する形です．グループホームには世話人がいて，生活を支援しています．家賃などの生活費は，障害者年金の一部があてられます．高齢者では，軽度の認知症者のグループホームも多くみられます．

II 障害者歯科のために必要な知識

1．障害者福祉の理念と現実

◆社会福祉，あるいは障害者福祉とはどのようなことでしょうか．「福祉」ということばの意味ではなく，「福祉」とはどのような考えなのかを知り，福祉と隣り合わせの歯科医療を考えてみましょう．福祉に対する考え方や価値観，理念はその国の文化，歴史，政治，経済そして宗教に強く影響を受けるため，どの国も同じわけではありません．たとえば，戦時下にある国や飢餓の国では福祉といっても何もできないわけです．基本的には命の平等や尊さに対する人々の考えと国の施策が福祉の形をつくります．

◆たとえば米国では国の社会保障は最小限の制度のみですが，障害者については J. F. ケネディが大統領時代に全米の知的障害者の実態調査を行い，その悲惨さから「障害をもつ米国人のための法律」（ADA）が制定され，その中で「機会の平等」が保障されました．障害の有無で教育，就業，資格，日常生活におけるすべての機会に差別があってはならないという理念です．レストランが，障害者だからという理由で食事を楽しむ機会を与えないということは厳しく罰せられる法律です．

◆北欧では社会福祉に対する考え方が進んでいて，きわめて充実した社会保障制度をもっています．その基本的理念は「結果の平等」で，人間として生まれたらすべての人は神の下に平等であり，その一生は結果として平等に幸せであることを社会が保

障するとしています．そのために国は社会保障に多大な費用を投じてその理念を守りますが，その費用のすべては国民の所得から出る社会保障費や税金でまかなわれます．国民はそれでもその制度を守ることに反対はしません．

◆さて，わが国はどのような福祉の理念をもっているでしょうか．1995年，厚生省（当時）は障害者施策にバリアフリーの考えを打ち出しました．この考えは機会の平等に近い内容ですが，国民に支持された明確な理念ではありません．障害者福祉に対してはいまでも同情や哀れみという感情が根強く，わが国の福祉がまだ成熟していない結果といえます．そして，「機会の平等」や「結果の平等」に値する国民に共通の価値観の高い障害者福祉の理念は，これから国民の間で考えられなければなりません．

◆障害者の福祉では，障害者本人と施設職員（直接処遇員）の関係を対等と考えています．ですから，職員のことを「先生」や「指導者」といった呼称，位置づけでみません．職員は障害者の生き方を支援する立場と考えて「支援員」としています．障害者や高齢者福祉では指導でなく支援を基本的な考え方としているのです．そして医療の中でも「支援」という考えが必要になりました．病と闘う患者さんを支援するのが医師，歯科医師，看護師，歯科衛生士などの医療職です．障害者だからと，あるいは医師だからと患者さんを見下した態度や言動は，医業や福祉の中では通用しないことを知っていてください．支援は，その人が人としてその人らしく生きるための支えです．

2．ノーマライゼーションの考え方

◆ノーマライゼーション（normalization）の概念は1958年デンマークで生まれました．デンマークの行政官であったバンク・ミケルセン（Nils Erik Bank-Mikkelsen）は「知的障害者の親の会」のメンバーたちとともに障害児のための法律をつくるよう国に要求しましたが，そのときの表題がノーマライゼーション（デンマーク語でノーマリセーリング）でした．これがきっかけとなって，1959年，デンマークの精神遅滞者法の中で「精神遅滞者の生活を可能な限り通常の生活に近づけるようにすること」を福祉サービスの目的とすると定められました．

◆バンク・ミケルセンはノーマライゼーションについて以下のように述べています．「非常に大切なことは，その国で障害のない人が普通に生活している通常の状態と，障害がある人の生活状態とを可能な限り同じにすることで，知的な障害そのものをノーマルにするということではないのです．ノーマルな人間がどのような人のことか私にはわかりませんが，障害のない人が普通に過ごしている通常の状態についてはわかります．私はそのことをいっているのです」

◆この考え方と態度はその後スウェーデンのニィリエ（Nirje）や米国のウォルフレンスバーガー（Wolfrensberger）によってさらに広められ，洗練されていきました．そしてその後の「機会の平等」や「結果の平等」につなげられていきました．

◆つまり，ノーマライゼーションとは障害があっても，障害者のない人と同じ日常

生活が保障される社会であり，社会には障害者の存在があって当然であり，障害のない人だけの社会や障害者だけの社会はノーマルでないという考えです．そこにあるのは「共に生きる」という考え方を国全体が理解し共有するという国の障害者福祉の理念です．

◆町の歯科医院には障害のない患者さんだけでなく，障害者をもった患者さんも来院して当然であり，その障害者の患者さんに必要な歯科的情報を提供し，可能な限りの処置や保健指導を行うのが歯科におけるノーマライゼーションです．

3．バリアフリーの考え方（図3-6）

◆わが国の障害者福祉の施策は，欧米のノーマライゼーションを基本理念とし，それとは別にバリアフリーの考えを基本にしました．ノーマライゼーションに遅れること42年の1995年のことです．当時の厚生省は「バリアフリー社会を目指して」とテーマを定めて4つの障壁（バリア）を取り除くことを障害者対策としました．

4つの障壁とは次のことです．

◆①物理的な障壁．いわゆる階段などの段差や手の届かない自動販売機，住みにくい住宅などのことです．

◆②は制度的な障壁で，さまざまな資格制度，大学の入試制度，就職，任用試験，自動車運転免許の試験などが障害者にとって平等な機会が与えられていないということから，その壁を壊そうというものです．視覚障害者が盲導犬と一緒にレスランに入ることができないのもこの"制度の壁"によります．

◆③は文化・情報面での障壁です．情報障害者とされるのは視聴覚障害者であり，さまざまな情報が届きにくい状態にあります．歩道の点字ブロック（これは日本人が考案）や耳で聞く新聞，視覚的サインによる案内が必要です．また，知的障害者も言語の理解や伝達が十分でなく，わかりやすいサインなどで表示することが必要です．

◆④は意識上の障壁で，いわゆる偏見です．まだ場所によって，あるいは人によっては障害者に対する偏見が残っていて，差別や無関心，無理解のため社会参加ができ

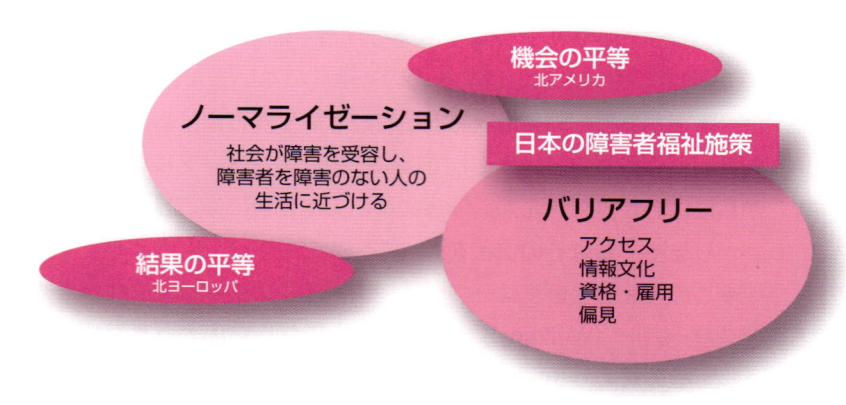

図3-6　医療人として知っていたい福祉の理念

ない障害者も少なくありません．「かわいそう」「気の毒に」でなく，障害者の命の尊厳のために支援するという認識で，偏見という障壁を取り除くというものです．

◆この障壁は意外にも障害者の身内に根強く残っているときがあります．「はずかしい」「屈辱的」「誰にも会わせたくない，みられたくない」という意識の障壁は，社会が障害者を受容できない限りフリーにはならないでしょう．

◆歯科医療におけるバリアフリーとはどのようなことかを考えると，物理的障壁，制度的障壁，医療情報の面での障壁，意識の障壁のすべてが残っています．それぞれの障壁がどのようなものかを歯科医師や歯科衛生士をはじめとした歯科医療スタッフがおのおの考えることが大切です．

III 他職種との連携を大切に

◆障害者歯科は歯科医師や歯科衛生士の力だけで完結できるものではありません．幼児期や学童期では療育機関，教育機関の他職種からの情報提供が歯科診療を円滑にするときもあります．

◆また，成人の障害者では施設やリハビリテーションの担当者との情報交換も必要です．しかし，情報の交換には個人情報（ link･p.22 ）の保護・管理を考えなければなりません．

症例

全身状況

重度の知的障害を伴った自閉症．24歳　男性．
口腔の自傷行為を心配して施設職員とともに来院した．

対応と経過

診療室に入っても治療椅子に座らず，床に座り込んでしまった．施設職員と抱えて治療椅子に座らせようとしたが，患者さんはそれを振り切って診療所の外に飛び出してしまった．

対応のポイント

自閉症ははじめてのところやはじめての人にはとても敏感になる．そしてこのような行動をとるのは，怖いからというよりそこで何が起きるか予測がつかないからであることが多い．このような症例では，「診療できない」とせずに，施設職員と相談して，施設内での対応や患者さんの適応能力についてたずね，場合によっては施設職員と患者さんとの信頼関係を利用することもできる．

症例

全身状況
脳血管障害後遺症．58歳　男性．
車椅子で配偶者との来院．歯周病の治療と歯石除去が主訴．

対応と経過
受診の動機は本人ではなく，配偶者のすすめであった．脳血管障害後3年目の来院．右半身の麻痺で言語が不自由．理解はあるが，何かにつけて同行の妻にあたり散らす．治療にも不満の様子で，歯科衛生士による歯石除去やブラッシングに協力的でない．

指導のポイント
後遺症で障害が残った患者さんの心は複雑である．58歳であればまだ現役で働いていたのだから，障害の受容も十分でなく，また，失語症による言語障害からも思うようなコミュニケーションができず感情的になりやすいことを理解して欲しい．

この場合の情報提供者は他職種ではなく配偶者であり，患者さんの現役時代の仕事や役職などを聞き，また，性格についてもたずねて参考にする．しかし，その目的は同情や慰めでなく，患者さんのプライドを認め，一人の社会人としての敬意を表わすことで，関係の維持につながるからである．それが結果として患者さんの心を理解し，歯周病の治療や管理に効果を現すことになる．

◆他職種との連携は情報を共有することが目的なので，歯科医療側からも情報の提供が必要です．たとえば，施設に対して患者さんの歯科的な問題点やブラッシング介助についてなどですが，これも個人情報なので本人保護者の承諾が必要になります．

Ⅳ　業務の記録と整理・紹介状の書き方

1．業務記録

◆歯科衛生士にとって業務記録は大切な仕事です．書き残すことで過去の状態がわかるだけでなく，次への展開も考えやすくなります．障害者歯科では患者さんの状態が毎回変化することもあり，カルテとは別に歯科衛生士の眼で見たことの記録を習慣づけましょう．

◆紹介状も同様で，歯科衛生士から歯科衛生士への紹介状で，保健指導やブラッシング状況の情報を伝えることができます．

1）診療録にあると便利な項目
（1）担当者名
◆担当歯科医師の名前を診療録に記載することは，歯科医師法でも定められています．障害者歯科では，それに加えて「担当歯科衛生士名」「看護師名」実習中の「学生名」も記載することによって，患者さんに対応したスタッフを記録することができます．

◆それによって，その日の診療場面をイメージすることができるので，必要なスタッフ数を把握したうえでの，事前の準備が可能となります．

（2）使用チェア
診療チェアについても記載しておくと次回に活かせます．治療時に不具合が生じたり，患者さんが混乱を招くようなことが起こった場合も使用したチェアがわかると，その原因を解決するヒントになる場合もあります．個々によってさまざまですが，「変化恐怖」といった症状が顕著な患者さんの場合もこういった場所の記載が有効となります．

（3）使用器材
担当者や場所と同様に，診療に使用した体位安定のための補助器材（マット類，クッション，枕，抑制器具など）や支援ツールについても記載しておけば，担当者が変更になったり，急患として来院されたときの指標となります．

体位安定のための器具はその角度や微妙な力加減などを，支援ツールはそれを用いたときの患者さんの反応などを，なるべく詳しく絵や写真やビデオでその場の記録を残しておくと次回の参考資料となります．またそれだけでなく，患者さん一人ひとりの経時的変化に気づくこともできます（図 3-7）．

2）診療録のほかにあると便利なサブカルテ
（1）歯磨き練習記録
ブラッシング指導の成果は，本人が確認して達成度を確認できるような指標があるとそれがモチベーションとなり，良い結果を生むこともあります．カレンダーの形式で「朝，昼，夜」に磨けたらシールを貼るという小児歯科などで応用されている一般的なものは，障害者歯科領域でも同様に効果がみられます．ほかにも，個々の患者さんに見合った好みをその指標に導入し，患者さん自身のやる気を引き出すことも大切です．たとえば，電車が好きな患者さんには電車の絵を描き，窓枠をオレリーのプラークスコアにして自分で塗りつぶす，などの工夫も有効です．

できるだけ保護者や介助者の手を借りずに，患者さん本人が意欲的に取り組めるよ

メモ memo　変化恐怖とは

「同一性保持」ともいい，いつもの状況，いつもの場所の変化に対するこだわりがあることで，予測できない変化や，納得が得られないときには混乱する場合もある．

うな記録用紙を作成すると，自立スキルの向上にもつながります．

（2）口腔筋機能療法記録

歯科の分野では，口腔筋の機能療法を応用しますが，障害者歯科でも同様にその取り組みが成果を現わすことがあります．障害による機能の問題への応用には，歯科医師による診断と本法のための処方，指示が必要です．

口腔筋機能療法は，診療室で練習をして家庭で実践という流れでステップアップしていくことがほとんどですが，そのなかでやはり大切なのは家庭での継続的な実践だと考えます．家庭ではほかの刺激や楽しみがあり，持続することが難しいのが現状ですが，そのようなときにも，記録用紙を通して診療室での練習と変わらない実践を可能にすることができます．この記録用紙もブラッシングの記録用紙と同様に，個々の好みを考慮して，よりモチベーションを高めることができる工夫をします．

こと細かなトレーニングの方法はビデオに撮り，担当者が変わっても同様の練習方法が再現できるようにしておき，持続できるような関わりをもつようにします．

2．サブカルテの詳細

◆「クリニカルパス」という言葉があります．これは，治療や看護の手順を標準化・最適化し，診療の効率化や均質化，コスト削減をはかるということを意味します．スタッフ間で，患者さんの情報を均一に共有し，最適な診療を効率よく提供するためには欠かせない手法です．

◆障害者歯科の分野でも，可能な限りサブカルテを用いて，より均一に患者さんの情報をまとめておくことが有効です．また，その書式も統一することで，さらに共有すべき情報がわかりやすく，もれなく伝達することが可能となります．

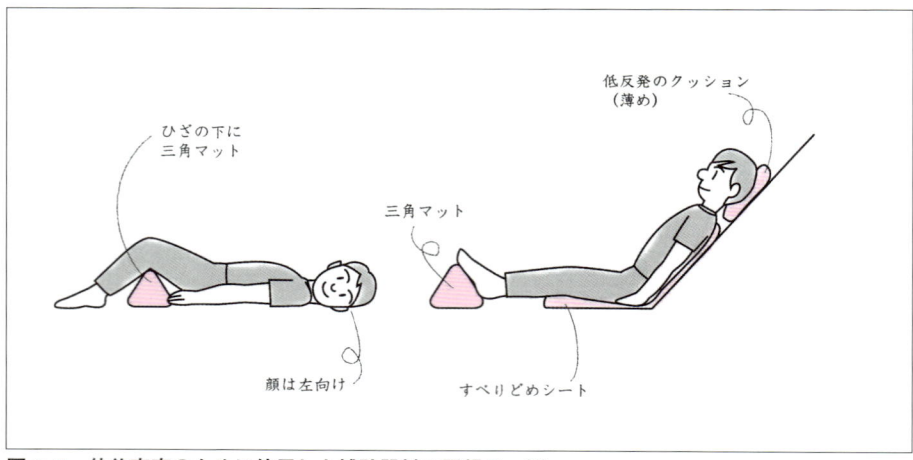

図3-7 体位安定のために使用した補助器材の記録の一例

1）障害別サブカルテ
（1）自閉症スペクトラム[2] Link-p.42

　患者さんの細かなしぐさや発語は，その場その場では覚えていても，手元に記録として残しておかなければ忘れてしまいます．また，混乱やパニックも患者さんからの自己表出ですから，臨床の場で得た情報は，その日だけに留めてしまわずに，有効な情報としてサブカルテに記載しておくことをおすすめします．

　診療がうまく行えた場合には，記録が希薄になりがちです．しかし，成功した日にもそれなりの理由があります．なぜ成功につながったのかも記録として残しておきましょう．

　サブカルテに記入するおもな項目は以下のようなものです

①カルテ番号，日付，患者氏名
②担当医，担当歯科衛生士，使用チェア
③診療内容
④使用ツール（絵や写真で示して，担当者が変わっても同じものを提供できるようにする）
⑤患者さんの様子（受容，拒否，混乱，パニック，無反応）
⑥保護者，介助者からのご意見
⑦帰宅後の様子（電話などできく）
⑧次回の課題

記録例

①カルテ番号　■■●●　2005 年 7 月○日　患者氏名　○○○○．
②担当医　Y. A．担当歯科衛生士　H. U．使用チェア 2 番
③診療内容
・座位にて歯科衛生士による PTC
・仰臥位にて右下 6 インレー合着
④使用ツール
・術式ボード（PTC＋InSET）…1 週間前に自宅にコピーを送付
・フィニッシュシールは本人が順次貼っていく
・セメントの硬化待ちはタイマー使用（3 分）…お気に入りはリンゴのタイマー
・終了後は母親の車の鍵を実物提示…待合室で歯科衛生士が手渡す「かえります」
⑤患者さんの様子
・術式ボードの意味理解はあるようだ
・苦い味がするものは特に苦手で，舌に触れると激しく拒否がみられる…完全防湿
・終了後は最後のフィニッシュシールを貼り反応なく退室

・過度に言葉で誉めたり，頭をなでたりする誉め方はパニックのもと…触覚過敏あり
・言語の関わりは一語文，肯定文で
・絵と実物のスケジュールが有効．
⑥保護者，介助者からのご意見
・仰臥位になるのが苦手なようだ
・お昼寝で使う，お気に入りの機関車の絵のタオルを次回から持参してもらう
・待合室で待つ間は，電車のビデオをみてもらうと落ち着ける
⑦帰宅後の様子
・翌日，母親に電話をかけ様子を伺う．
・帰路の車内では，口に指を入れ終始気にしている様子だった
・帰宅後は，好きな電車の玩具で遊んでいて，口を気にする様子はなかった．
⑧次回の課題
・仰臥位になるときは，機関車の絵のタオルを上からかぶってもらいお昼寝と同じような状況を設定する．
・処置の予定はカリエス充填処置

2）処置別サブカルテ（例：笑気吸入鎮静法の場合）

(1) 笑気吸入鎮静法

　笑気吸入鎮静法など，診療に特殊な方法を用いた場合，カルテの記載だけでは不足する情報もあります．その方法が，患者さんにとって有効であったか，導入にかかる時間や，覚醒の時間など詳細に及ぶ記録のほか，患者さんから得た情報なども併記し，次回の処置時に活かせるような配慮が必要です．
　サブカルテに記入するおもな項目は以下のようなものです．

①カルテ番号，日付，患者氏名，障害名，身長，体重
②担当医，担当歯科衛生士
③診療内容，局所麻酔の有無，抑制の有無
④笑気の維持濃度，使用時間
⑤効果（著効，有効，やや有効，無効の4段階での担当医の判定による）
⑥処置中の様子
⑦笑気使用による患者さん側のご意見
⑧次回の処置について

3．紹介状の書き方

1）院内での申し送り書

　複数のスタッフで，輪番制で診療に当たる場合，スタッフ間での申し送り書が必要になることがあります．担当医や担当歯科衛生士は，患者さんの概要や診療内容を把握するために，事前に診療録や予診録に目を通すことはもちろんですが，そのほかにも申し送り書があると便利です．

　おもな記載項目は以下のようなものです．

①患者氏名
②前回の処置内容（ここでは概要のみで詳細はカルテを参照）
③障害特性に応じた留意すべき事項
④保護者や介助者へ説明した内容
⑤4の項目について同意の有無（無しの場合はその理由や過程）
⑥次回の処置予定について

2）他の歯科医院への紹介状

　障害者専門の医療機関へは，地域の開業医で診療が困難な患者さんが受診されることが多くみられます．その後，障害者歯科の治療回数を重ねて，一般の歯科医院へ戻っても受診できる患者さんも多くいらっしゃいます．そういった場合に，患者さんにどのような特徴があるか，どのような関わり方が患者さんにとって有効であったか，また，逆に患者さんが拒絶される環境はどうかなど，知り得た情報を次につなげることが大切です．申し送り書の使用でそのような情報が伝達しやすくなります．一般書式の「紹介状」に加えて同封すると照合しやすく，聞き手側も理解しやすいようです．

　おもな記載項目は以下のようなものです．

①患者氏名（既往，処置内容については一般書式のものを参照とする）
②当院受診までの経緯
③当院での患者さんやご家族，介助者の様子
④患者さんにとっていい環境，苦手な環境（コミュニケーション手段なども含む）
⑤貴院紹介に至るまでの経緯
⑥特記事項

　障害者歯科専門の医療機関でなくても地域で医療行為を受けること，患者さんにとって生活圏での「歯科受診」が，他の地域生活によい影響を与えることはいうまでもありません．

そのために，専門家ができる支援のリレーは必要不可欠です．

3）他科への紹介状

◆他科受診の際にも，一般書式の「紹介状」に加えて申し送り書を用いる場合があります．

書式のおもなものは，上記の歯科医院へのものと変わりありませんが，紹介の目的によっては他科の担当医や学校の担任など，患者さんに関わる方からのコメントやアドバイスも付記することとします．

> **メモ memo 自閉症スペクトラムとは**
> 広義の自閉症という概念で使われることが多い．「自閉症スペクトラム」の人とそうでない人は連続していて，はっきりとした境界はなく，虹のグラデーションのように連続している．広汎性発達障害とほぼ同義語である．

文 献

1) 緒方克也, 金森由香, 他：障害の受容支援に即した歯科保健指導のあり方に関する調査. 障歯誌, 24：136-143, 2003.
2) Drotar D., Baskiewicz A., Irvin N., Kennell J., & Klaus M.：The adaptation of parents to the birth of an infant with a congenital malformation, A hypothetical model. *Pediatrics*, 56（5）：710-717, 1975.
3) 中田洋二郎：親の障害の認識と受容に関する考察―受容の段階説と慢性的悲哀―, 子どもの障害をどう受容するか. 第1版, 大月書店, 東京, 2002.

参考図書
4) 南雲直二：障害の受容, 意味論からの問い. 第2版, 荘道社, 東京, 2002.
5) 正村公宏：ダウン症の子を持って. 第1版, 新潮文庫, 1983.

4章

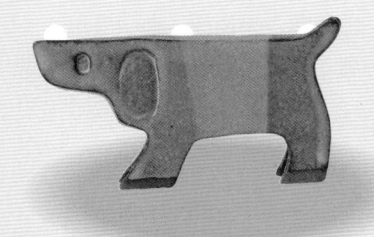

障害者歯科は
障害の種類や特徴を
知ることから始まる

4章 障害者歯科は障害の種類や特徴を知ることから始まる

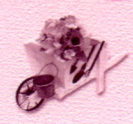

I 障害を分類すると

1. 障害者歯科の対象

◆障害を分類すると**表 4-1**[1]のようになりますが，障害者歯科の対象は歯科医師や歯科衛生士が行う歯科保健指導や治療のとき，特別な配慮や支援が必要な障害者，すなわちスペシャルニーズのある人達です．

◆障害者歯科の対象は，次のように3つに大別できます．

①運動や知能，精神に障害のある人：障害者歯科の対象（狭義）

狭義の障害者歯科の対象は，感覚，運動や姿勢に障害があったり，知能や情緒，行動に障害があるため，通常の歯科保健や治療を受けることが困難な人です．これには視聴覚障害，脳性麻痺や脊髄損傷，内部障害などの身体障害者，精神発達遅滞や自閉症などの知的障害者，および精神障害者があります．

②医学的管理の必要な人：病院（有病者）歯科の対象

急性や慢性の病気があって，入院や常に診察，検査や薬の服用，医師による処置が必要な人，心臓病，糖尿病，高血圧，血液疾患や人工透析者などが含まれます．

③障害のある高齢者：老年歯科の対象

高齢者には歯科的にも老化に伴って特有の障害が生じます．高齢障害者には，もと

表 4-1 障害の分類

1.	視覚障害	Blind and partially sighted
2.	聴覚障害	Deaf or partially deaf
3.	知的障害	Educationally subnormal
4.	てんかん	Epileptic
5.	適応障害	Maladjusted
6.	身体障害	Physically handicapped
7.	言語障害	Defective of speech
8.	老化	Senile

(Franks and Winter, 1974[1]より)

もと障害のあった人が年をとった場合と，高齢になってから心身に障害を生じた場合とがあります．

2．障害者歯科の特質

◆障害者歯科は，年齢や治療内容に関わらずスペシャルニーズのある患者さんに対して，歯科保健指導と治療を行う分野です．

◆障害者歯科の対象者には次のような特徴があります（**図4-1**）．

1）適応行動の障害

知能や情緒，行動に障害のある人では，状況の理解や意思表現が困難なため，歯科診療に適応した行動をとれないことがあります．このような患者さんに対して適応行動がとれるように誘導，支援することは，障害者歯科で働く歯科衛生士の重要な任務の一つです．

2）姿勢と運動の障害

身体の姿勢や運動に障害があると，頭や頸が不安定であったり，開口保持ができないため，食事，ブラッシングや歯科治療も難しくなります．異常な緊張や不随意運動をなくし，安全で確実な歯科保健指導と治療が行えるよう工夫，配慮が必要です．

3）コミュニケーションの障害

障害者歯科では，文字や音声言語によるコミュニケーションに障害のある人が対象になります．これには視覚障害，聴覚障害や言語障害があります．補助的なコミュニケーション手段も応用して意思疎通をはかり，不安や恐怖を取り除くようにします．

4）医学的問題をもっていることが多い

病気のある患者さんの口腔ケアと歯科治療は，病気のことをよく知って行わなけれ

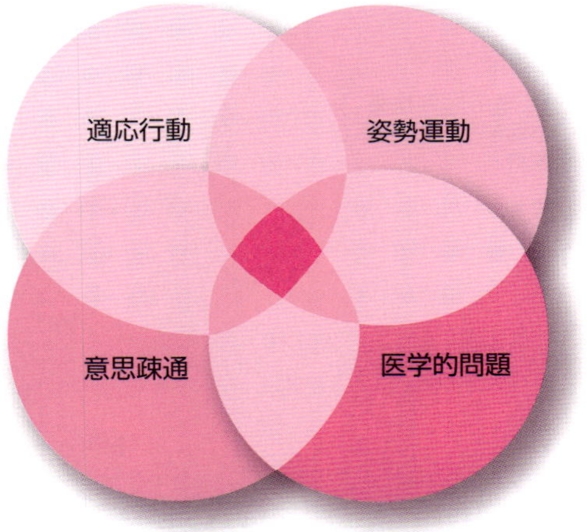

図4-1 障害者歯科の対象にみられる4つの困難性
歯科保健指導や治療を行うときには，適応行動の問題，姿勢と運動の障害（肢体不自由），意思疎通（コミュニケーション）の障害および医学的問題（内部障害）などがある．これらは単独のこともあるが，さまざまに重なり合っていることが多い（重複障害）

ばなりません．そのためには医療面接を行って既往歴，現病歴と現症を把握することが大切です．このとき医療や介護，福祉関係の人からも情報を得る必要があります．

5）歯科保健を介した障害者の生活支援

障害者が歯科保健の面でよくなるよう支援することは，障害者歯科の任務の一つです．歯科診療室だけでなく，療育施設や学校，病院や障害者共同作業所，高齢者施設，在宅障害者の家庭でも歯科保健を推進することは大切であり，歯科衛生士には口腔ケアの専門家としての活躍が期待されます．

II 知的障害をもつ人の身体と口腔の特徴

1．精神発達遅滞（精神遅滞，知的障害）

◆精神発達遅滞（mental retardation：MR と略）は，一般的知能が明らかに平均よりも低く，同時に適応行動に障害を伴う状態で，それが 18 歳未満に現れるものをいいます（図 4-2）[2]．精神遅滞者は全人口の約 1〜2％にみられ，WHO は知能指数（IQ）によって，境界域（70-85），軽度（50-69），中等度（35-49），重度（20-34）と最重度（0-19）に区分しています．

◆一方，「知的障害」は発達期に現れる精神遅滞だけでなく，成人期と老年期にも現れる知能の障害のすべてを含んだ用語です．

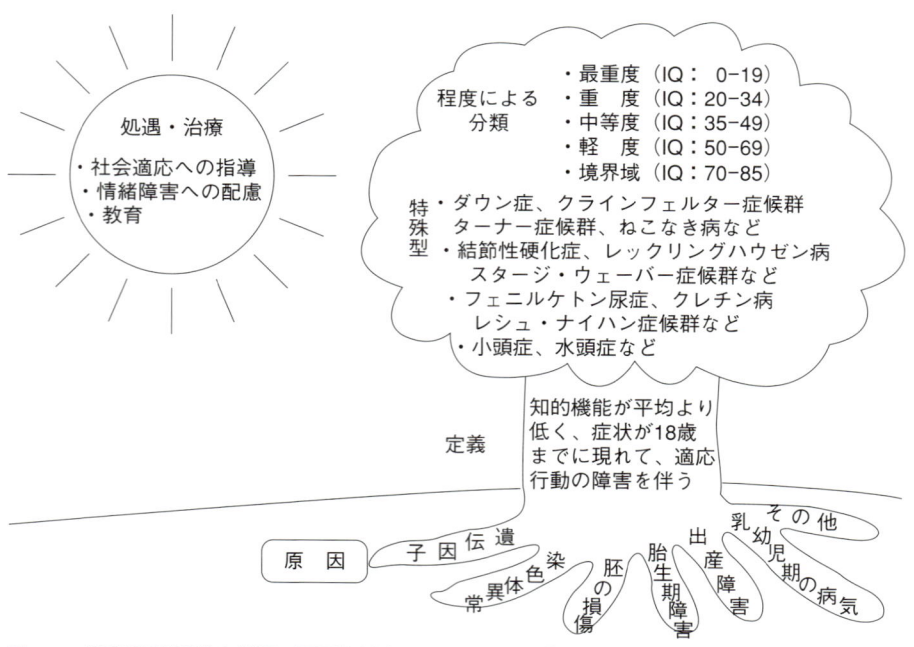

図 4-2　精神発達遅滞の分類，原因と対応（志水ほか 1989[2]より改変）

2．精神発達遅滞者の一般的特徴

1）精神・心理的特徴
①客観的にものをみること，状況の把握が困難．
②抽象的な思考が困難（精神構造の硬直性）．
③注意力，集中力の不足．
④記憶力が弱い．

2）身体的特徴
①言語障害がある．これは学習障害によるもので語彙が少なく，発音は不明瞭であるが，発語の障害はない．
②不安定な姿勢．平衡感覚の障害があり，運動は器用さと敏捷性を欠く．
③虚弱や肥満（身体を鍛える機会が少ないためになりやすい）
④てんかん（約半数が抗けいれん薬を服用している）
⑤薬物の服用者が多い（睡眠剤や精神安定剤など）

3）精神発達遅滞と問題行動
精神遅滞者では歯科治療のような強い不安や恐怖，ストレスがかかると，次のような症状（問題行動）が現れやすくなります．
①多動や寡動（激しく動き回ったり，またはじっとして動かないこと）
②常同行動（首ふり，手たたき，チック，頭たたきなど）
③自傷行為，身体いじり（手を咬む，頭や顔たたき，髪ぬきなど）
④興奮，パニック（もの投げ，跳びはね，号泣，叫声，他害など）
⑤食行動の異常（拒食，過食，反芻，嘔吐や異食などの摂食障害や呑気など）

3．精神発達遅滞の発生原因と特徴

1）生理的原因の精神発達遅滞
劣弱な遺伝因子の組み合わせにより発生するもので，多くは劣性の遺伝で発現する（多因子の遺伝）．精神遅滞の程度は比較的軽度（IQ：50-70）です．

2）病理的原因の精神発達遅滞
染色体の異常，感染や中毒，また栄養，放射線あるいは内分泌の障害による胚の損傷，出生時の難産，仮死，脳外傷や乳幼児期の病気，高熱，感染症，脳炎，脳外傷などが原因となって生じるものをいいます（図4-2）．

（1）症候性の精神発達遅滞
① **染色体の異常**

◆ヒトの体細胞には23対（46本）の染色体があり，そのうち1〜22番は常染色体であり，23番は性染色体（XXは女，XYは男）です．一方，生殖細胞の染色体数は23本（卵子は22＋X，精子は22＋XまたはY）です．次のような染色体異常があると，精神発達遅滞を伴うことが多くみられます．

a）ダウン症候群

◆1866 年に Down, J. L. はどの人種にもよく似た体型と顔つきの精神遅滞者がいることを報告しました．1959 年，これらの精神遅滞者の細胞には，21 番常染色体が 3 本ある（21 トリソミー）ことが明らかにされ，以来この染色体異常をダウン症候群とよぶことになりました．

◆ダウン症候群の 90％以上は 21 トリソミー型ですが（図 4-3）[3]，ほかにも数％ずつ余分の染色体が別の染色体上にある転座型と，染色体数が正常の細胞とトリソミーの細胞が共存するモザイク型のダウン症もあります．

◆ダウン症候群の出現頻度は約 1％とされていますが，母親の出産年齢が高くなるほど発生率は高いとされています．また父親の年齢とも関係するという報告もあります．

＜ダウン症候群の特徴＞

（ⅰ）精神遅滞：精神発達遅滞の程度は個人差が大きい．
（ⅱ）性格：人なつこく，明るくひょうきんであるが，一方で頑固な面もある．
（ⅲ）身体的特徴：（図 4-4A，B）
・斜めにつり上がった眼，内眼角の贅皮（ぜいひ），鞍鼻．
・短頭（頭の前後径が小さい），後頭部が小さく平坦．
・筋肉は低緊張で，関節が過伸展する．
・低身長や特徴的な歩行がみられ，頸椎は形成不全で脱臼しやすい．
・指は短く，掌紋に猿線がある．
・先天性の心疾患が多い（心室や心房の中隔欠損，心内膜欠損など）．

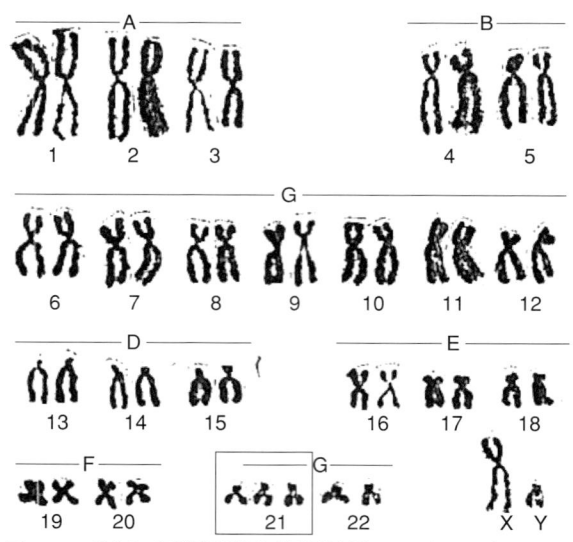

図 4-3 ダウン症候群の染色体（男性例：21. トリソミー，47，XY，＋21）（一色玄ほか，1990[3]）より）

・その他：感染抵抗力が弱い．増齢的にてんかんの発生率が上がる．
（ⅳ）口腔所見
・大舌症（舌が大きく，表面に深い溝がある）．
・歯冠が小さく，歯根は短く細い．円錐歯や先天性欠如歯が多い．
・口蓋が深い（高口蓋）．
・歯周疾患の罹患率が高く，若年性歯周炎で早期に永久歯を喪失する．
・下顎前突，開咬，叢生，歯間離開，など不正咬合や歯列不正が多い．
・食べる機能の発達にも障害がある．

b）その他の染色体異常

　常染色体の異常ではダウン症候群のほか，18トリソミーや5番染色体短腕が欠失した5p－（猫なき病）などがあります．また性染色体の異常では，染色体数の少ないXO（ターナー症候群）や過剰なXXY（クラインフェルター症候群）などもあります

(2) 母斑病

　精神遅滞には，皮膚に特徴的は母斑を伴うものがあります．
　①結節性硬化症：顔面の皮脂腺腫，精神遅滞とてんかんを伴う疾患（図4-5）
　②神経線維腫症（レックリングハウゼン病）：皮膚のカフェオレ斑，多発性の神経線維腫と精神遅滞を伴う疾患．
　③スタージ・ウェーバー病：顔の半側の血管腫，てんかんと精神遅滞を伴う．

(3) 代謝疾患

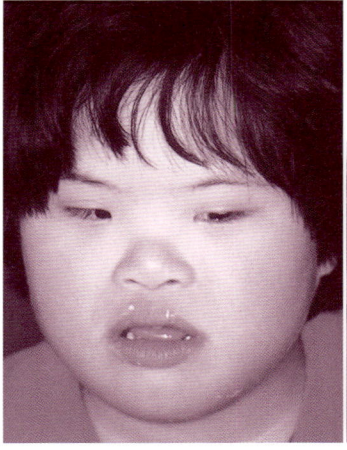

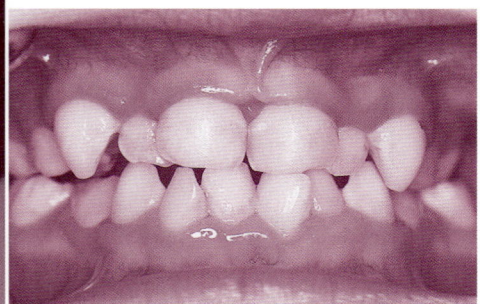

図4-4　ダウン症候群の女児．A：顔，B：口腔

メモ memo　ダウン症候群とアルツハイマー病

　ダウン症候群は老化が早く，30歳以上ではアルツハイマー病と似た脳病変（老人斑：アミロイドの沈着）がみられる．このβ/A4タンパクの遺伝子は21番染色体にあることから，両者の間には関連性があると考えられている．

①**フェニルケトン尿症**：先天性のアミノ酸代謝異常症であり，出生直後の尿検査で病気の有無がチェックされる．フェニルアラニンを含まないミルクや食品を与えて育てることで，精神遅滞を防ぐことができる．

②**クレチン病**：甲状腺の機能低下による病気であり，発達期では精神遅滞を伴う．

③**レシュ・ナイハン病**：伴性劣性遺伝のプリン代謝異常症で，精神遅滞と口唇を咬み切る自傷行為がみられる．

(4) 頭形の異常

①**水頭症**：先天奇形または感染症などで，脳髄液が脳室に貯留するため脳を圧迫し，頭蓋は大きくなる．精神遅滞や肢体不自由，てんかんなどを伴う．減圧のため脳室から腹腔までのチューブ（V－Pシャント）が挿入される（**図 4-6**）．

②**小頭症**：脳全体の発育不良や病変で頭蓋の劣成長がみられる．一般に重度の精神遅滞を伴う．

(5) その他の原因による精神遅滞

①**成育環境によるもの**

心身が成長，発達する時期の生育環境（栄養，病気，愛情，教育，戦争，貧困など）が著しく不良なときは，身体だけでなく知能の発達も遅れる．環境を改善することで発達を促すことができる．

4．広汎性発達障害（自閉症スペクトラム症/自閉症スペクトラム障害）

発達のいくつかの面において，重症で広範な障害のあるものを広汎性発達障害といいます．これには対人関係，コミュニケーション，行動，興味や活動などが発達水準や精神年齢に比べて，質的に明らかに偏っているもので，自閉性障害，レット障害，小児期崩壊性障害，アスペルガー障害と特定不能のものがあります．

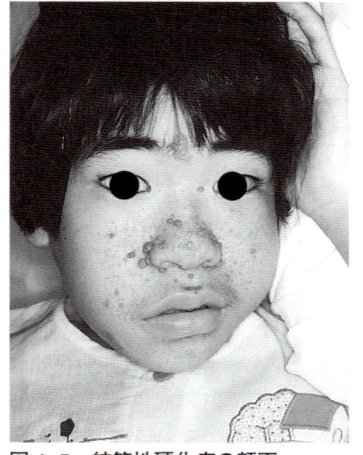

図 4-5　結節性硬化症の顔面

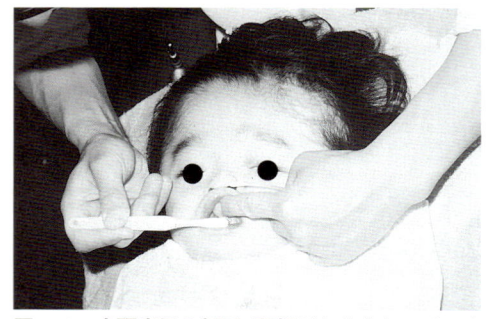

図 4-6　水頭症児の顔面．頭部が大きくなっている

1）自閉症（自閉性障害）Autism

1943 年に Kanner は次のような行動の特徴をもつ小児についてまとめ，早期幼児自閉症として発表しました．

①人との情緒的な関わりが困難（周囲からの孤立，社会性の障害）
②同一性保持の強迫的欲求（こだわり行動）
③言葉の発達の遅れ（言葉がないか，あっても特有の歪みがある）
④知能の障害（重度の遅れから正常域まで幅が広く，またアンバランス）

◆このような症状が生後 30 カ月以内に現れるものを自閉症といいます．日本には約 12 万人の自閉症の人がいて，男性のほうが女性より多くなっています[4]．

（1）自閉症の能力的特性

次のような特徴がみられます．

＜強いところ＞

細かいことを記憶すること，視覚的に情報を処理すること，気に入ったことへの集中力，きまったパターンを繰り返すこと

＜よわいところ＞

状況を認識して行動すること，時間的に見とおしをつける，抽象的なこと，曖昧さの理解，話し言葉の理解，言葉での表現，アンバランスな感覚（感覚刺激への過敏，鈍感な反応）

（2）歯科診療で問題となる自閉症の症状

次のようなものがみられます（図 4-7）[4]．

①母親についていく行動（フォローイング）に欠けるため迷子になりやすい．また，視線を合わせず，笑いや人見知りが少ない．一人遊びをする．
②ものや行動へのこだわりが強い（固執性，同一性保持）．また，周囲の状況にあった行動がとりにくく，不自然な反応，儀式的行動，多動や自傷，パニックなどの行動

メモ memo　知能と本能

知能は学習や抽象的な思考，環境に適応する能力であり，抽象的，複雑性，経済や社会性，独創性などの精神と情緒の活動を行う能力のこと．一方，本能も外界に適応する能力であるが，遺伝的，先天的に決められた行動パターンで，これだけでは新しい状況には適応できないため，知能とは異なる．

メモ memo　摂食障害

神経性食欲不振症（拒食症）や神経性大食症（過食症），反芻（はんすう），異食などは摂食障害とよばれる．これらの食行動の異常は，知的障害がなくても，女性で極端なやせ願望をもっている場合（拒食症）や妊娠中などにもみられることがある．精神遅滞者や自閉症では，食行動の異常や習癖をもっていることも多く，肥満ややせの原因になったり歯や口腔に特有の症状の現れることがある．機能的な障害の摂食・嚥下障害とは区別が必要．

障害がある．

③コミュニケーションの障害．オウム返し（反復言語），ひとり言や人称錯誤など，特有の言語障害がある．

ただし，自閉症の人は，語彙も多く，文字記憶や運動，芸術的な面で優れた能力をもつ高機能自閉症の人もいます．

（3）口腔所見

①診療拒否や適応行動の障害のため，未処置の齲蝕や歯周病が多い．

②器用にブラッシングができることもあるが，大量の水や歯磨剤を用いたり，磨き過ぎて歯の磨耗や歯肉退縮を起こすことがある．

③歯ぎしりや異食による歯の咬耗や磨耗がみられる．

④食行動の異常がある．極端な偏食や過食，小食，拒食，嘔吐，異食や反芻（はんすう）など．

⑤てんかんに伴う口腔症状がみられる．

⑥自傷行為やパニックによる歯や口腔の外傷．

2）レット障害

女性だけに現れる進行性の障害で，自閉症状，知的障害，運動失調や手もみ運動などがみられます．

3）アスペルガー障害

◆人との関係の障害，興味や関心の狭さ，特定のものへのこだわりなど自閉症の症状はあるが，知能と言語の発達に遅れを伴わないものです．

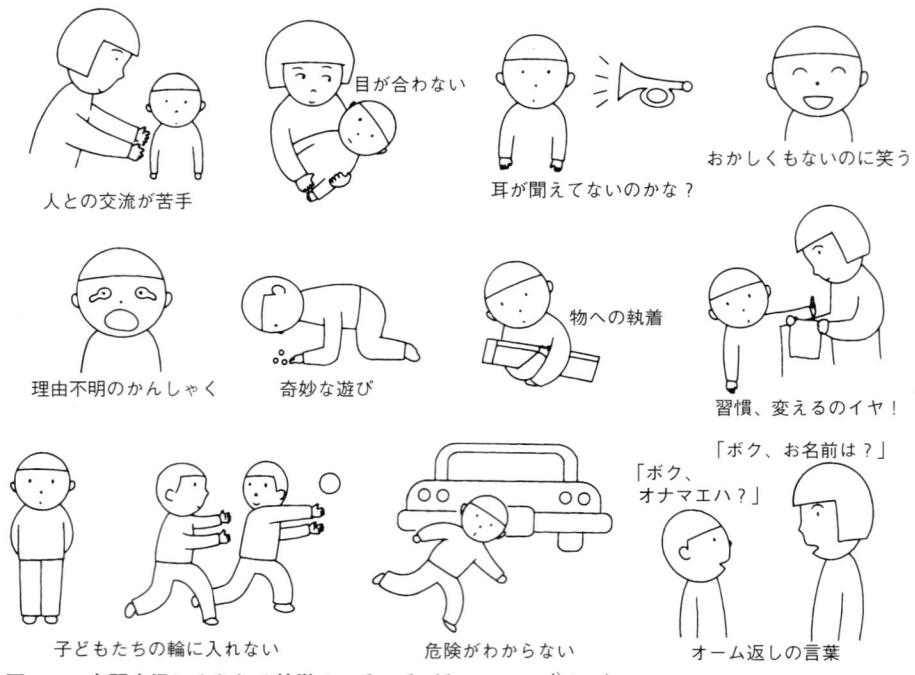

図 4-7　自閉症児にみられる特徴のいろいろ（和田，1994[4)]より）

5．発達障害

◆発達障害とは，発達障害者支援法には「自閉症，アスペルガー症候群その他の広汎性発達障害，学習障害，注意欠陥多動性障害，その他これに類する脳機能の障害であってその症状が通常低年齢において発現するものとして政令で定めるもの」と定義されています．

◆文部科学省は「通常の学級に在籍する特別な教育的支援を必要とする児童生徒に関する調査」を行いました．その結果，表4-2に示すような学習障害（LD）〈限局性学習症/限局性学習障害〉，注意欠陥多動性障害（ADHD〈注意欠如・多動症/注意欠如・多動性障害〉）と高機能自閉症（HFA）などの発達障害のある子どもが，普通クラスに約6%もいることがわかりました．これらの発達障害児に対しても，今後は発達障害者支援法による特別支援教育が行われることになっています[5]．

表4-2　特別支援教育の対象の概念図〔義務教育段階〕　　　（義務教育段階の全児童生徒数1079万人中）

特別支援学校	重 ↑ 障害の程度 ↓ 軽	視覚障害，聴覚障害，知的障害，肢体不自由，病弱・身体虚弱		0.56%	2.17%
小学校・中学校		特別支援学級	視覚障害，聴覚障害，知的障害，肢体不自由，病弱・身体虚弱，言語障害，自閉症・情緒障害	1.15%	
		通常の学級	視覚障害，聴覚障害，知的障害，肢体不自由，病弱・身体虚弱，言語障害，自閉症，情緒障害，学習障害（LD），注意欠陥多動性障害（ADHD）	0.46%	

※小学校・中学校ではLD・ADHD・高機能自閉症など6.3%の在籍率（約68万人）※1：但しこの数値は平成14年に文部科学省が行った調査において，学級担任を含む複数の教員により判断された回答に基づくものであり，医師の診断によるものではない＜※1を除く数値は2008年5月現在＞．（内閣府：障害者白書　平成21年版より改変）

メモ memo　情緒障害

心理的，情緒的な原因で起こる不適応の症状や行動の異常を情緒障害という．精神遅滞や自閉症，精神病によるものは除かれる．歯科で問題となる情緒障害には，多動，チック，著しい習癖（特に口腔習癖），食行動の異常，緘黙，登校拒否，かんしゃくやホスピタリズムなどがある．

メモ memo　自閉症の生活支援プログラムとして

自閉症に特有の言葉によるコミュニケーションの障害を補う手段として，絵カードや写真による視覚的支援プログラム[19]が用いられ効果をあげている．この構造化された視覚的支援の方法は，歯科診療時にも広く応用されている．

メモ memo　DSM-5の改訂と病名の新しい日本語表記

アメリカ精神医学会が精神疾患の診断基準書であるDSM-Ⅳを改訂し，DSM-5を発行した（2013）．今回の改訂で，障害者歯科と関係の深い広汎性発達障害は，Autism Spectrum Disorder（ASD）として整理され，その日本語訳は「自閉スペクトラム症または自閉症スペクトラム障害」となった．ASDにアスペルガー障害とレット障害の病名はない．一方，世界保健機構（WHO）もICD-10を改訂し，2017年にICD-11を発行の予定である．

このように，診断基準の変更が今後も続く状況であることから，本書では日本精神神経学会の「DSM-5病名・用語翻訳ガイドライン」（2014）に沿って，新表記を*付き＜＞括弧書きで付加記述するにとどめ，DSMとICDの診断基準が確定した時点で全面修正する．

付表　身体障害者障害程度等級表［身体障害者福祉法施行規則第7条第3項］

級別	視覚障害	聴覚または平衡機能の障害		音声言語機能または咀嚼機能の障害	肢体
		聴覚障害	平衡機能障害		上肢
1級	両眼の視力（万国式視力表によって測ったものをいい、屈折異常のある者については矯正視力について測ったものをいう．以下同じ）の和が0.01以下のもの				1．両上肢の機能を全廃したもの 2．両上肢を手関節以上で欠くもの
2級	両眼の視力の和が0.02以上0.04以下のもの	両耳の聴力レベルがそれぞれ100デシベル以上のもの（両耳全ろう）			1．両上肢の機能の著しい障害 2．両上肢のすべての指を欠くもの 3．1上肢を上腕の2分の1以上で欠くもの 4．1上肢の機能を全廃したもの
3級	両眼の視力の和が0.05以上0.08以下のもの	両耳の聴力レベルがそれぞれ90デシベル以上のもの（耳介に接しなければ話声語を理解し得ないもの）	平衡機能の極めて著しい障害	音声機能，言語機能，または咀嚼機能の喪失	1．両上肢の母指および示指を欠くもの 2．両上肢の母指および示指の機能を全廃したもの 3．1上肢の機能の著しい障害 4．1上肢のすべての指を欠くもの 5．1上肢のすべての指の機能を全廃したもの
4級	1．両眼の視力の和が0.09以上0.12以下のもの 2．両眼の視野がそれぞれ5度以内のもの	1．両耳の聴力レベルが80デシベル以上のもの（耳介に接しなければ話声語を理解し得ないもの） 2．両耳による普通話声の最良の語音明瞭度が50％以下のもの		音声機能，言語機能，または咀嚼機能の著しい障害	1．両上肢の母指を欠くもの 2．両上肢の母指の機能を全廃したもの 3．1上肢の肩関節，肘関節または手関節のうち，いずれか1関節の機能を全廃したもの 4．1上肢の母指および示指を欠くもの 5．1上肢の母指および示指の機能を全廃したもの 6．母指または示指を含めて1上肢の3指を欠くもの 7．母指または示指を含めて1上肢の3指の機能を全廃したもの 8．母指または示指を含めて1上肢の4指の機能の著しい障害
5級	1．両眼の視力の和が0.13以上0.2以下のもの 2．両眼の視野がそれぞれ10度以内のもの 3．両眼による視野の2分の1以上が欠けているもの		平衡機能の著しい障害		1．両上肢の母指の機能の著しい障害 2．1上肢の肩関節，肘関節または手関節のうち，いずれか1関節の機能の著しい障害 3．1上肢の母指を欠くもの 4．1上肢の母指の機能を全廃したもの 5．1上肢の母指および示指の機能の著しい障害 6．母指または示指を含めて1上肢の3指の機能の著しい障害
6級	1眼の視力が0.02以下，他眼の視力が0.6以下のもので，両眼の視力の和が0.2を超えるもの	1．両耳の聴力レベルが70デシベル以上のもの（40cm以上の距離で発声された会話語を理解し得ないもの） 2．1側耳の聴力レベルが90デシベル以上，他側耳の聴力レベルが50デシベル以上のもの			1．1上肢の母指の機能の著しい障害 2．示指を含めて1上肢の2指を欠くもの 3．示指を含めて1上肢の2指の機能を全廃したもの
7級					1．1上肢の機能の軽度の障害 2．1上肢の肩関節，肘関節または手関節のうち，いずれか1関節の機能の軽度の障害 3．1上肢の手指の機能の軽度の障害 4．示指を含めて1上肢の2指の機能の著しい障害 5．1上肢の中指，薬指および小指を欠くもの 6．1上肢の中指，薬指および小指の機能を全廃したもの

不自由		乳幼児期以前の非進行性の脳病変による運動機能障害		内部障害						
下肢	体幹	上肢機能	下肢機能	心臓機能障害	腎臓機能障害	呼吸器機能障害	膀胱または直腸機能障害	小腸機能障害	ヒト免疫不全ウイルスによる免疫機能障害		
1．両下肢の機能を全廃したもの 2．両下肢を大腿2分の1以上で欠くもの	体幹の機能障害により座っていることができないもの	不随意運動・運動失調などにより上肢を使用する日常生活活動がほとんど不可能なもの	不随意運動・失調などにより歩行が不可能なもの	それぞれの機能の障害により自己の身辺の日常生活活動が極度に制限されるもの					ヒト免疫不全ウイルスによる免疫の機能の障害により日常生活がほとんど不可能なもの		
1．両下肢の機能の著しい障害 2．両下肢を下腿2分の1以上で欠くもの	1．体幹の機能障害により座位または起立位の保持が困難なもの 2．体幹の機能障害により立ち上がることが困難なもの	不随意運動・運動失調などにより上肢を使用する日常生活活動が極度に制限されるもの	不随意運動・失調などにより歩行が極度に制限されるもの						ヒト免疫不全ウイルスによる免疫の機能の障害により日常生活が極度に制限されるもの		
1．両下肢をショパール関節以上で欠くもの 2．1下肢を大腿の2分の1以上で欠くもの 3．1下肢の機能を全廃したもの	体幹の機能障害により歩行が困難なもの	不随意運動・失調などにより上肢を使用する日常生活活動が著しく制限されるもの	不随意運動・失調などにより歩行が家庭内での日常生活活動に制限されるもの	それぞれの機能の障害により家庭内での日常生活活動が著しく制限されるもの					ヒト免疫不全ウイルスによる免疫の機能の障害により日常生活が著しく制限されるもの（社会での日常生活活動が著しく制限されるものを除く）		
1．両下肢のすべての指を欠くもの 2．両下肢のすべての指の機能を全廃したもの 3．1下肢を下腿の2分の1以上で欠くもの 4．1下肢の機能の著しい障害 5．1下肢の股関節または膝関節の機能を全廃したもの 6．1下肢が健側に比して10cm以上または健側の長さの10分の1以上短いもの		不随意運動・失調などによる上肢の機能障害により社会での日常生活活動が著しく制限されるもの	不随意運動・失調などにより社会での日常生活活動が著しく制限されるもの	それぞれの機能の障害により社会での日常生活活動が著しく制限されるもの					ヒト免疫不全ウイルスによる免疫の機能の障害により社会での日常生活活動が著しく制限されるもの		
1．1下肢の股関節または膝関節の機能の著しい障害 2．1下肢の足関節の機能を全廃したもの 3．1下肢が健側に比して5cm以上または健側の長さの15分の1以上短いもの	体幹の機能の著しい障害	不随意運動・失調などによる上肢の機能障害により社会での日常生活活動に支障のあるもの	不随意運動・失調などにより社会での日常生活活動に支障のあるもの								
1．1下肢をリスフラン関節以上で欠くもの 2．1下肢の足関節の機能の著しい障害		不随意運動・失調などにより上肢の機能の劣るもの	不随意運動・失調などにより移動機能の劣るもの								
1．両下肢のすべての指の機能の著しい障害 2．1下肢の機能の軽度の障害 3．1下肢の股関節、膝関節または足関節のうち、いずれか1関節の機能の軽度の障害 4．1下肢のすべての指を欠くもの 5．1下肢のすべての指の機能を全廃したもの 6．1下肢が健側に比して3cm以上または健側の長さの20分の1以上短いもの		上肢に不随意運動・失調などを有するもの	下肢に不随意運動・失調などを有するもの								

備考
1．同一の等級について2つの重複する障害がある場合は，1級上の級とする．ただし2つの重複する障害が特に本表中に指定せられているものは，該当等級とする．
2．肢体不自由においては，7級に該当する障害が2つ以上重複する場合は，6級とする．
3．異なる等級について2つ以上の重複する障害がある場合については，障害の程度を勘案して当該等級より上の級とすることができる．
4．「指を欠くもの」とは，母指については指骨間関節，その他の指については第1指骨間関節以上を欠くものをいう．
5．「指の機能障害」とは，中手指節関節以下の障害をいい，母指については，対抗運動障害をも含むものとする．
6．上肢または下肢欠損の断端の長さは，実用長（上腕においては腋窩より，大腿においては坐骨結節の高さより計測したもの）をもって計測したものをいう．
7．下肢の長さは，前腸骨棘より内くるぶし下端までを計測したものをいう．

（厚生省社会局更生課，1988より一部改変）

III 身体障害の種類と歯科的特徴

1. 感覚器の障害

1）視覚障害

◆視覚障害では視力障害が主であり，視力の障害は角膜，レンズや硝子体の光の透過性と光を受ける網膜や視神経の異常により生じます．視覚障害者は身体の1級から6級に分類されます（**付表**）[6]．

◆両眼の矯正視力が 0.3 未満は社会（教育）的には弱視，また 0.04 未満は社会（教育）的には盲として対応します．教育上では視力 0.02 未満は盲，0.02-0.04 は準盲，0.04-0.3 は弱視です．盲学校生徒の約 1/3 は，まったく光を感じない全盲です．

◆盲学校生徒の視覚障害の原因を**表 4-3** に示しました[7]．近年は感染症による視覚障害は著しく減り，一方で高齢者の増加に伴って，白内障や糖尿病，高血圧などが原因の視力障害が増えています．

（1）口腔所見

◆視覚障害者に特有の口腔所見はありません．しかし視覚障害者は自分自身の口腔，歯や容貌が正確にはわからないため，適切な歯科保健指導と治療が受けられるよう支援する必要があります．

（2）視覚障害者への対応

◆視覚障害者への対応で心得ておくべきことは，①視力障害の程度とその発生原因，②合併症の有無，③性格的に臆病なことが多い，④保護者，家族によっては過保護なこともある，などです．

◆中途失明者は視力回復への希望とともに，一方では絶望的気持ちを抱いていることもあります．

◆視覚障害者の歯科治療に関しては，診療室では器械，器具の配置をはじめ，治療椅子への誘導とコミュニケーションに注意を要します．音や臭いに対する恐怖を取り除いて，患者の心のなかに診療室の人や風景，器械，器具が描けるような配慮が必要

表 4-3　盲学校生徒の視覚障害の原因

原因	1910-1929 年	1980 年	
伝染性疾患	36.5%	1.7%	淋病，梅毒，トラコーマなど 風疹症候群白内障（妊娠 3 月以内）
外　傷	－	2.9	
中　毒	3.5	10.7	
腫　瘍	0.9	3.8	
全身病	16.4	4.3	糖尿病
先天素因	29.7	66.9	白内障，網膜色素変性症，小眼球，屈折異常，視神経萎縮など
不　明	13.7	8.6	

（石部元雄編，1987[7]より改変）

です．視覚障害者は視覚に障害のない人のことを，晴眼者とよぶことがあります．
　◆視覚による模倣学習が困難なため，触覚と聴覚を最大限に活用し，歯磨き指導を行います．鏡は使えませんが，触れることのできる模型は有用です．会話ができるのでよく説明し，ラポールを大切にします（図4-8）．

2）聴覚障害

　◆音波を伝える外耳や中耳の伝音系障害と，音を知覚する内耳，聴覚神経や脳の聴覚中枢不全による感音系障害があります．感音系の障害は，高音ほど影響されやすく，子音は母音よりも障害されます．聴覚障害は老化によっても起こります．
　◆聴覚障害の発生原因を表4-4[7]に示します．先天性の聴覚障害は胎生期のウイルスや細菌感染のほか，サリドマイドやストレプトマイシンなどの薬物中毒，糖尿病やビタミン欠乏などの代謝や栄養障害も原因となります．2,500 g以下の低出生体重児の1.5％には難聴があり，血液型不適合や仮死産，外傷，中耳炎でも聴覚障害が起こります．
　◆後天性の聴覚障害には感染症（中耳炎）と脳卒中や外傷によるものが多く，騒音による職業性のものもあります．

（1）口腔所見

　◆聴覚障害者に特有の口腔所見はみられません．頭や顔，口腔に形成不全（奇形）や病気のある人では，聴覚障害を伴うことが多くみられます．外胚葉異形成症，未熟児や風疹など症候性の聴覚障害者では，歯の形成不全（エナメル質の低形成）が多い

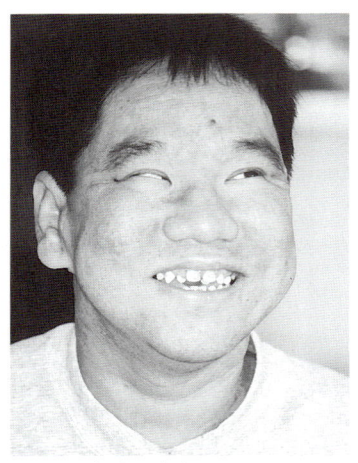

図4-8　視覚障害者
きれいな歯は笑顔を引き立たせている

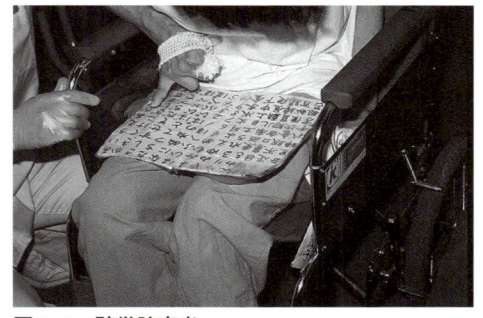

図4-9　聴覚障害者
聴覚障害者には手話，筆談，読話などによってコミュニケーションをはかる

メモ memo　ブラインディズム
　視覚障害児に特徴的な行動で，身体をゆすったり，頭や手をふったり，ぐるぐる回ったり，眼を押すなどの癖のこと．多くは成長とともに消えていく．

(2) 聴覚障害者への対応

◆聴覚障害者に歯科保健指導や治療を行うときは，難聴のタイプ，発生の原因と時期，補聴器の使用，コミュニケーションの方法（読唇，手話，指文字，筆談など）を知っておく必要があります．伝音性難聴には補聴器が使えますが，中枢性難聴に補聴器は使用できません．

診療室では聴覚障害者に話しかけて読話してもらったり，手話や筆談でコミュニケーションをはかります（図4-9）．聴覚障害者に話をするときは，顔を向け，マスクを外し，目をみて話すようにします．聴覚障害者は聴覚に障害のない人のことを健聴者とよぶことがあります．

3) 平衡機能障害

◆平衡機能に障害があると身体のバランスを保つことが困難で，めまいがしたり，ふらふらして倒れやすくなります．平衡機能障害者は，メニエル病や炎症，薬物中毒による内耳の病気で，難聴を伴うことが多いとされています．深部感覚の障害による平衡障害では，身体がふるえます．

◆脊髄の腫瘍や血管障害，糖尿病でも平衡機能障害が起こります．脳卒中や頭の外傷，腫瘍，炎症や変性による脳幹や小脳の病気では運動失調を伴います．

◆平衡機能障害者の歯科的問題は，転倒や衝突による頭部，顔面の外傷，歯の脱臼や破折，骨折などです．

2．姿勢と運動の障害

◆姿勢と運動の障害は肢体不自由ともよばれます[8]．肢体不自由とは，四肢（肩関

表4-4 聴覚障害の原因

	伝音難聴	感音難聴
遺伝性	一般に優性遺伝，奇形，顔面形成不全と伴う症候群	優性遺伝：家族性難聴 劣性遺伝：散発性難聴
胎生期	薬物（サリドマイドなど）中毒による外耳，中耳の奇形	感染症や薬物による内耳奇形など
周生期		未熟児，外傷，仮死，核黄疸
後天性	アデノイド，中耳炎や外傷	ウイルス感染，薬物中毒，内耳炎，外傷，音響外傷

（石部元雄，1987[7]より作表）

メモ memo　グラハム・ベルとヘレン・ケラー

グラハム・ベル（Bell, A. G.）は電話機を発明する前，聴覚障害者の教育を行っており，聴覚障害者マーベルの家庭教師もしていた．二人は後に結婚し，聴覚障害者の支援にも貢献した．聴覚障害者と電話で話をすることは困難であるが，ファックスやメールは大変便利であり，ベルの発明は聴覚障害者にも大いに役立っている．

盲と聾の重複障害者は，日本では約700人であるが，盲と聾に加えて言語障害（盲，聾，唖）も伴っていたヘレン・ケラーが，教育や福祉の面で偉大な貢献をしたことは有名である．

節，股関節から指先までの上肢と下肢）と体幹（頸部を含む上半身と支柱部分で内臓を含まない）の骨，関節，筋肉および神経などの障害のため，姿勢の保持や運動が長期にわたって困難な状態をいいます．

◆肢体不自由には脳性麻痺，脊髄損傷，筋ジストロフィー，四肢欠損，関節炎，関節リウマチや脳血管障害の後遺症などがあります．

1）脳性麻痺（cerebral palsy，CP）

◆定義：発達期の脳が損傷を受けて生じた，中枢性の運動機能障害のことです．厚生労働省脳性麻痺研究班の定義では「脳性麻痺は受胎から新生児までの間に生じた脳の非進行性病変に基づく永続的な，しかし変化しうる運動および姿勢の異常です．その症状は満2歳までに発現します．進行性疾患や一過性運動障害，または将来正常化するであろうと思われる運動発達遅延は除外する」となっています．

(1) 原因と病型

◆脳性麻痺の発生原因を表4-5に示します．胎生期の感染症や妊娠中毒症，早産や出産時あるいは新生児期の仮死，頭部外傷や脳の出血，無酸素症，感染症などがおもな原因となっています．最近は母子保健と周産期医療の進歩によって，仮死や核黄疸による脳性麻痺は減少しています．

◆脳性麻痺は麻痺の状態によって，痙直型（50%），アテトーゼ型（15%），失調型（10%），強剛型（10%）と混合型（5-10%）に分類されます（表4-6）[9]．

(2) 脳性麻痺と原始反射

◆脳性麻痺の人に歯科保健指導と治療を行うとき問題となることは，全身性の姿勢と運動の障害です．さらに成長した後も残っている緊張性迷路反射と非対称性緊張性頸反射など，全身の原始反射があります（図4-10）[10]．また口腔周囲の刺激に対しては，口唇探索反射，驚愕反射（びっくり反射），咬反射や嘔吐反射も起こりやすいとされています．

◆脳性麻痺は筋肉の完全な麻痺ではなく，異常な緊張や不随意運動が起こる協調運動の障害です．思いどおり（随意）に身体の特定の部分を動かすこと（分離運動）が困難で，全身的な集団共同運動を生じやすいとされています（図4-11）．

◆食事やブラッシング，歯科治療のときには異常反射が生じないよう，心理的には緊張をほぐしてリラックスさせること，また反射抑制姿勢の応用を心がけることが大切です．

表4-5 脳性麻痺の原因

胎生期	周産期	新生児期
先天奇形	分娩外傷	感染症
母体の慢性疾患	重度仮死	外傷
妊娠中毒	早産	脳血管障害
子宮内発育遅滞	低出生体重	けいれん発作
子宮内感染	重症黄疸	
染色体異常		

(3) 脳性麻痺に付随する症状

◆脳性麻痺に多い合併症には，知的障害（約50%），言語障害（50-70%），視力障害（50%），聴力障害（25%）とてんかん（35%）があります[6]．

表4-6 脳性麻痺の病型の分類

	痙直型	強剛型	アテトーゼ型		失調型
			非緊張型	緊張型	
他動運動	関節屈曲にジャックナイフ様抵抗，進展時屈曲に拘縮傾向	鉛管様，または歯車様抵抗	抵抗低下	不定	抵抗低下と関節運動域過多
不随意運動	なし	なし	あり	あり	なし
筋緊張	亢進	亢進	低下	覚醒時亢進かつ変動あり	低下
腱反射亢進	＋	－	－	－	±（不定）
病的反射（バビンスキー）	＋	－	－	－	－

（落合幸勝，1983[9]より改変）

非対称性緊張性頸反射
非対称性緊張性頸反射は、頸の位置が正中線からずれたり横に向いた時に起こる

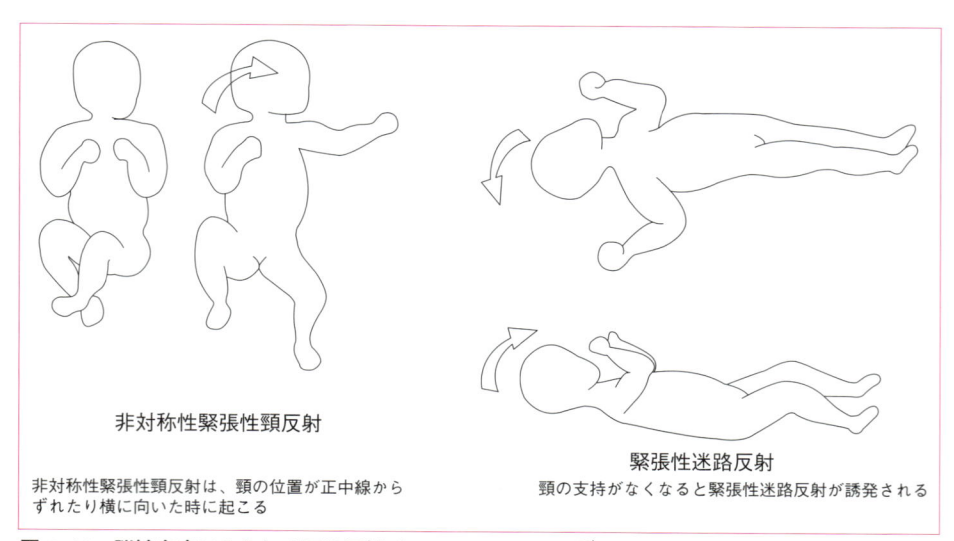

緊張性迷路反射
頸の支持がなくなると緊張性迷路反射が誘発される

図4-10 脳性麻痺にみられる原始反射（Langeほか，1985[10]より改変）

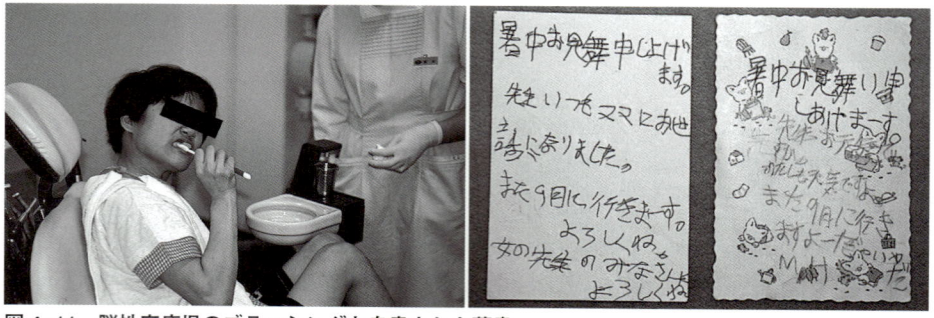

図4-11 脳性麻痺児のブラッシングと自書された葉書

◆言語障害では発音が不明瞭で聞き取りにくいことがあっても，知的障害のない脳性麻痺者も多いので，言語障害だけで知能を判断するのはよくありません．てんかんについては後述します（ Link-p.65 ）．

(4) 口腔所見

- 齲蝕と歯周病は障害が重度になるほど多発し，未処置歯と喪失歯も多くなる．
- 歯の形成不全が多い（エナメル質の低形成，着色歯など）
- 口腔の自浄作用が低下しており，口臭，歯石沈着や食物滞留が多い
- 歯磨きの自立は困難を伴う（自助具，補助具が必要）．
- 咬耗が著しい（アテトーゼ型に多い）
- 歯の外傷が多い（転倒や衝突，口を手の代用として用いることなどが原因）
- 不正咬合が多い（口呼吸，舌突出や口唇緊張による上顎前突，開咬，歯列弓狭窄や歯間離開など）
- よだれが多い（流涎）
- 食べる機能の障害（捕食，咀嚼と嚥下の障害）
- 開口保持が困難（大きく開けると呼吸が困難，閉じると開けにくくなる）
- てんかんに伴う口腔症状がある．（歯や顔面の外傷，歯肉肥大など Link-p.65 ）

2）脊髄損傷

◆脊髄損傷は交通事故や転落，スポーツ外傷などで脊椎が骨折したり脱臼や圧迫を起こし，脊髄が損傷を受けたあとに残った脊髄性の麻痺をいいます．脊髄が損傷を受けた部位（高さ）によって麻痺の症状は異なります（図4-12）[11]．

◆脊髄損傷は頸と腰にある脊柱の彎曲部で起こりやすいとされます．頸髄損傷では体幹，下肢だけでなく上肢も麻痺することがあります．

(1) 口腔所見と歯科的対応

◆ブラッシングや食事の自立度と自助具（マウススティックなど）や介助の必要性について配慮が必要です．頭や顔，口腔，歯に外傷のみられることがあります．

◆脊髄損傷では知覚と運動の麻痺だけでなく，呼吸，体温調節や血圧など自律神経の失調，また排尿障害などを伴っていることも多く，褥瘡もできやすくなります．

◆歯科においては，肢体不自由に対するケアだけでなく，心理的問題についても配慮が必要です．

3）筋ジストロフィー

◆筋が萎縮する障害には，筋ジストロフィーや多発性筋炎など筋肉の異常が原因（筋原性）のものと，多発性神経炎や筋萎縮性側索硬化症（ALS）などの神経の異常が原

メモ memo　脳性麻痺の人のブラッシングと義歯指導

脳性麻痺であっても自立している人は多いが，ブラッシングや義歯着脱などには困難を伴っている．鋳造クラスプ付きの義歯で口内炎ができ，また着脱の疲れで栄養不良になり入院したケースがあった．歯ブラシや補綴物も脳性麻痺の人が無理なく使用できるよう配慮が必要である．

因（神経原性）のものがあります．

進行性筋ジストロフィーには，次のような型があります．

(1) デュシェンヌ型筋ジストロフィー

◆X染色体劣性遺伝の疾患で男性に現れるものです．3〜7歳からつま先歩き（アヒ

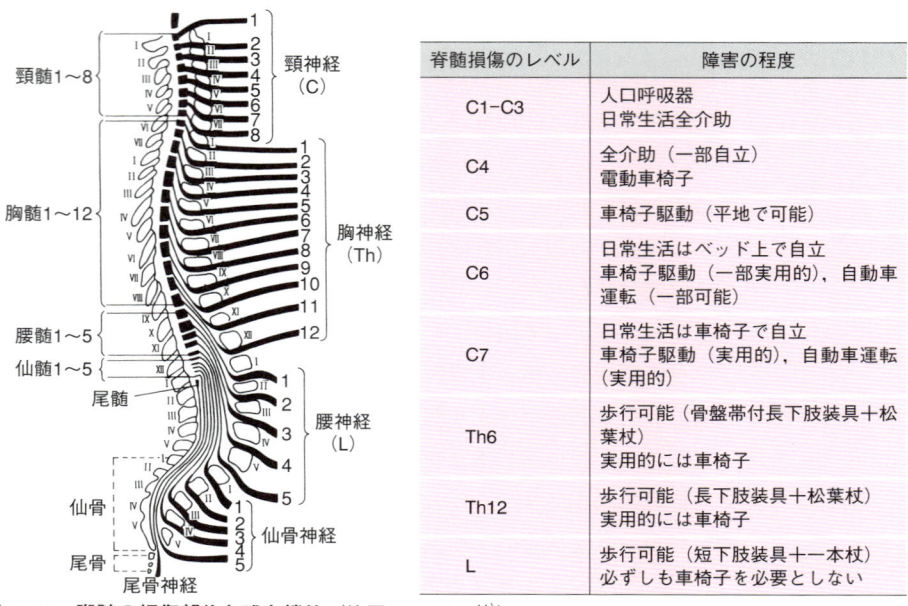

図4-12 脊髄の損傷部位と残存機能（片岡ら，1987[11]）

脊髄損傷のレベル	障害の程度
C1-C3	人口呼吸器 日常生活全介助
C4	全介助（一部自立） 電動車椅子
C5	車椅子駆動（平地で可能）
C6	日常生活はベッド上で自立 車椅子駆動（一部実用的），自動車運転（一部可能）
C7	日常生活は車椅子で自立 車椅子駆動（実用的），自動車運転（実用的）
Th6	歩行可能（骨盤帯付長下肢装具＋松葉杖） 実用的には車椅子
Th12	歩行可能（長下肢装具＋松葉杖） 実用的には車椅子
L	歩行可能（短下肢装具＋一本杖） 必ずしも車椅子を必要としない

表4-7 デュシェンヌ型における機能の減退

```
3歳：発症　軽い動揺性歩行
　　　　　　走ることができる
　　　　　　床から立ち上がることができる    経過年数
6歳：階段昇降に介助が必要
　　　　　　床から立ち上がれなくなる         ┐ 3年
　　　　　　普通の椅子から立ち上がれなくなる
8歳：歩行不能になる
　　　　　　ベッドから車椅子への乗り移りはできる
　　　　　　四つばいができる
10歳：車椅子上でほぼ自分のことはできる
　　　　　　床上でいざることはできる          ┐ 7年
　　　　　　座位を正しくとることはできる
12歳：車椅子上での生活で介助が必要になる
15歳：車椅子上で体幹の支持が必要となる
　　　　　　坐位の保持ができなくなる
19歳：日常生活のほとんどの時間をベッド上で過ごす
```
（祖父江逸郎他，1985[12]）

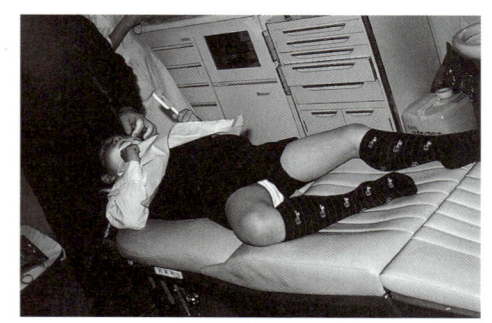

図4-13 デュシェンヌ型筋ジストロフィーの男児（5歳）

> **メモ memo　パラリンピック：名称の由来**
>
> パラリンピックは身体障害者のためのオリンピックという意味で，両下肢麻痺（パラプレギア）の人が，車椅子で行うスポーツ競技に因んで命名されたものである．一方，知的障害者のためのスポーツ競技ではスペシャルオリンピックスが開催される．

ル様），脊柱彎曲，転倒，立ち上がり（登はん性の起立）と階段のぼりの困難がみられます．10〜12歳頃には車椅子の生活となります（表4-7）[12]．ふくらはぎは太くなりますが，これは脂肪や線維組織による仮性肥大によるものです（図4-13）．精神遅滞を伴うことが多いとされています．

◆この筋ジストロフィーでは呼吸不全や感染症，心不全により20歳前後で命をまっとうすることが多く，患者や家族は将来や余命に対する不安をもっています．

＜口腔所見＞

◆咀嚼筋の萎縮により咬合力の低下，口呼吸，開咬，上顎前突や口唇肥厚などがみられます．進行すると摂食，咀嚼と嚥下の障害が生じます．運動と姿勢保持が困難で，口腔清掃の不良により齲蝕や歯周病が発生しやすくなります．また言語障害も伴います．

◆呼吸筋群の機能低下により口腔内の異物を吐き出しにくいため，唾液や食品を誤嚥しやすくなります．治療中は口腔内の吸引を確実に行うことが大切です．

（2）先天性筋ジストロフィー

生後まもなく発症する筋ジストロフィーで，日本では常染色体劣性の福山型が多く，男女ともに発生し，精神遅滞を伴います．

（3）その他の筋ジストロフィー

①**ベッカー型筋ジストロフィー**：性染色体遺伝疾患ですが，重症でなく20歳で90％以上が生存しています．

②**顔面肩甲上腕型筋ジストロフィー**：常染色体優性で顔面筋と肩甲帯の麻痺が特徴です．7〜20歳で発症し，口笛吹き，閉眼や上肢挙上の困難などを伴いますが．寿命は正常とされています．

③**肢体型筋ジストロフィー**：骨盤帯と肩甲帯の筋が障害されます．成人に発症します．

4）骨と関節の障害

◆筋や骨格の疾患は，慢性的な痛み，姿勢や運動障害のおもな原因であり，高齢者人口の増加に伴って重要な問題になっています．これには変形性関節症，リウマチや痛風などがあります．

（1）変形性関節症

◆骨に先天奇形があったり，血液供給の不足，感染，摩滅や損傷を生じると，関節は破壊されて変形性関節症になります．

◆女性に多く，変形，痛みや強直のため関節の動きは制限されます．寒さ，疲労，湿気によって関節の強直や痛みが生じやすくなります．下肢の変形性関節症で，歩行や日常生活に障害のあるときは，人工関節が応用されます．

（2）慢性関節リウマチ

◆慢性関節リウマチは自己免疫疾患であり，20〜50歳で発症し，男女比は1：3と女性に多くみられます．同時に複数の関節がおかされ，手足の小さな関節の血管の炎

症に始まり，関節が肥大して軟骨が変形し，軟骨がなくなると骨が癒着して強直関節になってしまいます（図4-14）．

(1) 口腔所見

◆慢性関節リウマチの人には顎関節の炎症を伴うことがあり，顎関節部の発赤，腫脹と関節運動の制限，顎運動時の痛みのため，消炎鎮痛薬，ステロイドや免疫抑制剤を服用していることが多くみられます．

◆歯科診療室では室温と湿度を調節し，チェアタイムを短くします．アスピリンの服用者では貧血と出血に注意が必要です．歯科保健の面では，食事や日常生活における自助具の応用，電動ブラシの利用や歯ブラシの柄の工夫などが必要です．

5）その他の肢体不自由

◆骨形成不全症や軟骨異形成症など，四肢体幹の形成不全では，多指症や合指症のほか，口腔や歯にも異常が多くみられます．

◆病気や事故で四肢を失った人は，義肢や義足を使用していることがあります．手や口腔の機能に障害のあるときは，食事や歯科保健の面で介助が必要です．

6）脳血管障害

高齢者歯科で扱います．

3．てんかん

1）てんかんの定義と症状

(1) てんかん（epilepsy）とは

◆てんかんは「種々の原因によって起こる慢性の脳障害で，大脳ニューロンの過剰な発射に基づく発作（てんかん発作）を反復するもので，それは種々の臨床症状と臨床所見を伴う」と定義されています．

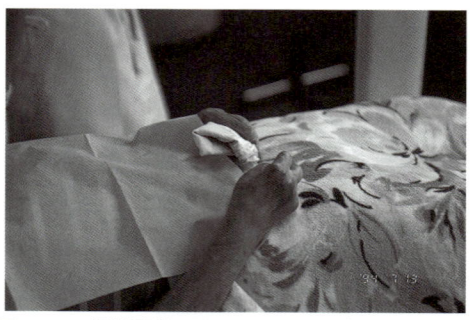

図4-14　慢性関節リウマチの人の手（50歳代女性）

メモ memo　病巣感染

かつて病巣感染がリウマチ性関節炎などの原因であるとして，慢性炎症のある扁桃や歯の摘出が行われた．しかし近年，病巣感染の考え方はそれほど重要視されていない．

（2）てんかん発作の型と症状

◆てんかんには図4-15[2]に示すような，さまざまな発作の型があります．典型的な強直，間代発作（大発作）を図4-16に示します．てんかんは全人口の約0.5％（200人に1人）に発症し，性差はみられません．

2）てんかんと歯科的問題

（1）顔面，口腔と歯の外傷

◆てんかん発作時には意識を失い，転倒することがあるため，頭や顔，口腔と歯にも外傷を受けやすくなります．舌の咬傷，口唇の裂傷，歯冠や歯根の破折，歯の脱臼や陥入，歯槽骨の骨折などがみられます．

（2）歯肉肥大

◆てんかんのある人は，フェノバルビタール，フェニトイン，カルバマゼピンやバルプロ酸などの抗てんかん薬を服用しています．このうちフェニトイン服用者の約半数には，歯肉肥大（歯肉増殖）がみられます（図4-17）．この歯肉肥大は，フェニト

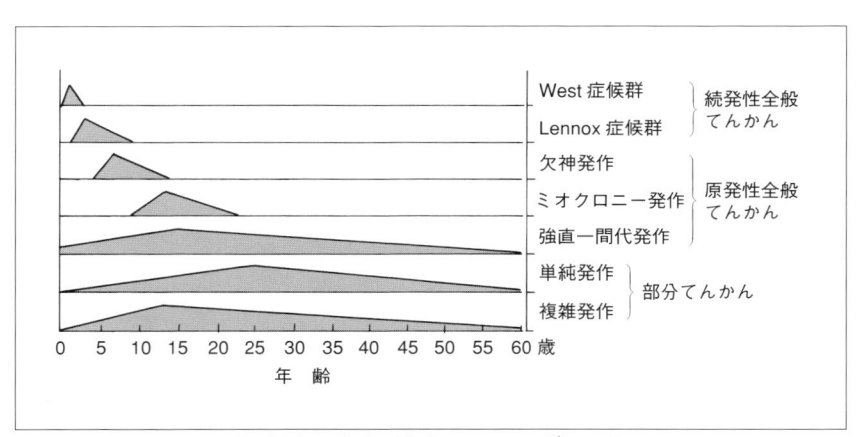

図4-15 てんかんの発作型と好発年齢（志水ほか，1989[2]より）

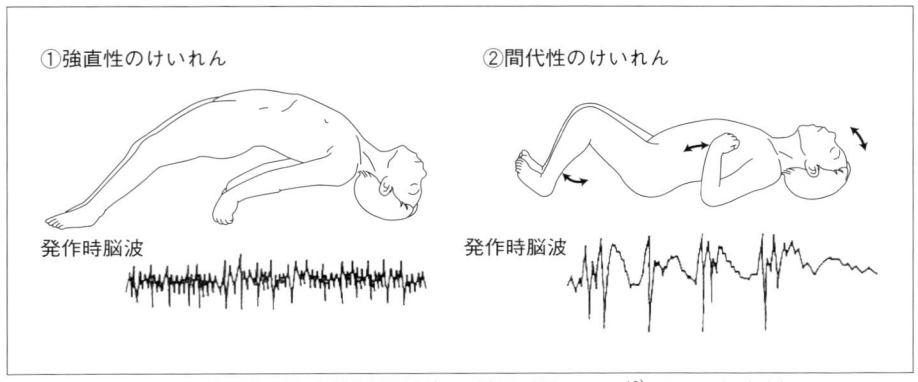

図4-16 てんかんの大発作（強直性と間代性）の様子（隅，1983[13]より一部改変）

インがアメリカでは Dilantin® という商品名の販売シェアが大きいため，ダイランチン性歯肉肥大ともよばれています（日本ではアレビアチン® が多い）．

◆フェニトイン性の歯肉肥大は，服用を始めて 2〜3 カ月で現れます．歯間乳頭部の腫大にはじまり，完全に歯が覆われてしまうほど肥大することもあります．臼歯部よりも前歯部が，また舌側よりも唇側が肥大しやすいとされています．

◆歯肉肥大が進行すると，歯の転位，傾斜や挺出が起こることがあります．そのため，咀嚼や発音の障害，歯の外傷も起こりやすくなります．プラークや歯石が沈着すると歯肉炎を起こし，フェニトイン性歯肉肥大はより重症化します．

4．内部障害

◆内部障害とは胸部や腹部にある臓器の障害をいいます（付表 Link-p.55）．

1）小児の内部障害

◆教育の分野では，6 カ月以上の医療や生活規制の必要な者を病弱児，虚弱児として養護教育の対象としています[14]．

（1）病弱児の特徴
・身体の発育が不良
・身体の機能が敏感で異常反応を起こしやすい
・長期の制限で運動機能の発達が遅れている
・姿勢がわるく，くずれやすい

（2）虚弱児の特徴
・病気にかかりやすく，罹患すると重症になって治りにくい
・頭痛，腹痛，発熱などの症状がでやすい

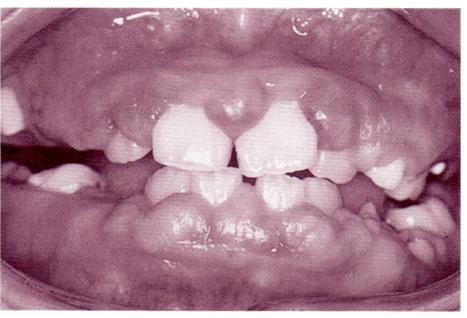

図 4-17　フェニトイン服用者の歯肉肥大（歯肉増殖）

メモ memo　歯肉肥大の原因

歯肉肥大には遺伝性のもの，腫瘍や炎症，妊娠性のものと薬物性のものがある．薬物性歯肉肥大の原因では，抗てんかん薬フェニトインが最も有名である．ほかにもカルシウム拮抗薬（ニフェジピンなどの降圧剤）とシクロスポリン（免疫抑制剤）も歯肉肥大を起こす．

- 疲労しやすく，回復が遅い
- ぜんそくなどアレルギー症状がある
- 発育や栄養の不良で，体力が劣る

◆歯科的には，栄養の問題（摂食・嚥下障害，経管栄養，食事制限，偏食，咀嚼障害など）による齲蝕や歯周疾患，日常の歯科保健と治療の困難さが問題となります．また身体のほか知能，情緒やパーソナリティの発達にも注意を要します．

2）成人の内部障害

◆成人では，おもに慢性疾患が歯科保健上の問題です．これには付表のような障害が含まれます．有病者では服用薬と全身管理上の問題が重要であり，医療面接で症状を確認し，主治医と連絡をとって指導，治療を行うことが大切です．

5．言語障害

◆人間は言語を発達させて個人の生活を豊かに，また集団生活を円滑にしてきました．言語はコミュニケーション，感情表現，認知や思考の道具であり，言語の障害は聞く，話す，書くことだけでなく対人関係，人格や思考にも障害をもたらします．

◆言語障害の分類と原因を表4-8[7]に示します．言語障害の指導が必要な小学生は，0.3〜5％程度です．機能的な構音の障害と言語発達遅滞は，10歳くらいにはほとんど治るとされています．その他の言語障害では，改善することはあっても完全に治ることは少ないようです（ Link-p.71 ）．

6．重複障害

1）重度・重複障害児とは

◆「重度・重複障害児」は福祉対策上の言葉であり，1979（昭和54）年の障害児全員就学とともに広く用いられるようになりました．

◆重度・重複障害児は0.1％（1000人に1人）以下であり，発達期の脳の障害によって発生し，姿勢，運動と知能の障害を伴い，てんかんや行動異常もみられます．この障害は長期にわたり，治療による回復の可能性が少なく，手厚い療育を要します．

表4-8 言語障害の分類

言語学的障害	①言語発達遅滞…心因性：言語情報の不足と偏り ②失語症…………器質性：語彙，構文，文法の不整合
言語学的障害と音声学的障害の重複	精神発達遅滞，脳性麻痺，聴覚障害，情緒障害などの器質性の障害に伴うもの
音声学的障害	①発声障害…心因性，器質性 ②構音障害…心因性：構音モデルの不足と偏り 　　　　　　器質性：口唇・口蓋裂などの発語器官の障害 ③話しことばの流暢性の障害…心因性，器質性 　　（吃音など）

（石部元雄編，1987[7]より）

◆重度・重複障害児とは次のような障害児をいいます
・重度の知能障害と他の障害の合併児：いわゆる動く重症心身障害児
・重度の運動障害（おもに脳性麻痺）と知能や行動，情緒，言語や視聴覚障害の合併児
・重度の運動障害と重度の知能障害の合併児（従来からの重症心身障害児）
・視覚障害，聴覚障害，病弱，虚弱，行動・情緒障害，てんかんなど二種以上の障害の合併児

◆重度・重複障害児は**表 4-9** のように区分されています[7]．

2）重度・重複障害の原因

◆重症心身障害の原因は，脳性麻痺（72.2%），脳炎・髄膜炎後遺症（9.5%），小頭症（6.4%），水頭症（2.5%）や染色体異常（1.1%）などです．

3）重度・重複障害児の特徴

(1) 全身的な特徴

◆重症心身障害児の特徴と問題点としては，以下に示した項目があげられます[14]．
・身体発育の著しい遅れ（**図 4-18**）．
・脳性麻痺が多く，運動障害，筋の緊張や姿勢の異常を伴う．
・食べる機能の障害：捕食，咀嚼と嚥下の障害，食べるときの呼吸停止，誤嚥，むせ，食物の押し出し，など．
・視覚障害や聴覚障害を伴う．
・呼吸機能の障害，体温調節障害や睡眠障害（昼夜逆転など）を伴う．
・知能の発達は1歳未満のことが多い．
・てんかんを伴うことが多い．
・行動異常，摂食障害（異食，拒食，反すう，嘔吐など），不機嫌，自傷などがあ

表 4-9　重症心身障害児の分類[7]

文部省「重症心身障害児」研究班の定義（1966）							大島の分類（1971）					IQ
身体障害度	知能障害(IQ)	85以上 A 正常	85〜75 B 劣等	75〜50 C 軽愚	50〜25 D 痴愚	25以下 E 白痴						80
0	身体障害なし	1	2	3	4	5	21	22	23	24	25	70
I	日常生活が不自由ながらできる者	6	7	8	9	10	20	13	14	15	16	50
II	軽度の障害 制約されながらも有用な運動ができる者	11	12	13	14	15 行動異常 盲・聾	19	12	7	8	9	35
III	中等度の障害 有用な運動がきわめて制限されている者	16	17	18	19	20	18	11	6	3	4	20
IV	高度の障害 何ら有用な運動ができない者	21	22	23	24	25	17	10	5	2	1	0
							走れる	歩ける	歩行障害	座れる	寝たきり	

（石部元雄編，1987[7]）

る.

（2）歯科的な特徴

　重症心身障害児は，生活の全介助を必要とします．この介助には食事，排泄，入浴，更衣に加えて口腔ケアも重要です．ブラッシングも全介助が必要になりますが，ブラッシングには歯口清掃効果だけでなく，口腔内外の過敏性を低減させる効果もあります．

IV　精神障害をもつ人の特徴

　◆身体障害，知的障害とともに精神障害も「長期にわたり日常生活又は社会生活に相当な制限をうけるもの」として，障害者基本法の対象とされています．
　◆精神障害者も医療だけでなく生活には，さまざまな面で社会的支援を必要としており，歯科保健と治療の面では障害者歯科の対象となります．

1．精神障害の分類

　◆精神障害はまれなものではなく，また一部の人だけのものではありません．精神障害があっても治療を受けたり向精神薬を服用しながら社会に適応し，自立した生活を送っている人も多く存在します．
　◆精神障害者では口腔に特有の症状をもっていることがあり，歯科保健指導と治療を行うときには特別な配慮と支援が必要です．また向精神病薬の副作用が歯科保健の面で問題となることも多いとされます．
　◆精神障害を分類すると**表4-10**[15]のように，原因の不明な内因性の精神障害（統合失調症，躁うつ病，非定型精神病），身体の病気に起因する外因性の精神障害（アルツハイマー病，クロイツフェルトヤコブ病），心因性の精神障害（神経症，心身症），人格障害と精神遅滞となります．

2．精神障害者と口腔の特徴

1）コミュニケーションの問題

　◆普通にコミュニケーションがとれる状態であれば，精神障害者にも通常の歯科保

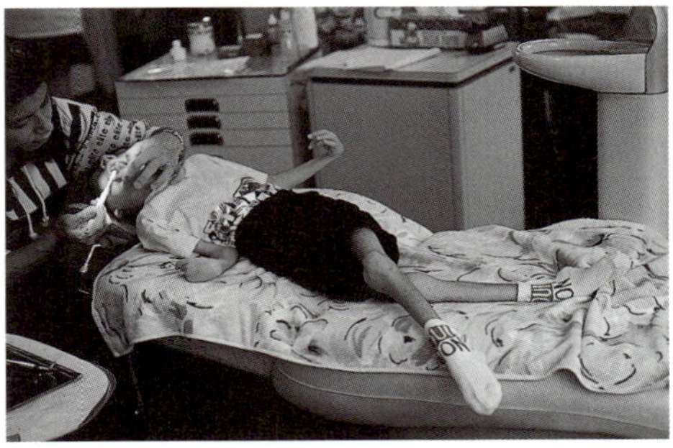

図4-18　重症心身障害児

健指導と治療を行うことができます．しかし患者の不安が強いときや精神状態が不安定なときは，歯科的に急性症状があるときを除いて積極的な指導や治療は行わず，状態が安定して歯科治療や指導の必要性が理解できるようになってから，本格的に治療を開始するほうがよいでしょう．

2）服用薬の副作用

◆精神障害者は長期にわたって多種，多量の向精神薬を服用している者が多いようで，それら薬物の副作用による口腔乾燥症も多くみられます．

また精神障害者ではブラッシングなど身体保清の面で，セルフケアが十分にできなかったり，症状の重いときはほとんど行えなくなります．そのため歯垢や歯石が大量に付着して，齲蝕と歯周病が発生しやすく，かつ進行しやすくなります．

3）食行動の異常

◆精神障害には，拒食や過食嘔吐，異食，反芻などの食行動の異常（摂食障害）が含まれます．進行した統合失調症では「嚙めない」「喉につまる」という症状を訴えることも少なくありません．摂食障害は，精神発達遅滞者や知的障害のある自閉症にもみられます（ Link-p.67 ）．

食行動の異常があると，多発性の齲蝕，歯周病，歯の酸蝕症などを生じやすくなります．

表 4-10 精神障害の分類[15]

内因性の精神障害（脳の機能の異常）
統合失調症 　躁うつ病 　非定型精神病
外因性の精神障害（身体の病気が原因）
器質性の精神障害：アルツハイマー病，クロイツフェルトヤコブ病 　症候性の精神障害：パーキンソン病，ハンチントン舞踏病，
脳血管障害
中毒性の精神障害：アルコール依存症，麻薬，覚醒剤
心因性の精神障害
神経症：不安神経症，歯科恐怖症，ヒステリー 　心身症：歯科心身症（口臭症，舌痛症，異常絞扼反射）
人格障害
精神遅滞

（中根允文，岡崎裕士，1994[15] より）

4章　障害者歯科は障害の種類や特徴を知ることから始まる

V 障害者と歯科領域での機能訓練は「食べること」と「話すこと」

1. 食べることの機能障害

◆私たちが食べ物を食べることができないと身体や心はどうなるでしょうか．食べるために必要な機能，能力にはどんなものがあるでしょう．人が生命維持に必要なエネルギー源となる食物（栄養）を体内に摂取する行為，つまり食べること全般を「摂食」といいます．

◆摂食は，食物を認知することに始まり，捕食，咀嚼，嚥下という一連の過程を指します．これら摂食に必要な機能そのものが，永続的に障害されている状態を摂食機能障害といいます．

1）摂食機能障害をもつ障害児（者）は

◆摂食機能に障害をもつ障害児（者）を分類すると，その原因によって脳血管障害後遺症など中枢に原因をもつ障害によるもの，神経筋疾患によるもの，口腔癌の摘出による顎や舌の欠損，変形や口蓋裂などの器質的疾患による障害，加齢（老化）現象によるもの，発達障害による小児の摂食機能障害，そして精神疾患による拒食症に分けられます（図4-19）．

(1) 脳卒中など中途障害により中枢（脳）に原因があるための摂食機能障害

◆中途障害の摂食機能障害で多くみられるのは脳血管障害（脳卒中）による後遺症です．脳卒中の場合，意識障害，食物の認知が悪い（失認），食物を口に取り込む動作がうまくできない（失行），感覚麻痺などで嚥下運動が障害されている，拒食，などいろいろな要因が多様に絡み合い摂食機能障害が生じます．

(2) 神経筋疾患が原因で起こる摂食機能障害

◆脳性麻痺，筋萎縮性側索硬化症，脊髄小脳変性症，重症筋無力症，筋緊張性ジス

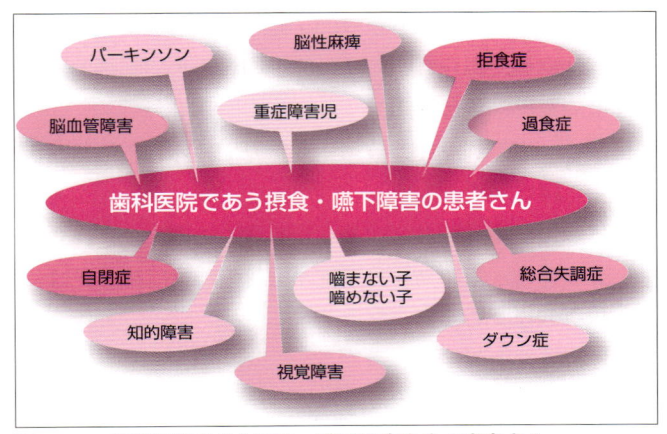

図4-19　歯科医院であう摂食・嚥下障害をもつ患者さん

トロフィーなどの神経筋疾患（変性疾患）などに由来するもので，多くの場合，原因疾患の進行（悪化）に伴い機能が低下します．また，疾患によって摂食機能障害の特徴が異なる部分がみられます．

（3）器質性疾患による摂食機能障害

◆食物の搬送路に形状の異常が起こったり，その周辺の病変によって搬送路が圧迫されるために起こる障害です．口腔，咽頭，喉頭の腫瘍やその摘出術後，外傷，唇顎口蓋裂，食道奇形，頸椎骨棘による咽頭・食道後方からの圧迫などの原因で，摂食機能障害が生じます．また，先天性両側性顔面神経麻痺症候群（メビウス症候群）も，舌の運動麻痺から摂食障害がみられます．

（4）加齢（老化）現象にともなう摂食機能障害

◆加齢にともなう生理的な機能の変化（顎や口腔，咽頭・喉頭部の形態変化，多数歯の欠如，舌の異常運動など）に加え，長期服用の影響や慢性疾患などによる口腔内感覚の低下や唾液分泌の低下，咳反射の低下といった多くの要因や影響が重なり，摂食機能障害が生じやすくなります．

（5）精神疾患と摂食障害

◆精神疾患の中で拒食症はいくつかの要因で生じますが，食べるのを拒否するのではなく，食べられなくなってしまう疾患です．反対に過食症はよくないとわかっていながら食べること止められなくなってしまいます．いずれも食べる機能に問題はないのですが，食べることに対する心理的な障害といえます．

精神疾患の中で統合失調症の患者さんは，咬めない，飲み込めないといった症状を訴えることがあります．これは服用している薬物の作用による運動や反射の異常が原因ですが，そのために窒息を起こすことが考えられ，調理形態で飲み込みやすいものにする必要があります．

（6）発達障害による小児の摂食機能障害

◆全身的な運動発達の障害や知的発達障害をもつ小児の多くは，摂食機能の発達に遅れや異常がみられます．摂食機能障害をきたす要因は以下のとおりです．

・精神発達遅滞による感覚の学習の遅れと下顎の巧緻運動の未発達
・脳性麻痺にみられる顎運動の不調和や舌の緊張と原始的反射の残存による咀嚼機能障害と嚥下機能障害
・ダウン症候群などの染色体異常児にみられる口唇や舌の低緊張と精神発達遅滞による障害
・広汎性発達障害などにみられる感覚障害および過食などの行動異常
・運動発達と知的発達の障害が重複した重症障害児は，摂食機能のすべてにおいて障害の程度も重度になる

2）摂食機能障害の診断

摂食機能はいくつかの段階に分けられ，これらのどの段階に異常があるかが，摂食機能障害の診断となります（図4-20）．

（1）食物の認知障害

食事の時間であることの理解がない，食物に対しての反応（視覚，嗅覚，記憶，食欲）の異常，食べることや食べ物への関心がない状態で，知的障害が原因です．

（2）捕食障害

食物を口唇で挟み取ったり前歯で咬み取ることができない，口唇の閉鎖不全と過敏性，舌の機能不全，目と手，および手と口の協応の未熟さ，そして下顎の運動の不調和が原因です．

（3）咀嚼障害

食物の形態や大きさ硬さに合った咀嚼と食塊形成ができない，顎運動の不調和や口腔の感覚が学習されていない，咬合異常，無歯顎，義歯の不使用，唾液分泌の異常，口腔の感覚麻痺，舌の運動麻痺などが原因です．

（4）嚥下障害

嚥下反射が弱く，嚥下時にむせ，逆流，嘔吐，誤嚥などが生じ，ときには気管内へ食物が入ってしまう誤嚥によって誤嚥性肺炎を起こしてしまいます．嚥下は歯の咬合による下顎の安定と確実な嚥下反射，それによって生じる舌の機能的な緊張，軟口蓋と口蓋垂の挙上，咽頭筋の収縮，喉頭蓋による気管の封鎖，食塊の食道への進入という過程でなされていきます．

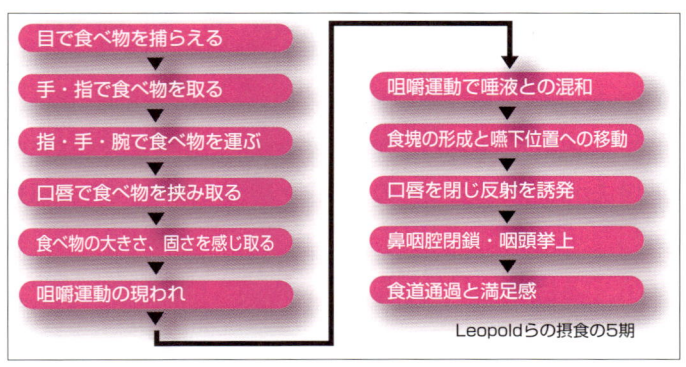

図4-20 摂食機能の段階

メモ memo 「食べる」ことも学習

ヒトの発達は，脳の学習ともいわれる．すなわち，ヒトが生まれてから年齢とともに獲得していく機能―運動（ハイハイする，座る，立つ，歩くなど），社会性（他人との関わり方），言語（理解言語，表出言語）―は，すべて脳が学習した結果である．多くの石を積み上げて造られるピラミッドをヒトにたとえると，地面の上に石を並べて土台となる一段目を造り，その上に二段目，次に三段目…と一つひとつの石を確実に積み上げていく行為そのものが，ヒトが発達する，ということなのである．「食べる」行為もヒトの発達の一部であり，ピラミッドの一側面に積み上げられた石の頂点が「普通の食事をおいしく食べることができる」という「食べる」行為のゴールを表わしているのである．

3）食べる機能の過程

食べることは食べ物や食器を視覚的に認知することから始まり，口腔への摂り込み，咀嚼，食塊形成，嚥下，食道への進入という5つの過程からなります．

4）摂食・嚥下リハビリテーションに関わる人たち

摂食機能に障害のある人にリハビリテーションを行うには，多くの職種の関わりとチームプレイが必要です．中心となるのは言語聴覚士ですが，診断は医師や歯科医師が行います．歯科衛生士は歯科医師の指示で機能療法の一部を行うことができます（図4-21）．

5）摂食機能障害に対する機能療法は

摂食機能障害に対する訓練は，間接訓練と直接（摂食）訓練に大きく分けられます．

間接訓練とは，食物を用いないで機能の改善をはかる基礎的訓練であり，直接（摂食）訓練は，実際に食物を用いて行う訓練のことを指します．いずれの訓練法においても，訓練の始まりは口腔の衛生状態の改善（口腔ケア）です．摂食機能は感覚—運動系の営みであり，運動の基本として感覚の受容が確実なことが非常に大切な要因となります．口腔ケアをとおして，口腔領域の機能的健康を回復するための素地がつくられていきますから，歯科衛生士はこれを理解して摂食機能療法へ参加します（図4-22）．

（1）間接訓練法

食物を実際に取り込ませないため，意識状態が安定しない患者さんや誤嚥が疑われる患者さんにも行うことが可能です．筋刺激訓練法として，バンゲード法とルード法があり，これらの方法の目的は，口唇，頰，舌の筋肉群を刺激することにより，嚥下や咀嚼パターンを改善することにあります．

①バンゲード法

デンマークにあるバンゲード小児病院に由来する方法です．この訓練法には4つの刺激法があり，患者さんの必要度と能力に合わせて適宜選択することが大切です．

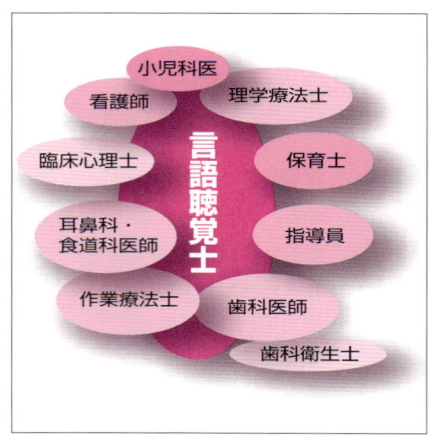

図4-21 摂食・嚥下リハビリテーションのチームプレイ

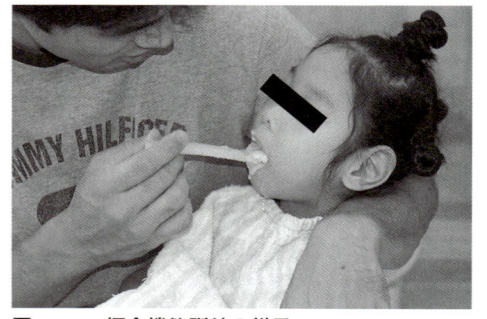

図4-22 摂食機能訓練の様子

各訓練法は，食前に1日2〜3回行い，1回の訓練時間は5〜10分を超えないようにします．訓練を行う順序は原則として，口唇訓練，頬訓練，舌訓練の順に行います．訓練の際には，必ず顎や口唇を閉じた状態で行い，訓練の目的とする筋肉の線維がどのように走っているのかをよく理解し，正しい部位に刺激を与えないと効果は上がりません．

　②ルード法

　筆または指先などで皮膚を摩擦，また氷による皮膚刺激は運動促進に有効であることから考案された訓練法です．1日1回食前に，必ず顎と口唇を閉じた状態で行います．

　③床を用いた訓練

　アルゼンチンの言語聴覚士 Castillo-Morales はドイツのミュンヘン子供療育センターの小児科医とともにミュンヘン大学歯学部矯正歯科の協力を得てダウン症の乳幼児を対象として口腔刺激の付与と舌運動の誘発を目的とした口蓋床を用いた訓練を行いました．この床は口腔機能の発達を助けることや口蓋の形態を修正する役目をもっています（図4-23）．

（2）直接（摂食）訓練法

　嚥下反射が誘発され，安全な嚥下が可能になってから行う訓練です．安全性に留意して段階的に難度を増していき，間接訓練法と並行してなされると効果的であるとされています．

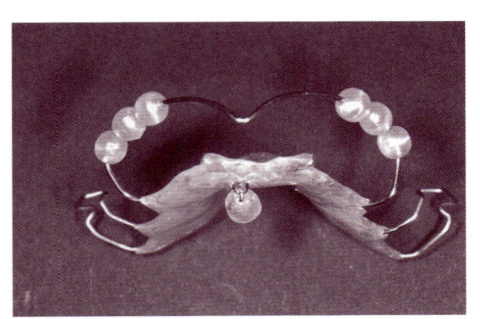

図4-23　Castillo-Morales の床を基に考えた舌の随意運動の誘発を目的とした床装置
（緒方）

メモ memo　食べることはコミュニケーション

子どもの摂食機能の発達の時期は，人への愛着行動の基礎や話しことばの基礎が確立されていく時期と重なっている．通常，子どもの摂食は，身体的にも精神的にも安全が保障された環境で行われる．このような環境下においては，食事をしながら活発なコミュニケーションが観察される．すなわち，子どもにとって摂食とは，毎日繰り返される育児者とのコミュニケーションの場面としても大切な役割を果たしているといえる．

(3) 摂食機能訓練による効果の評価

摂食機能訓練を行うにあたっては，個々の摂食機能障害のレベルを適切に評価し，明確な目標，計画を立て，他職種との連携をもって訓練を行うことが必要です．訓練は，その目標の達成度合いをフィードバックしながら進め，訓練の効果がみられないときは，訓練計画を見直す必要性が生じます．

2．ことばと聞こえに障害をもつ障害児（者）は

◆人間は，言語を使って互いの意思を伝え合ったり，コミュニケーションを成立させます．また，言語によって物事を考えたり，感情を表現します．言語は，人間が人間として生きていくために必要不可欠なものです．言語に障害が起きると，日常生活はもとより，その個人の人生にまで大きな影響を及ぼすことがあります．

◆言語の機能は次の 5 つがあげられます．
①物事を理解し，考えるための道具
②コミュニケーションの道具
③感情を表わす手段
④他人を動かす道具
⑤自分の存在を知らせる手段

◆言語は，大きく「理解言語」と「表出言語」に分けられます（図 4-24）．理解言語は，話す内容を脳で考える言語，また相手の話を理解するための言語であり，表出言語は，音声を手段として口から発する言語，聞くことができる言語ととらえます．

◆言語によるコミュニケーションの過程は図 4-25 のように表わされます．

3．子どもがことばを覚える道すじ

◆子どもの言語の獲得過程には一定の順序と方向性があります．子どもの言語は，子どもの発達全体の一部であり，遊びや日常生活をとおして獲得されていきます（表

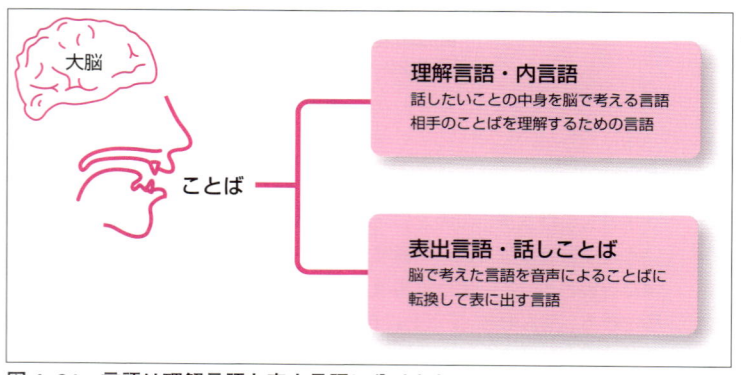

図 4-24　言語は理解言語と表出言語に分けられる

4-11).

　特に，言語発達の初期で獲得される言語は，さまざまな感覚器官（目，耳，鼻，口，舌，皮膚など）をとおして学習されます（**表 4-12**）．これらの感覚器官の中で，他のどの部分よりも早く，その働きを始めるのが口です．口，つまり口腔は子どもにとって最初に刺激を受ける感覚器官であるといえます．

4．いろいろな言語障害

　◆言語障害の原因には次のようなものがあり（**表 4-13**），その原因によって，言語障害のさまざまな症状や程度がみられます．言語障害をもつ患者さんへの対応は，その患者さんの言語の理解および表出レベルがどの程度であるかを把握し，患者さんの言語障害の症状に合った適切な援助や指導を行わなければなりません（**図 4-26**）．

1）聴覚障害が原因の場合

　◆言語は，さまざまな音の組み合わせからなります．言語をとらえる唯一の感覚器官である耳に障害をもつと，その人の言語にも影響を及ぼします．聴覚障害の状況に応じて補聴器を装用しますが，補聴器の装用効果の得られない重度の聴覚障害の場合は人工内耳を使用します．

2）発達障害が原因の場合

　◆知的障害をもつ場合，理解言語の遅れに伴う表出言語の遅れがみられます．

　対人関係に問題をもつ広汎性発達障害では，知的障害による理解言語の発達に遅れがある場合，それに伴う表出言語の発達にも遅れがみられます．知的障害に伴う言語の遅れをもたない場合は，相手との意思の疎通を目的として使われる言語，すなわちコミュニケーションの道具としての言語の発達が困難です．

　◆脳性麻痺のように，全身的な筋緊張のコントロールがスムーズでない場合，口腔内および口腔周囲の筋緊張のコントロールもスムーズさに欠け，発音の不明瞭さがみ

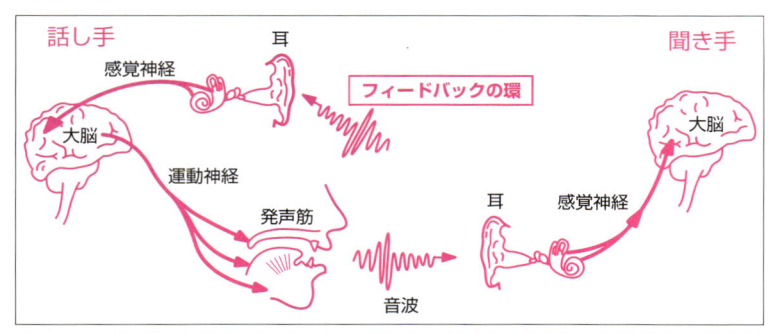

図 4-25　話し手の伝えたいことが，話しことばとして聞き手に理解されるまでのいろいろな現象

　話し手は自分の考えをまとめ，それを表現するための適切な語を選び文章にする．次いで，大脳が指令を発し，それが運動神経を通じて，構音器官の筋肉へ送られる．指令を受けた筋肉は微妙に運動しあい，種々の言語音を作り出す．作り出された言語音は音声波として空中に放出される．音声波は聞き手の耳から大脳に達し，話し手の言ったことを認識する．話し手のことばが聞き手に伝わるとき，それと同時に話し手自身にも自分が言ったことばがフィードバックされる[9]

表4-11 ことばの獲得過程

年齢	獲得過程
3～5カ月	「ママ…」「ブブブ…」喃語の出現
10カ月	話しことばへの反応　名前に振り向く 「マンマ」「ネンネ」　初語の出現
10カ月～1歳半	「マンマ」に意味をもたせる　一語文の出現 猫は「ニャンニャン」犬は「ワンワン」と分化する
1歳半～2歳	名詞，感動詞の獲得．形容詞，動詞，助詞と続き，感動詞が減少する． 二語文の出現．「パパキタ」「ワタシノ」 「コレナニ」…第1質問期「なんで」 語彙数の増加　800～1000話「そして」「だから」
3歳～	日常生活に困らない語彙数
4歳～	「あのね…」「えーっと」「だって」など，ことばにつっかかることもある． これが吃音となることもある．

表4-12 さまざまな感覚器から得られることば

触ってわかる感覚	べたべた，ぬるぬる，さらさら，熱い，冷たい，大きい，小さい，たくさん，少し，固い，軟い
持ってわかる感覚	重たい，軽い，大きい，小さい，太い，細い
見てわかる感覚	大きい，小さい，長い，短い，太い，細い…
口でわかる感覚	熱い，冷たい，固い，軟らかい，たくさん，少し，べたべた，ぬるぬる…

表4-13 言語障害の原因

聴覚障害
発達障害
脳血管障害の後遺症
口唇口蓋裂，舌切除，顎切除
炎症，新生物，麻痺
精神，心理的要因
原因不明

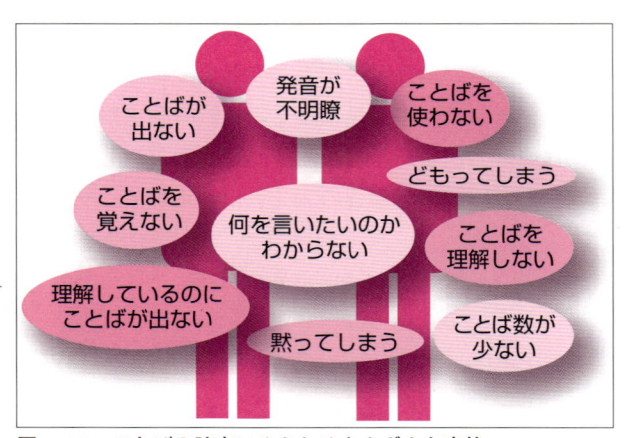

図4-26 ことばの障害にみられるさまざまな症状

> **メモ memo　言語聴覚士（ST＝Speech-Language-Hearing Therapist）という職業**
>
> 　言語聴覚士とは「厚生大臣の免許を受けて，言語聴覚士の名称を用いて，音声機能，言語機能または聴覚に障害のある者についてその機能の維持向上をはかるため，言語訓練その他の訓練，これに必要な検査および助言，指導その他の援助を行うことを業とする者」をいう．
> 　（言語聴覚士法　第1章　第2条）

られます．これを構音障害といいます．

◆学習障害は，知的発達に遅れはみられないものの，言語の発達や文字の読み書き，算数の計算などある特定の分野に関して遅れがみられます．

3）脳血管障害の後遺症（失語症など）

◆脳血管障害，事故による脳の外傷，脳腫瘍などにより大脳の言語領域に損傷を受けたことによる後天的な言語機能障害を失語症といいます．失語症は程度の差はあるものの，コミュニケーションとしての手段である言語機能の，聴く，話す，読む，書くという4領域のすべての能力が障害されてしまいます．

◆失語症の患者さんの理解力は良好でも，表出言語に問題をもつ場合や理解言語が不十分で，文章構成の未熟さが特徴です．また，会話の中でその内容に矛盾や意味が通じないことがあり，周囲から知的能力が低下したと誤解されることもあります．

◆たとえば，歯ブラシという単語がどうしても出てこないため，「口たわし」と表現したりして周囲を驚かせることがあります．ことばが出ない自分に対して自信がなくなり，その結果二次的に鬱状態となることもあります．

◆失語症の患者さんに対しては，自身の思うように意思表示ができない立場を考慮し，コミュニケーションをはかることが大切です．患者さんの受けとめ方や能力に応じて，説明の方法に工夫を加えたり，繰り返し説明を行うことが必要です．

4）口唇口蓋裂，舌切除，顎切除

◆言語を発する器官の形態異常による発音障害（器質性構音障害）や機能の障害による発音障害（機能性構音障害）が起こります．

5）炎症・新生物・麻痺

◆喉頭・咽頭の炎症や外傷，声帯の疲労により，音声および発声障害がみられます．

6）精神・心理的要因

◆緘黙（かんもく）：言語を発しない状況を指し，状況の違いによって全緘黙と選択性（場面）緘黙に分けられます．

◆吃音：発語にあたり，繰り返しや引き伸ばし，口ごもりなど流暢さを欠く話し方になるため，聴き手が相手の話し言葉や話し方に必要以上に注目してしまい，聴き手とのコミュニケーションが妨害される結果，対人不適応などを生じることをいいます．

メモ memo 「ことばが遅い」という病気はない

ことばが遅いという病気はない．それは，咳や鼻水といった病気がないことと同じで，その症状には必ず原因がある．咳や鼻水の原因には，気管支炎やアレルギー，肺炎といった症状があるように，ことばが遅い原因に，知的障害，発達の遅れといった原因が考えられる．子どもの発達相談に訪れる保護者の主訴に，「子どものことばが遅い」という内容はよくきかれるが，その原因が何であるかを明確にし，原因や子どもの発達の症状に応じた専門的支援を行うことで，子どものよりよい発達を促すことは大切である．

7）原因不明

◆言語を発する器官の形態に異常がみられないにも関わらず，発音障害をもつ（機能性構音障害）場合や吃音に関して，心理的要因が関与しているという説もありますが，いまだ原因不明な点も多くみられます．

5．言語障害の診断と検査は

◆言語障害の有無や程度の判定，発生機序や遅滞の様相，訓練の方向・目標の決定，訓練の手段の決定，訓練の結果の判定などのために言語障害の種類によってさまざまな検査を行います．

1）聴覚障害に対する検査
聴力検査，標準純音聴力検査など

2）発達障害に対する検査
遠城寺式乳幼児分析的発達検査法，乳幼児精神発達診断法，新版K式発達検査，田中ビネー知能検査V，WISC-Ⅲ知能検査，K-ABC心理・教育アセスメントバッテリー，ITPA言語学習能力診断検査日本版，絵画語彙発達検査など

3）失語症に対する検査
標準失語症検査，老研版/失語症鑑別診断検査，WAB失語症検査（日本語版）など

4）構音障害に対する検査
構音検査，発声発語器官に関する検査，鼻咽腔閉鎖機能検査など

5）発声（音声）障害に対する検査
声帯振動の検査，声の高さと強さに関する検査など

6）吃音に対する検査
自発話検査，単語呼称検査，音読検査など

◆これらの検査による言語障害の評価をもとに，言語訓練の計画を立案，指導を行います．

6．言語障害に対する訓練とは

◆言語障害に対する訓練は，言語聴覚士が中心になって行います．患者さんの障害

メモ memo　「構音（こうおん）」について

「構音障害」の「構音」とは，構音器官（下顎，口唇，歯，舌，軟口蓋，咽頭壁など）を適切に運動させて音をつくり出すこと．「発音」と同じ意味と考える．つくり出される音が習慣的に誤ったものであれば，発音の障害，つまり構音障害という．誤った音を正しい音に変えるための訓練を構音訓練といい，言語聴覚士が行う．口唇・口蓋裂の小児への手術前後に行う訓練は，おもに構音障害に対する訓練である．

の内容やレベルによっては，他の専門職種が関わりチームアプローチを行うこともあります．

1）聴覚障害の場合

補聴器装用，聴能訓練（音の聴き取り，聴き分けの訓練）

2）発達障害の場合

広汎性発達障害—TEACCH プログラムをもとにした言語理解の促進，ロールプレイなどによる実用的会話能力の促進

知的障害—弁別学習を中心とした認知学習，象徴遊び（ごっこ遊びなど），伝達場面設定型指導

脳性麻痺—運動機能訓練，AAC（Augmentative and Alternative Communication：補助代替コミュニケーション）を活用したコミュニケーション手段の確立

学習障害—子どもの問題の背景にある障害を探り，子どもの良好な機能を活用した指導

3）失語症の場合

語彙訓練，文字言語訓練，構文訓練，実用的コミュニケーション訓練

4）構音障害の場合

運動機能訓練，構音訓練

5）吃音の場合

環境調整法—吃音児にとって望ましい環境の構成，母親を中心とする（家族に対する）カウンセリング，吃音児が在籍する学級担任との連携

言語訓練法　抑制法—吃らない流暢な発語を学習
　　　　　　　修正法—軽く吃らせながら徐々に吃らないように修正

自律訓練法—発語を容易にする条件の一つであるリラクゼーションを目的に，吃音の改善の基礎条件を与えます

症例：Aちゃんのことばの訓練

状況

Aちゃん（女児），3歳2カ月，2歳年上の姉と一緒に，自宅近くの保育園（年少クラス）に通っている．

Aちゃんが話すことばは「ママ」「いや」「Aちゃんがする！」などの単語または簡単な文章のみ．Aちゃんがあまり話さないことを気にした母親が，保育園の先生に相談．園の先生のすすめで町が運営している発達センターに出かけ，相談した．

対応と経過

その後Aちゃんは発達検査を受け，軽度ではあるが知的発達の遅れがあることがわかり，発達センターにてことばの訓練を受けることになった．

指導のポイント

Aちゃんを担当したST（言語聴覚士）は，Aちゃんの母親の話とAちゃんが遊ぶ様子をみて，まず，Aちゃんと一緒にAちゃんの好む遊びを訓練の内容に取り入れた（図4-27）．Aちゃんが他人と遊ぶことを楽しめるようになることを目標においたのである．それは，Aちゃんのことばが育っていない理由の一つが，社会性（人と関わる力）の未熟さであると考えたためである．Aちゃんは，家庭でも保育園でも一人で遊ぶことが多く，通常，子どもにみられる遊びながらおしゃべりする，ということがなかった．訓練を開始して1カ月が過ぎた頃，それまではSTが側にいても誰もいないかのように一人で遊んでいたAちゃんが，STの存在を意識して遊ぶようになった．STの話しかけることばに応答し，ときにはAちゃんのほうからSTに向かってことばを発する．遊びの中における物のやりとりをとおして，ことばのやりとりが少しずつできるようになっていった．STが話すことばをAちゃんが真似をして言うようになり，Aちゃんが話せるようになったことばがいまも増えている．

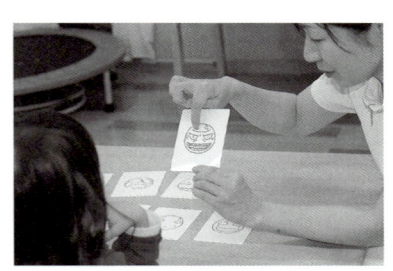

図4-27　言語理解を高めるための訓練
子どもが興味をもって取り組める教材を使用する

> **メモ memo　ことばの訓練って？**
>
> 　ことばの訓練は物の名前を教えることではない．ことばの訓練というと，子どもに絵カードを見せながら「りんご」などと教えている場面を想像するかもしれない．それもたしかに，ことばの訓練の一部ではあるが，本当に大切なことは，自分が感じたことや気持ちを表すことば，人との関わり合い，関係の中でのことばである．カードを見て「りんご」「バナナ」と答えられても，日常生活の中で「りんごって丸いね」「バナナ食べたい」ということもない．これは，ことばが話せるとはいえない．ことばの訓練は，物の状態（色や形，見た感じ，触った感じなど）を知り，それを表すことばを知ること，他人と共感することを経験しながら，気持ちを表すことばや相手に伝えることばを知り，それらの使い方を学ぶことなのである．

文　献

I～Ⅳ

1) Franks, AST. and Winter, GB.：The management of the handicapped and chronic sick patient in the dental practice. Br. Dent. J. 136：20-, 1974.
2) 志水彰，他：新精神医学入門．金芳堂，京都，1989，179.
3) 一色玄，他：ダウン症児の発達医学．医歯薬出版，東京，1990.
4) 和田誠：自閉症の手引—あなたの隣のレインマンを知っていますか—．（社）日本自閉症協会，東京，1994.
5) 内閣府：障害者白書．平成16年，国立印刷局，東京，1994.
6) 中村隆一編：入門リハビリテーション概論．医歯薬出版，東京，174-175. 1993.（付表）
7) 石部元雄編：現代心身障害学入門．福村出版，東京，1987，56-78.
8) 砂原茂一：リハビリテーション．岩波新書139，岩波書店，東京，1987.
9) 落合幸勝：停止性脳症．神経・精神・運動器疾患（2）．図説臨床小児科学講座．6：2．メジカルビュー社，東京，1983.
10) Lange. BM 他著（桧垣旺夫他訳）：障害者歯科入門．相川書房，東京，1985.
11) 片岡治，蓮江光男：脊髄損傷ハンドブック．南江堂，東京，1987，18.
12) 祖父江逸郎，他：筋ジストロフィー症の臨床．医歯薬出版，東京，1985.
13) 隅清臣：痙攣性疾患．神経・精神・運動器疾患(2)．小林登監修．図説臨床小児科学講座．6：2．メジカルビュー社，東京，1983，105.
14) 新井清三郎：障害児の病理・保健．学芸図書，東京，1983.
15) 中根允文，岡崎祐士：ICD-10「精神・行動の傷害」マニュアル—医学書院，東京，1994，1-22.

V

1) 森崎市治郎，緒方克也，向井美惠編著：障害者歯科ガイドブック．医歯薬出版，東京，1999.
2) 清水充子編：摂食・嚥下障害．言語聴覚療法シリーズ15．建帛社，東京，2004.
3) 中川信子：ことばをはぐくむ．ぶどう社，東京，1998.
4) 伊藤元信，笹沼澄子編：新編　言語治療マニュアル．医歯薬出版，東京，2002.
5) 向井美惠：小児の摂食・嚥下障害とその対応．障歯誌，26：627-632, 2005.
6) 大岡貴史,他：障害児の摂食機能障害と粗大運動発達との関連性にうちて．障歯誌，26：648-657, 2005.
7) 内海明美,他：統合失調症患者の摂食・嚥下機能と錐体外路症状との関連．障歯誌，26：658-666, 2005.
8) 緒方克也：パラタルプレートによる口腔機能訓練，—Casttilo-Moralsの口腔顎面協調訓練—．日歯会誌，44：257-264, 1991.
9) 内山喜久雄監修：言語障害辞典．岩崎学術出版社，東京，1994.
10) 平澤哲哉：失語症者言語聴覚士になる．雲母書房，東京，2002.
11) 平澤哲哉：失語症の在宅訪問ケア．雲母書房，東京，2005.

LIKIA
2001

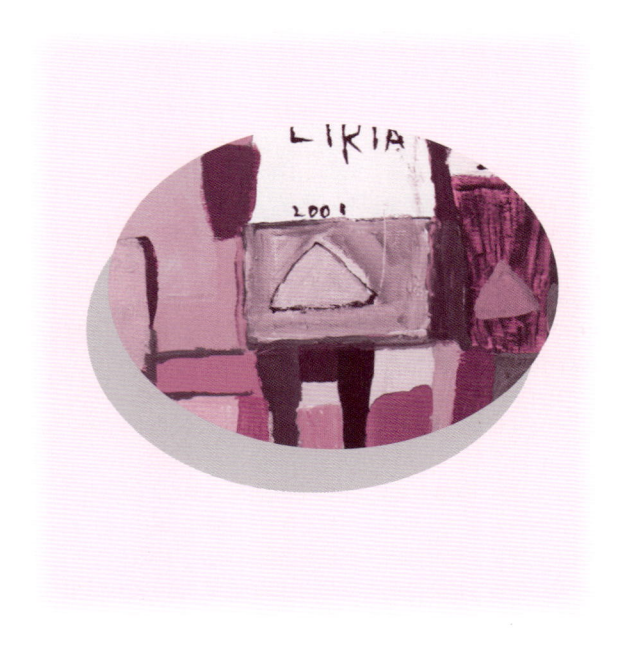

5章

障害者の
心と行動の特徴を
理解して接する

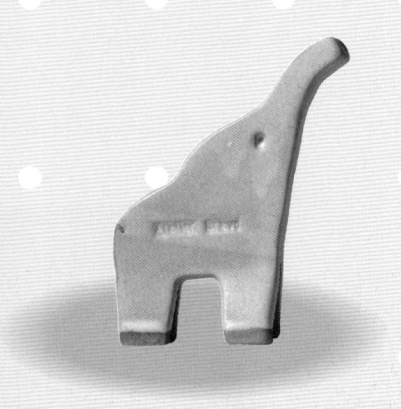

5章
障害者の心と行動の特徴を理解して接する

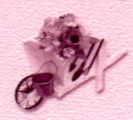

I　障害によって違う歯科治療時の行動

1．精神発達遅滞

◆精神発達遅滞の幼・小児期は，一般的に理解力の不足により漠然とした不安感や恐怖感をもつとともに，先の見通しが立たないために歯科治療時に泣いたり，騒いだりします．しかし加齢とともに徐々に精神も発達し，おおよそ10歳を過ぎて発達レベルが3～4歳以上に達すると，歯科治療の状況をだいたい理解し，嫌がらずにできるようになることが多くなります．

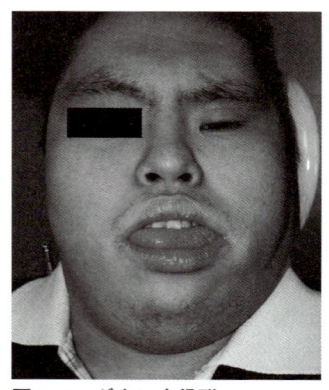

2．ダウン症候群

◆小児期のダウン症候群は，人なつっこく，温和で発達レベルに依存した状況がみられます．しかし成人のダウン症候群（**図5-1**）は診査を容易に受け入れることができる者が多い反面，頑固な性格のため高い発達レベルをもちながらも歯科治療を拒否することがあります．そしてダウン症候群の頑固さは加齢とともにその傾向が強くなります．

図5-1　ダウン症候群

3．自閉症（自閉性障害）

◆自閉症も一般的に発達レベルが高ければ，歯科治療に適応できる能力をもちますが，発達レベルが高くても歯科診療に際して拒否や，逃走，パニックなどの問題行動がみられることがあります．

◆小さい頃の強制治療で嫌な思いをしたことを昨日のことのように覚えていて（フラッシュバック），拒否することがあります．

4．発達障害

◆発達障害に共通しているのは4〜6歳になっても歯科治療への適応性が得られにくいことです．また表5-1に示す特徴もみられます[1]．

5．脳性麻痺

◆痙直型は側彎・胸郭変形，関節の拘縮があり，水平位では姿勢が不安定になります．また水平位や不安・緊張，痛みなどのストレスを受けているときには不随意運動，反射（非対称性緊張性頸反射，緊張性迷路反射）や体動が多くなり，診療台では不安定となります．転落の危険性もあり，脳性麻痺者自身も診療台で一人にされるときは

表5-1 発達障害児の特徴

・パニックになりやすい
・診療室内で動き回る
・落ち着きがない
・攻撃性がある
・思い通りにならないと気がすまない

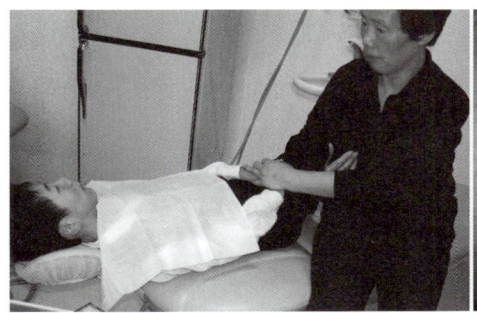

図5-2 脳性麻痺者への反射抑制体位
保護者の協力による反射抑制体位

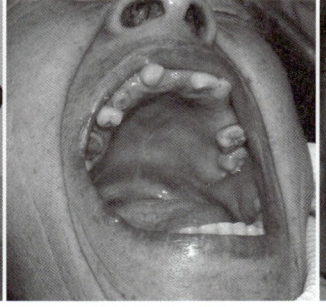

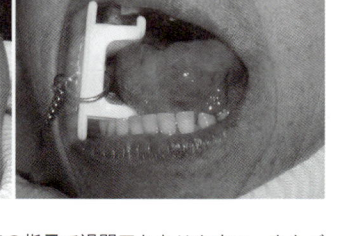

図5-3 脳性麻痺の過開口
筋の協調運動が困難なため，開口の指示で過開口となりやすい．またバイトプロップ挿入時に，ときどき過開口となり，バイトプロップが口腔内でフリーとなるので，鎖などを必ずつけておく

メモ memo　ハンドオーバーマウス
　自閉症の人では，言葉によるコミュニケーションが苦手で，「…すれば，手を離す．だから…しなさい」ということは理解しにくいので，結果的にストレスを与えるだけになる．

転落を恐れていることが多いので，必ず診療台からスタッフや保護者，介護者が離れないで見守ります（図 5-2）．

◆痙直型とアテトーゼ型で知的障害が軽度の者は，指示にしたがって開口することができますが，ときどき過開口となり（図 5-3），バイトプロップ（開口保持具）が外れることもあるので，バイトプロップには必ずフロスやクサリなどをつけておきます．

6．重症心身障害児（者）

◆重症心身障害児（者）も成長につれて自己主張や感情表出が出てきて[2]，不安や恐怖感，痛みなどのストレスに対しては，泣いたり，動いたり，過緊張により開口できないことがあります．また長時間のストレスにより過緊張から発熱を起こし，まれに死亡することもあるとされています[3]．したがってストレスに対しては十分な配慮が必要です．また重症心身障害者は骨粗鬆症傾向にあり，歯科治療時に拘縮している関節の抑制を行うことは骨折の危険性を伴います．（図 5-4，表 5-2）．

7．超重症児

◆医療の発展により気管切開や人工呼吸器などの管理が必要な最重度の障害児が増加し，従来の重症心身障害児の概念を越えていることから，超重度障害児（超重症児）という概念が出現しました（表 5-3）[4,5]．手厚い医療や介護が必要な超重症児は増加してきましたが，経口摂取していなくても，誤嚥性肺炎の予防など全身状態の安定のため，そして歯周疾患の予防のために口腔ケアは不可欠です（図 5-5）

◆さらに，超重症児は全身状態が悪化しやすいために，予約が延期されやすく，また歯科治療時には誤嚥，呼吸抑制などの合併症を生じやすいため，ハイリスク患者とされています．

表5-2 易骨折性の重症心身障害者

1．座位不能
2．関節拘縮がある
3．緊張が強い

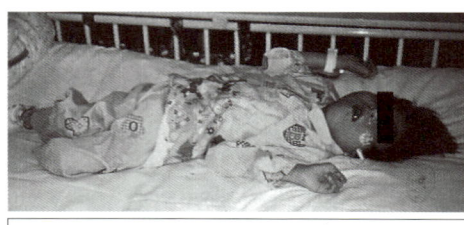

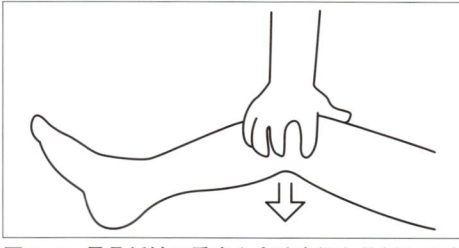

図5-4 易骨折性の重症心身障害児と骨折しやすい加重方向
　8歳女児．膝関節が曲がった状態で拘縮している．伸ばす方向に力を加えたため，関節の下部で骨折した

表 5-3 超重症児の判定基準

Ⅰ．運動機能：座位まで	
Ⅱ．呼吸管理	（スコア）
1．人工呼吸器管理	＝10
2．気道処置（気管切開，気管内挿管，鼻咽頭エアウェイなど）	＝8
3．酸素療法	＝5
4．1回／時間以上の頻回の吸引	＝8
5．ネブライザー　常時使用	＝5
6．ネブライザー　3回/日以上	＝3
7．中心静脈栄養	＝10
8．咀嚼・嚥下に障害があり，経管，経口全介助を要するもの	＝5
9．姿勢制御，手術などにも関わらず内服剤で抑制できないコーヒー様の嘔吐に伴う処置	＝5
他の項目	
10．血液透析	＝10
11．定期導尿．人工肛門	＝5
12．体位交換（全介助）．6回/日以上	＝3

＊6カ月以上継続する状態の場合にカウントする
（※判定：Ⅰ＋Ⅱのスコアの合計 25 点以上＝超重症児とする）
（江草，1997[4]）

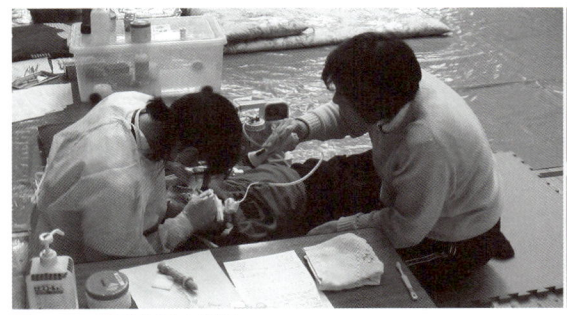

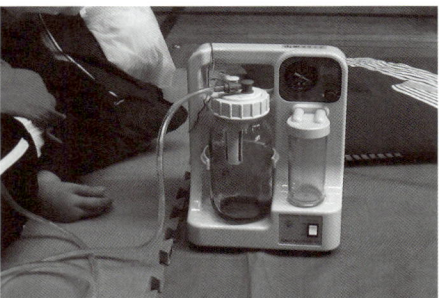

図 5-5　超重症児の検診
検診時に分泌物が出て，むせたり，喘鳴（ぜんめい）がみられるので，気管切開部で吸引しながら検診することがある

メモ memo 「強度行動障害」とは？

「強度行動障害」とは，著しい自傷，他傷，こだわり，物壊し，多動，パニック，粗暴などの行動が通常考えられない頻度と強さで出現し，現在の養育環境では著しく処遇困難なものである[1]．こうした行動に対して福祉的支援を必要とするので，「強度行動障害」が規定された背景がある．特に自閉症は多くの行動障害がみられ，その対応が重要な課題となっている[2]．

II さまざまな行動調整法

◆歯科治療に際しての対応を行動調整（行動管理，対応法）といいます．さまざまな発達レベル，さまざまな障害に応じて行動調整が選択されます（**表 5-4**）．特に適応行動（歯科治療を拒否しないための学習）を確立させるための教育的対応（トレーニング）は歯科衛生士の活躍の場です．

1．基本的行動調整

コミュニケーションを確立させたうえで対応するものです．

1）通法

◆歯科治療時に薬物や人手による抑制を用いず，コミュニケーションを確立させたうえで行うもので，いわゆる健常者に対して通常行われる対応法です．一定の発達レベルと術者との信頼関係が維持されていることが条件です．

2）教育的対応

コミュニケーションをはかり歯科治療に適応させるための学習方法を教育的対応といいます．

(1) TEACCH（Treatment and Education of Autistic and related Communication Handicapped Children；自閉症と自閉症に関連したコミュニケーション障害をもつ子どもの治療と教育） *Link-p.81*

自閉症にとって，ことばは目に見えないためすぐに消えてしまい理解しにくいものです．またことばで自分の要求を伝えることや時間の概念を理解することも苦手です．

TEACCH はことばを媒介としたコミュニケーションが困難な自閉症のための支援プログラムです．自閉症は視覚優位なので，情報を目でみえる形で整理して伝える（視覚的構造化）必要があります[6]．具体的には絵や文字，写真を使ったカードや実物を提示し，トレーニング，歯磨きの仕方（**図 5-6**）そしてスケジュールなどを伝えます．診療台に座ることができない自閉症児もいますが，それはこれから行われることがわからないために不安を抱えていることが原因です．これから行うことを絵カードで説明することにより見通しがもてるようになり，診療台に座ることができるようになります．

(2) 行動療法

学習理論を用いて，人の行動を望ましい方向に変えていく技法を行動変容法といい，治療のために用いるときは特に行動療法といいます．行動療法は不安や恐怖感などの

表 5-4　行動調整法

1．基本的行動調整	2．特殊な行動調整
1）通法	1）身体抑制法
2）教育的対応（トレーニング）；TEACCH，行動療法	2）Deep Sedation
3）精神鎮静法；前投薬，笑気吸入鎮静法，静脈内鎮静法	3）全身麻酔法

情動反応をコントロールする「不安軽減法」と，人の行動をコントロールする「行動形成法」に分けられます（**表 5-5**）．

①不安軽減法
ⅰ）レスポンデント条件づけ（レスポンデント学習）

レスポンデント条件づけは，特定の刺激により情動反応や内分泌を誘発させることで行動や反応を形成します．「パブロフのイヌ」として有名な技法で古典的条件づけともいわれます．歯科恐怖症の形成がこのレスポンデント条件づけになります．歯科医師が子どもに不快経験をさせ，子どものなかで歯科医師と歯科診療室が結びつき，何とも思わなかった歯科診療室に恐怖感を覚えるようになるのです（**図 5-7**）．レスポンデントとは，ヒトが意図的・積極的に働きかける反応ではなく，刺激に応える（respond）形で引き出される受動的な反応です[8]．歯科恐怖症をなくすためには，逆の手続きを行います（**表 5-6**）．つまり診療台で介助磨きなどを行い，不快経験をさ

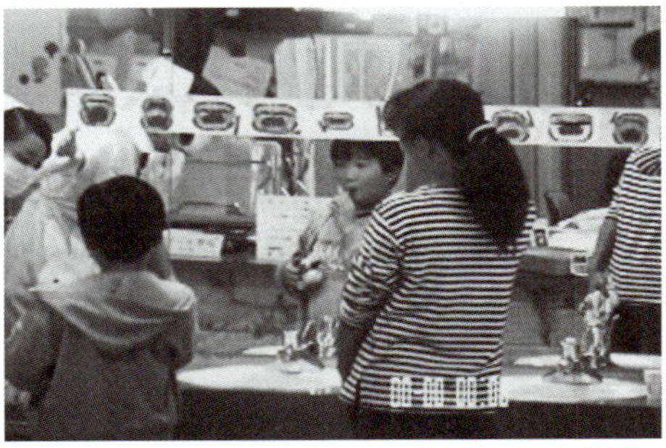

図 5-6　TEACCH プログラム応用によるブラッシング指導
磨くべき部位を絵カードにして左から右へ並べたもの．言葉では学習できなかったが，絵カードによりすべて実行できた自閉症児であった．ブラッシング指導で絵カードが効果的に使える者は 4 歳以上の発達が必要である

表 5-5　行動療法

不安軽減法	レスポンデント条件付け 系統的脱感作 Tell Show Do（TSD）法 カウント法 フラッディング法 リラクセーション法 モデリング
行動形成法	オペラント条件付け トークンエコノミー タイムアウト法 ボイスコントロール シェイピング法

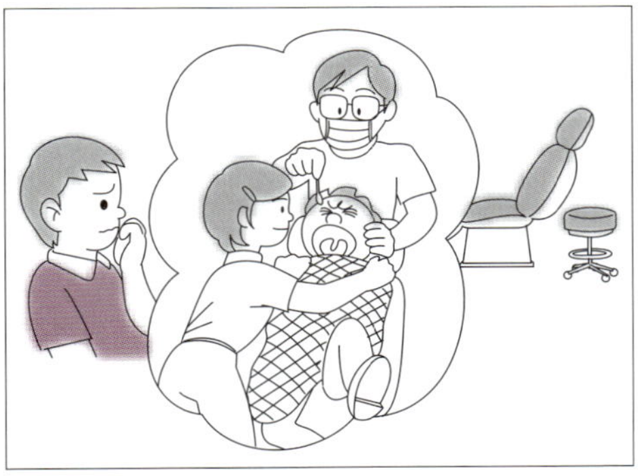

図 5-7　歯科恐怖症の形成
過去の経験により診療台をみると恐怖感が生じるようになる．つまり診療台と不安が条件づけられることになる（渡辺達夫，1997[7]）

表 5-6　レスポンデント条件づけ：消去

・条件づけ　　＝興奮メカニズムの形成
・消去手続き＝制止メカニズム
　　　　　　　（興奮メカニズムの抑制）

せないことにより，診療台での恐怖を消失させることになります（図 5-8）．

ⅱ）系統的脱感作

脱感作は情動反応を消去させるので，レスポンデント条件づけの応用とされます．脱感作とは不安や恐怖を消失させるもので，系統的とは刺激の弱いものから強いものへと順序づけることです．つまり，恐怖感の弱いものから強いものへと段階的に恐怖反応をなくすのです．

系統的脱感作の 3 要素には，①不安制止反応の獲得（リラックスさせた状態が不安反応や恐怖反応を和らげる），②不安階層表の作成（不安や恐怖感の弱いものから強いものへと順序づける，図 5-9），③エクスポージャー（刺激の与え方；曝露法，表 5-7）があります．

障害者では恐怖感のあるものを思い出させて，脱感作する方法（イメージ脱感作）は困難なので，患者さんに実物を提示する方法（現実脱感作）が行われます．現実脱感作は，はじめから器具類を口腔内に挿入せずに，手で使用し，頰，口唇，と徐々に口に近づけていき，慣れてきたら口腔内で使用します（刺激は外から内へ）．系統的脱感作のポイントは，泣かせない，パニックまで追い込まないことです．また拒否行動がみられたら，その日のトレーニングを終了することが重要です．

ⅲ）Tell-Show-Do（TSD）法

1959 年に Addelston（歯科医師）[9]が①Tell（話して），②Show（見せて），③Do（行う）というテクニックを紹介しました．

スプーンエキスカベータは，「これは歯の悪い部分を取るために使うスプーンだよ」（tell；説明しながら），爪をこする（Show；みせて），そして健康歯質でエキスカベータをやさしく動かす（Do；行う）[9]と説明します．

後に TSD 法は系統的脱感作に似ているとされ[10]，歯科器械の提示法として一般臨床で応用されています．しかし，これは系統的脱感作の理論を理解したうえで行わなければ，効果が得にくいものです．

ⅳ）カウント法

カウント法は歯科器械による刺激を脱感作できない場合，「10 数える間だけ，やっ

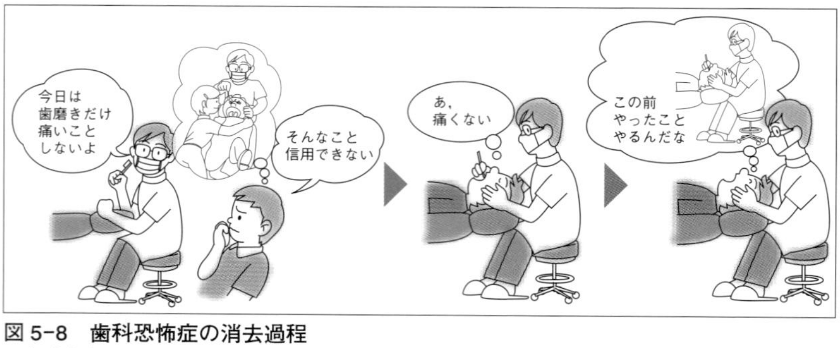

図 5-8 歯科恐怖症の消去過程
介助歯磨きを行うことによって，診療台では痛くないということを学習し，「診療台と恐怖」の条件づけが消去される
（渡辺達夫，1997[7]）

てみよう」と言い，「1〜10」まで数えながら，歯科器械を提示するものです[7]．10だけということで患者さんは数に注意を引きつけられ，器械そのものの刺激の大きさが小さくなるという効果があります．また「10」だけということで見とおしがたち，刺激を受け入れやすくなります．系統的脱感作の理論に基づいたもので，刺激提示法を具体的にした方法です（図 5-10）．

v）フラッディング法

　フラッディング法は情報氾濫法ともいい，強い不安感や恐怖感を引き起こす刺激に患者さんをさらす方法で，系統的脱感作（刺激の弱いものから段階的に提示）とは対照的な方法です．短時間で効果を上げようとする積極療法ですが，恐怖刺激から逃げたり避けたりすると効果がありません．また一定の理解力が備わっていないと効果がなく，ストレスを与えるだけになります．臨床では，受け入れにくい歯科器具を抑制下で患者さんに体験させる方法として使われます．

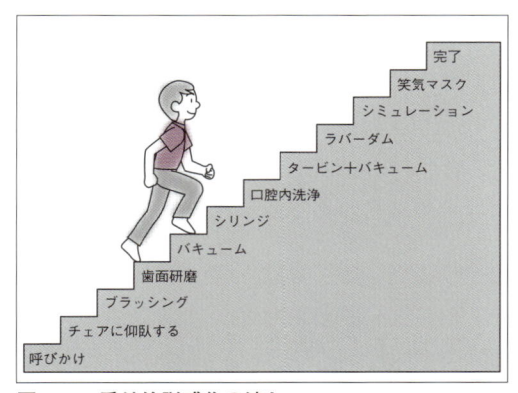

図 5-9　系統的脱感作の流れ
　ヒエラルキーに従うことによって，強いストレスを与えないでトレーニングを行う

表 5-7　エクスポージャー：Exposure（曝露法）（刺激の与え方による分類）

① 系統的脱感作法
② Tell-Show-Do（歯科）
③ カウント法（歯科）
④ フラッディング法

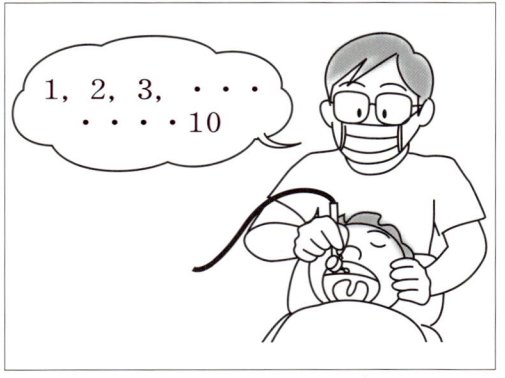

図 5-10　カウント法（渡辺達夫，1997[7]）

ⅵ）リラクセーション法

リラクセーションは筋肉の力を抜き，リラックスすることで，不安を抑制する効果が高い方法です[8]．これは，系統的脱感作の効果を得るためのポイントでもあります．通常は指示に従って手足の力を入れたり抜いたり，深呼吸して，自らリラックスする方法が取られますが，その方法は障害者では困難なので，障害者歯科では診療台のうえでリラックスさせるために天井テレビを見させたり，介助磨きを行います．

ⅶ）モデリング

観察学習，模倣学習ともいわれ，モデルの行動を観察することによって観察者の行動に変化が生じる現象です．歯科臨床では，リラックスして歯科治療を受け入れ，誉めてもらっているのが適切なモデルです（図5-11）．

②行動形成法

ⅰ）オペラント条件づけ

自発的行動に刺激（強化，罰）を与え，行動を制御することをオペラント条件づけといいます．つまりオペラント条件づけは「報酬（強化子）を与えられた行動は反復されやすく，嫌悪刺激（罰）を与えられた行動は反復されない（アメとムチ）」ということが基本原理となります．

A．強化と罰

ある行動の直後に，その人にとって喜びとなる刺激（報酬＝強化子）を与えると，その行動は以後，増大します．この手続きを強化といい，強化のために用いる刺激は強化子とよばれます．前述の喜びとなる刺激（報酬）は正の強化子となります（表5-8）．一般的に歯科臨床では社会的賞賛が多く使われます（表5-8）．負の強化子は，

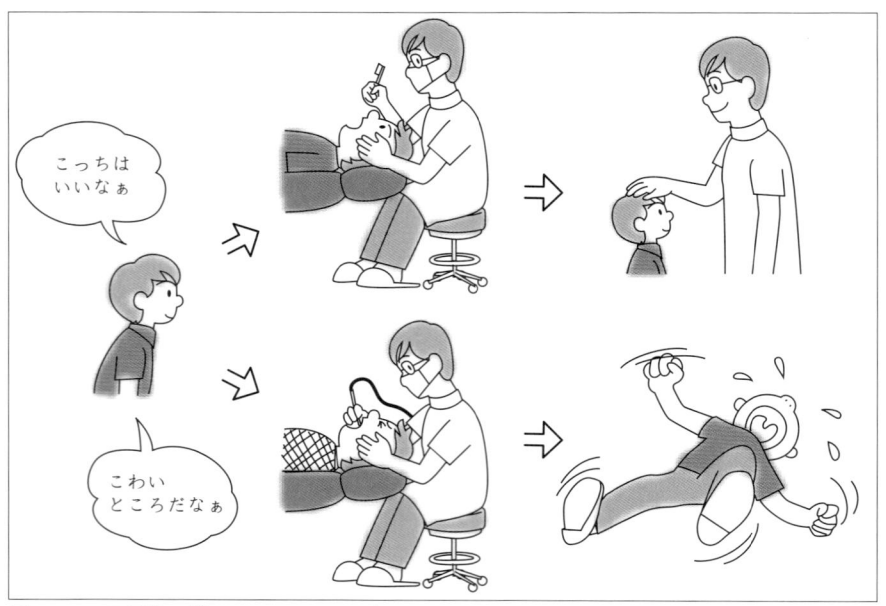

図5-11　モデリング（渡辺達夫，1997[7]）

常に不快刺激を与え続けることなので，歯科臨床では用いません（**表 5-9**）．

B．プログラム学習の原理

オペラント条件づけを用いて効果的に学習させるためのポイントとして，プログラム学習の原理（Skinner. B. F.）のなかに即時フィードバックの原理があります[12]．指導したことに対して正しい反応をした場合，すぐに（5秒以内）誉めることは正の強化を与えるとともに反応が正しかったという学習結果を知らせることになり，動機づけが高まります．歯科治療のためのトレーニングの際には，患者さんの反応を見逃さないで即時に誉める，つまり強化子をタイミングよく提示することが重要です．

ii）トークン・エコノミー

トークン・エコノミーは，オペラント条件づけ療法の一種（二次強化子）で，望ましい行動（オペラント行動）を示した患者さんに対し，正の強化子であるトークン（代用貨幣）を与え，トークンが一定量（数）たまれば，特定の品物と交換する，特定の活動を許可するといったシステムです．しかしながら，トレーニングが必要な発達

表 5-8 正の強化子

物理的強化子
一次強化子：食べ物，飲み物，休息
二次強化子：シール，金銭，金メダル，賞状

社会的強化子	
賞賛	：「上手だね」
表情	：微笑
ふれあい	：握手
	頭を撫でる

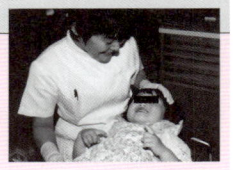

表 5-9 オペラント条件づけ

	正	負
強化子 （行動頻度を増加）	食べ物，飲み物，褒める	ストレスを除去（電流刺激）
罰 （行動頻度を減少）	叱責，叩く	好きな物を取り上げる

> **メモ memo 「オペラント」とは？**
>
> ネコがひもを引いたら，扉が開いて外へ出られるような箱を作り，その中で偶然ネコがひもを引き，扉が開いて外へ出て，餌にありつけば満足する．それを学習するので，箱の中に入れると再びひもを引き外に出て餌にありつくことができる[11]．自発的行動を誘導するので，これは典型的なオペラント条件づけである．道具的条件づけともいう．ネコにとってもひもをひくといった反応は，私達にとっての鍵と同じで，ドアを開けて外へ出るための手段としての道具的反応である．「オペラント」とは操作（operation）に由来する用語である．ネコがひもを引けば箱から外へ出られるので，ネコは自分の環境を操作したことになる[11]．オペラントとは，操作，道具的な性質を含むものである[11]．

> **メモ memo よくみかける光景**
>
> 嫌がっている患者さんに周囲のスタッフが「上手だね」，「頑張ってるね」と声をかけている光景をみるが，オペラント条件づけの理論からいえば誤りである．適応行動ができていないにも関わらず誉めることは，何が正しい行動かがわからなくなる．周囲の声かけは現状を理解し，正しい行動ができたときだけ，すぐに誉めることが最も効果的である．どんな行動でも声かけすることは避けたい．トレーニングを妨げることにつながる．

レベルの障害者は理解できないことがほとんどです．

ⅲ）タイムアウト法

タイムアウト（TO）とは，ある一定時間患者さんが正の強化を受けられないようにすることで，不適切な行動を減少させる作用があります．負の罰の一種であり，オペラント条件づけの応用になります．歯科臨床では，適応行動がとれないときに隔離した場所へ閉じ込めてしまうことをタイムアウト法といっています[13]．タイムアウト法もなぜ隔離するのかが理解できなければ，効果がないばかりか，自閉症者では自傷行為やパニックを引き起こすだけになるので注意が必要です．一般的に障害者に対してタイムアウト法は用いません．

ⅳ）ボイスコントロール

ボイスコントロールは，声の強弱，高低，口調などを適宜調節して話しかけることにより患者さんへ働きかける方法です．つまり，不適切な行動に対しては大きな声で話し，注意を向けさせたり，適切な行動には優しい声で話すことで，オペラント条件づけの罰と正の強化になります．知的障害者に対しては効果が期待できないので適用する際には注意が必要です．

ⅴ）ハンドオーバーマウス法

link-p.87 memo

ⅵ）シェイピング法（形成化）

シェイピング法とは，複雑な行動をスモール・ステップに分け，実行可能な行動から学習させ，最終的に目標行動を達成させることです（形成化）．つまり，望ましい行動を少しずつ系統的に強化して行動形成をしていきます．オペラント条件づけの一種となります．歯科領域においては，知的障害者のブラッシング指導に応用できます．

③トレーニングの実際

トレーニングは，まず診療台の上でリラックスできる状態をつくることから始めます．つまり診療台の上で介助磨きを拒否行動なく受け入れられるようにするためです．これがリラクセーションであり，脱感作のためのスタートラインとなります．その後は，系統的脱感作の理論のもとにTSD法とオペラント条件づけを応用しながら，一通りの歯科器械を提示し，脱感作を行います．その中でカウント法や他の理論を適宜応用していきます（図5-12）．自閉症者に対してはTEACCHと行動療法（応用行動分析）が日常生活の中で実践されています．

（3）精神鎮静法（笑気吸入鎮静法，静脈内鎮静法，前投薬）

精神鎮静法は，「意識を喪失することなく，不安や恐怖感を和らげる」方法です．鎮静法の目的を表5-10に示します．緊張状態，歯科的ストレスが全身状態を悪化させる患者さんが適応症となります．診療台の上で嫌がっている患者さんは適応症とはなりません．鎮静法には前投薬（内服，座薬），笑気吸入鎮静法，静脈内鎮静法があります（図5-13）．

①前投薬（内服，座薬）

来院を嫌がったり，歯科治療を嫌がる患者さんには前投薬を用いることがあります．治療が始まる1～2時間前に緩和精神安定薬を内服あるいは座薬として使用します．前投薬として用いる薬物は，ジアゼパム（シロップ，錠剤，坐薬）やミダゾラムです．ミダゾラムの注射液をシロップなどに混ぜて，飲ませる方法もあります[7]．前投薬は効果発現が不確実で，鎮静状態のコントロールが困難なことが欠点です．

②笑気吸入鎮静法

不安，恐怖感のみならず痛みも緩和させる作用があります．精神遅滞，広汎性発達障害，脳性麻痺，認知症などはストレスが拒否行動の原因になったり，循環器疾患などは全身状態を増悪させる危険性があるので，笑気吸入鎮静法の適応症となります．

知的障害者では，指示にしたがって鼻呼吸することが困難なので，フェイスマスクを用いて，鼻と口から笑気ガスを吸入させることにより，十分な鎮静が効率的に得ら

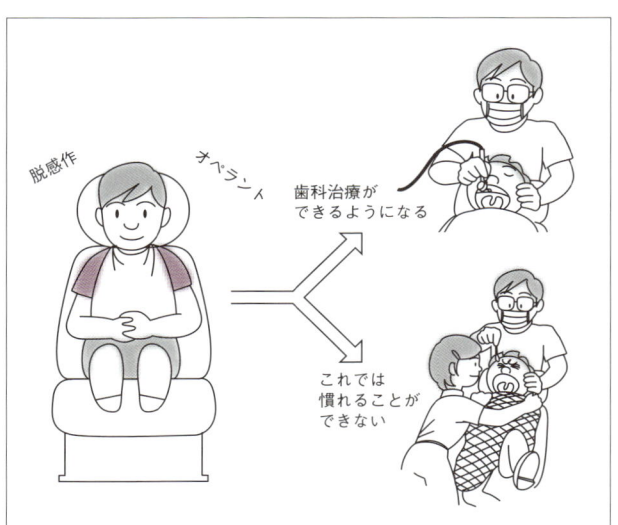

図5-12 トレーニングの実際

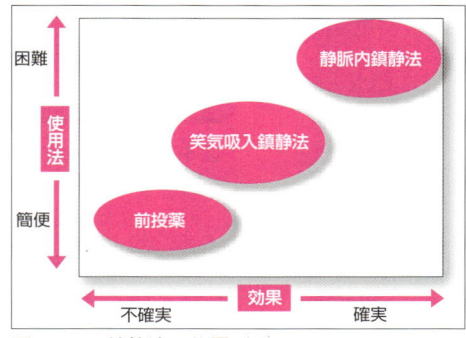

図5-13 鎮静法の位置づけ

表5-10 鎮静法の目的
① 歯科治療時の不安，恐怖感を緩和
② 疼痛閾値を上昇
③ 歯科治療時のストレス（不快感を緩和）
④ 歯科治療による全身疾患の増悪を避ける
⑤ 脳性麻痺，パーキンソン病などの不随意運動を少なくする

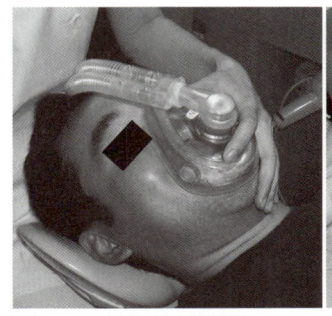

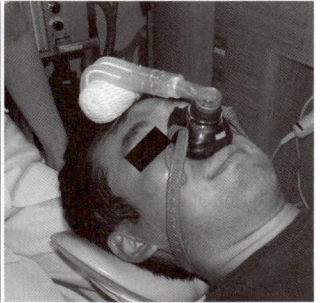

図5-14 笑気吸入鎮静法
はじめはフェイスマスクで吸入させることにより効率的に鎮静できる．その後に鼻マスクに替える

れます（図5-14）．そして十分な鎮静が得られた後に鼻マスクに代えて，歯科治療をスタートさせます．

③静脈内鎮静法

知的障害がない脳性麻痺者や嘔吐反射の強い（異常絞扼反射）患者さんでは，意識を喪失させることなく，緊張や不随意運動，嘔吐反射を消失させ，歯科治療を受けやすくします．また歯科恐怖症，嘔吐反射の強い患者さんでは，笑気ガスよりも確実な効果が得られます．

静脈内鎮静法に用いる薬物は緩和精神安定薬としてジアゼパム，フルニトラゼパム，ミダゾラム，静脈麻酔薬のプロポフォール（ディプリバン®）　Link-p.98 memo があります（図5-15）．薬物投与のための注射は痛みを与えるので，あらかじめ笑気ガスを吸入させたり，リドカインテープや局所麻酔薬のイオントフォレーシス（イオン導入）により注射時の痛みを和らげることが行われています．また静脈内鎮静法は，全身状態が変化しやすいので，歯科医師による全身管理が不可欠となります（図5-16）．

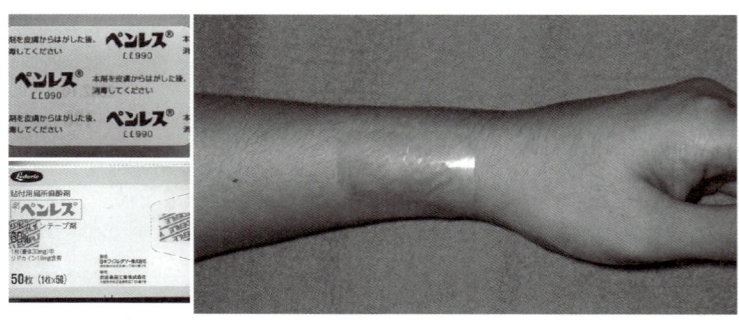

図5-15　注射時の痛みを緩和する方法
60％リドカインテープ，穿刺する30分前に貼付

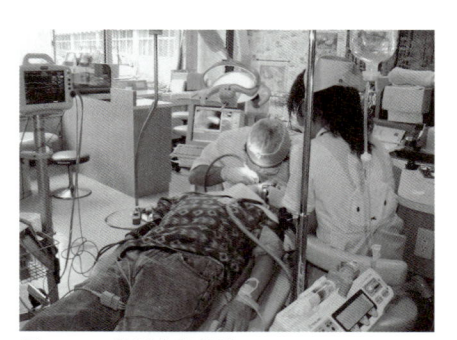

図5-16　静脈内鎮静法
モニター管理

メモ memo　プロポフォール（ディプリバン®）による静脈内鎮静法

近年静脈麻酔薬であるプロポフォール（ディプリバン®）による静脈内鎮静法が歯科麻酔の領域で多く研究され，臨床で用いられている．安全で覚醒が早いのがこの薬剤の特徴であり，障害者歯科の領域でも利用されている．ただし，ディプリバンは静脈麻酔薬であることから，十分な経験をもつ歯科麻酔医が全身麻酔としての設備や管理ができる環境で用いる方法である．

2．特殊な行動調整

　特殊な行動調整とは，患者の協力を引き出さないで実施する方法で，つまりコミュニケーションを前提としない行動調整法です．特殊な行動調整には身体抑制法，deep sedation，全身麻酔などがあります．単に歯科治療を拒否しているだけでは，特殊な行動調整法の適応とはなりません．発達レベルが高い者であれば，特殊な行動調整ではなく，トレーニングの適応症となります．発達レベルが2～3歳未満の場合は，トレーニングの効果は期待できないので，身体抑制法（物理的抑制）あるいは全身麻酔を用います．

1）身体抑制法（物理的抑制法）

　抑制器具（レストレイナー，シーツテクニックなど）や人手で体動を抑えて，歯科

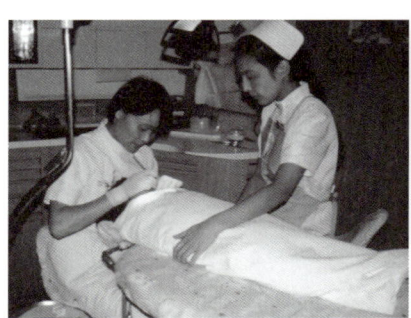

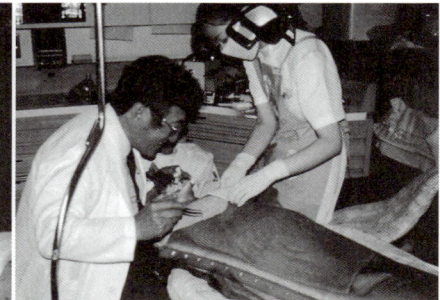

図5-17　ラッピング・テクニック（シーツ・テクニック）

図5-18　レストレイナー

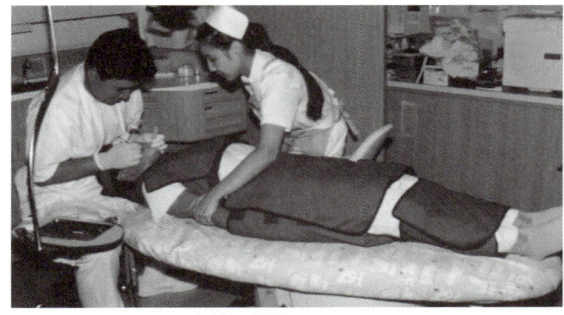

図5-19　大人用の身体抑制具

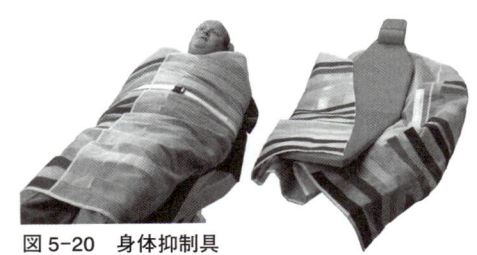

図5-20　身体抑制具
Rainbow Stabilizing system
Rainbow Board（米国製）

表5-11　身体抑制法の欠点

1．脱感作が難しくなる
2．日常の口腔ケアに悪影響
3．著しい発汗
4．診療室が陰湿になる
5．患者，保護者そしてスタッフもストレスが増す
6．偶発事故の危険性
　①口腔内損傷
　②抑制器具などによる身体損傷
　③ときに重篤な事故の発見が遅れる

治療する方法です（図5-17〜20）．だれでも簡単に実施できることが利点ですが，欠点が多く，不快な記憶が残り，治療後の脱感作に苦慮するばかりか全身状態の悪化に気づかずに重篤な事故を起こす危険性があります（表5-11）．特に手足の関節が拘縮している重症心身障害者を抑制すると骨折する危険性があります．身体抑制法は欠点が多く，人権擁護，倫理面でも問題があるので，避ける傾向にあります．一方で，レストレイナーを安全ベルトとして位置づけ，初診患者全員に用いて，レストレイナー使用と歯科恐怖とは関係がないとする報告もあります[15]．

　口を強制的に開ける開口器（図5-21，22）と開口を維持する開口保定器（図5-23）が用いられます．しかし，金属製の開口器の使用により歯が破折する危険性があるた

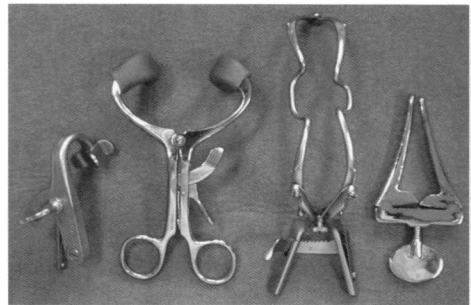

図5-21　開口器

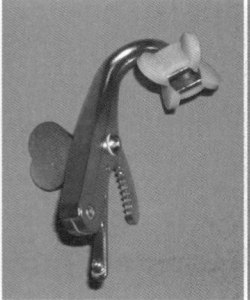

図5-22　開口器のゴム
　購入時には咬む部位にゴムが装着されているが，誤飲の危険性があるので，ゴムを外して使用している

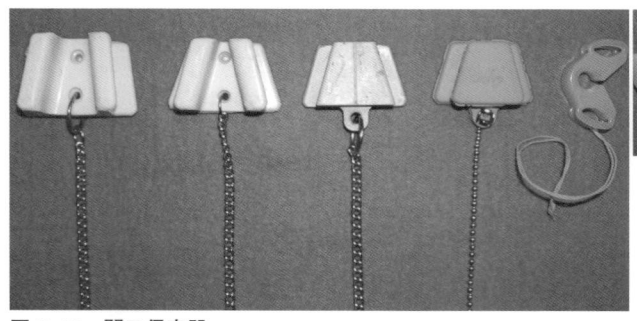

図5-23　開口保定器
　左：バイトブロック
　右：EZブロック（介助磨き用開口保定器）

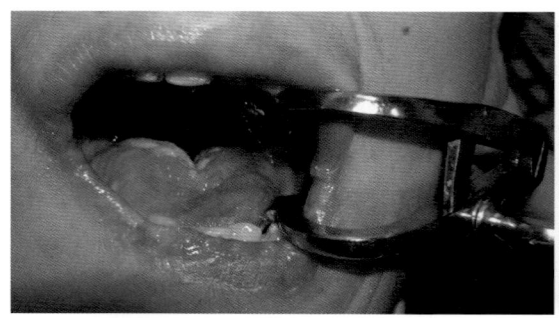

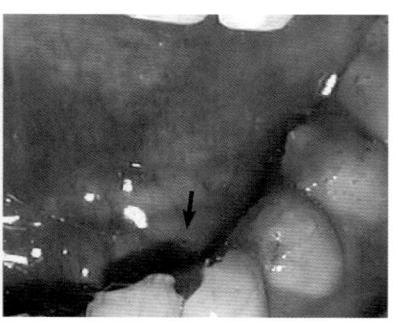

図5-24　開口器による歯の破折

め，使用には細心の注意が必要です（図5-24）．

2）Deep sedation

静脈内鎮静法と同じ方法で行いますが，意識を喪失させることにより，患者さんの体動を抑制するものです．呼吸抑制をきたしやすく，歯科治療を行う者以外に全身管理を行う歯科医師が必要となります．

Deep sedationは，全身麻酔に順じた的確なアシスタントワークが必要です．また嚥下反射を抑制するため，タービンの水や唾液が腔内にたまり，誤嚥につながり，むせを起こさせ，体動，脈拍数や血圧の上昇，鎮静状態を浅くする，などの原因となります．したがって，適切な吸引操作が重要です．チェアサイドのバキューム以外にも吸引装置を使うことが有効な対応です．

3）全身麻酔法

全身麻酔法は，かかりつけ歯科医院と病院歯科や大学病院との連携により行われます（図5-25）．全身麻酔下歯科治療の適応症を表5-12に示しました．必要なスタッフは，全身麻酔を担当する歯科医師または医師，治療を担当する歯科医師，歯科衛生士，看護師であり，麻酔器をはじめ，心電計や経皮的血中酸素濃度計などのモニターその他，多くの器具が必要で，チーム医療を行うことになります．利点，欠点を表5-13，14に示しますが，トレーニング困難な障害者の歯科治療では有効な手段です．

治療時間が短い（約2時間以内），入院設備がない場合，入院管理が困難（自宅以外では眠れない，自傷行為を起こす）な場合は日帰り全身麻酔が行われます．しかし，病棟がある病院歯科では入院を原則として全身麻酔が行われています．

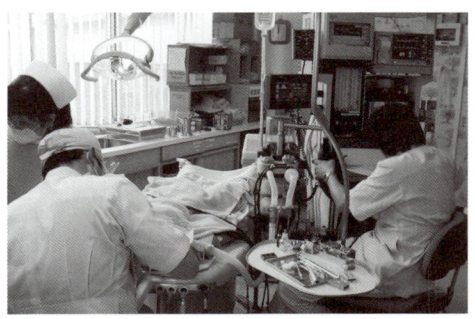

図5-25　全身麻酔下集中歯科治療

表5-12　全身麻酔下歯科治療の適応症

①発達レベルが3歳未満
②緊張や不随意運動が強い脳性麻痺
③開口により呼吸抑制を起こす
④トレーニングがうまくいかないとき
⑤トレーニングを行う時間がないとき
⑥侵襲が大きい外科処置が必要なとき

表5-13　全身麻酔下歯科治療の利点

①痛みを感じない（覚えていない）
②歯科治療時の不安・恐怖感がない
③体動をコントロールできる
④一度に多数歯の歯科治療が可能
⑤身体抑制法より安全である
⑥治療後のトレーニング

表5-14　全身麻酔下歯科治療の欠点

①術前検査が必要（採血に伴う痛みなど）
②術前管理が必要（禁飲食）
③術後管理が必要
④多くのスタッフが必要
⑤全身麻酔を行うための設備が必要
⑥治療内容が限定される（感染根管治療，鋳造修復などが困難）
⑦1回で多くの治療を行うので，治療費がかさむ

III 初診時に把握すること

1．なぜ把握する必要があるか？

障害をもつ患者さんは能力，理解，機能などに個人差が大きいため初診時に歯科医療に必要な情報を把握したうえで，歯科医療を進めていく必要があります．そうしたことが，安全な歯科医療はもちろん，効果的かつ効率的で質の高い歯科治療や口腔衛生管理，また，継続的な歯科的健康管理を可能とするのです．

2．患者本人について

1）レディネス

あることを学ぶためには一定の発達と経験が備わっていることが必要で，この学習成立のための準備性（発達と経験）のことをレディネスといいます．たとえば，足し算を学ぶためには，数字の概念を理解するための発達レベルと学習経験が備わっていなければなりません．同様に，歯科治療を上手に受けるためにも歯科治療を理解することが必要であり，歯科治療のためのレディネスが存在します．

（1）発達年齢

健常児であれば，暦年齢でレディネスを評価できますが，障害者では暦年齢では評価できません．したがって，障害者では発達年齢や精神年齢（IQから算出）から歯科治療を受け入れるための発達が備わっているか否かを評価することになります．

発達年齢が2歳以下では歯科治療のためのレディネスが備わっておらず，トレーニングの効果は期待できないので，特殊な行動調整（抑制，全身麻酔）を選択します．

発達年齢が3歳の障害者は境界域で，4歳を越えると歯科医療を理解でき，トレーニングにより歯科治療に適応できるレディネスが備わっていると判断できます．

発達年齢が4歳以上であれば，積極的にトレーニングしていくことによって効果が期待できるといえます（図5-26）．また発達年齢は知的発達レベルだけでなく，手の運動能力を評価することもできるので，ブラッシングのためのレディネスを評価することができます（図5-27）．

発達検査は多くの種類が市販され，各発達検査には特徴があるので（表5-15），それぞれの診療環境に適した発達検査を選択することが大切です．多くの障害児施設や歯科診療室では，検査時間が短い，簡便であるということから遠城寺式乳幼児分析的発達検査が用いられています．

（2）経験

いままでの歯科医療経験により初診時の行動は大きく異なります．過去に不快な経験があれば，歯科診療室に入室したとき，あるいは診療台に乗ったときにそれを思い出し，十分な発達レベルがあっても不適応行動をとりやすいので，問診にて過去の歯科治療時の行動を聴取し，トレーニングの必要性を慎重に検討します．また待合室，

入室時，診療台での行動を観察し，問題点や配慮すべき事柄を探ることも重要です．

2）ADL

ADL（Activity of Daily Living）とは日常生活動作のことで，移動，排泄，食事，衣服の着脱，入浴などがあります．

このADLの自立度は，発達レベルや運動障害の程度の目安になり，歯科治療，ブラッシング指導の際の参考にできます．たとえば衣服の着脱が自立していれば，4歳6カ月以上の発達レベルに達していることが推察されます．

3）コミュニケーション

保護者や施設職員から歯科治療に際して知っておいてほしい事柄があるようであれば聴取しておきましょう．特にコミュニケーション手段やパニックの原因と対処法，ストレス時に表示するサインなどは参考になります．自閉症患者では，保護者がレスパイトカード（相談支援手帳，図5-28）をもっていることがあるので，みせてもらい参考にします．

4）医学的問題

ダウン症候群のように約半数の者に心疾患を合併していることがあり，障害者が全身疾患を合併していることは少なくありません．特に心疾患やてんかんなどを合併している者が多くみられます．心疾患を合併している者に対する抑制法の適用は慎重さ

図5-26 各行動調整法の位置づけ[16]

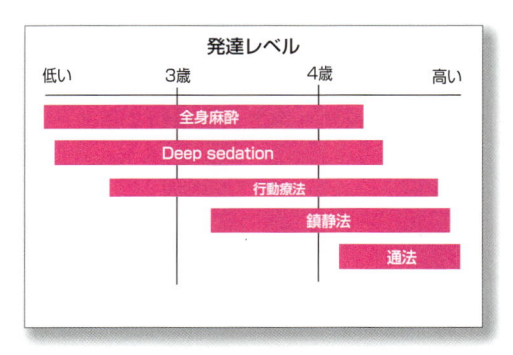

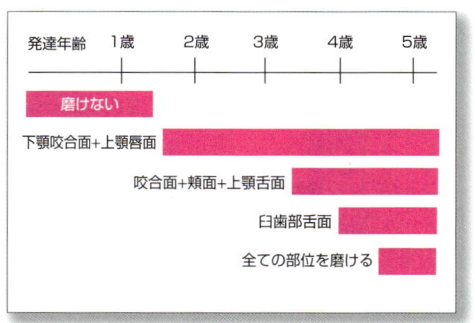

図5-27 ブラッシングのレディネス
（Ogasawara, 1992[14]）

表5-15 発達検査・知能検査

検査法	対象	検査時間	特徴
●乳幼児精神質問紙（津守・稲毛式）	0〜7歳	約60分	3種類 1歳，1〜3歳，3〜7歳
●日本版デンバー式発達スクリーニング検査	0〜6歳	約10分	評価は正常，疑問，異常，検査不能
●牛島・乳幼児簡易検査	0〜8歳	約10分	比較的簡便
●S-M社会生活能力検査	乳児〜中学生	約30分	130項目
●遠城寺式乳幼児分析的発達検査	0〜4歳8カ月	約10分	6つの発達分野 簡便
●田中ビネー知能検査法	0〜成人	約60分	評価に検査不能あり

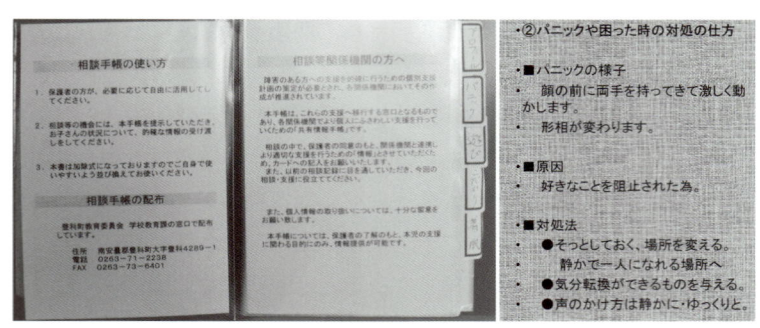

図 5-28 レスパイトカード（相談支援手帳）
レスパイトカードには，各患児のプロフィールからコミュニケーション法，パニックになる原因，パニックの状態と対処法など，さまざまな情報が入っているので，初診時に確認すると患者管理のうえで参考になる

と注意が求められます．心疾患合併者への強いストレスは，急性心不全を惹起する危険性があるからです．

　さらに発達障害を有する者は精神の脆弱性のためストレスに起因する精神疾患（神経症，心身症，うつ病，行動異常など）を発症することがあり，その発症率は 20～60％とされています[17]．強制的な歯科治療は，心因性疾患の誘因の危険性があります．精神の脆弱性を考慮し，患者さんの立場に立って歯科治療時に受けるストレスに十分な配慮をしたうえで治療方針を選択しなければなりません．またブラッシング指導時にも過度なストレスを与えない配慮が必要です．

　初診時に合併疾患を把握することにより歯科診療時の行動調整法と継続的な歯科管理上の全身的配慮のみならず，精神的に配慮すべきことを検討することが重要です．

IV 感染への対応

1．感染対策のために

1996 年に CDC（アメリカ疾病予防センター）は「スタンダードプリコーション；

表 5-16 スタンダード・プリコーション（標準予防策）

状況	対策
血液，体液，排泄物等に触れる可能性があるとき	手袋着用 （必要に応じてプラスチックエプロン）
血液，体液，排泄物等が飛び散る可能性があるとき	手袋，プラスチックエプロン，マスク，ゴーグルの着用
血液，体液，排泄物等が床にこぼれたとき	手袋，プラスチックエプロンを着用し，次亜塩素酸ナトリウム液で処理する．
感染性廃棄物を取り扱うとき	バイオハザードマークを使用し，分別，保管，運搬，処理を適切に行う．
針を使用したとき（針刺し事故防止）	リキャップせず，針捨てボックスに直接廃棄

（林，藤田，山之上，2005[18]）

標準予防策（患者さんの血液，体液，分泌物，排泄物，創のある皮膚，粘膜は感染症のあるものとして取り扱う）」と「感染経路別の予防対策」の2段階対策を提唱しました．スタンダードプリコーションを**表 5-16**[18]，感染経路別の予防対策は**表 5-17**[18]に示します．

表 5-17 感染経路別の予防対策

感染経路		感染媒体	主な疾患	主な対策
接触感染	直接接触感染	直接接触して伝播 皮膚同士の接触 患者ケア時	消化器，呼吸器，皮膚あるいは創の感染症 MRSA，VRE，大腸菌 O-157 環境内に長期生存	標準予防策の実施 手洗いの実施 防御具の使用＊ 清掃等
	間接接触感染	感染源が何かを介して間接的に伝播 患者ごとに交換しない手袋	微生物量が少なくて感染する疾患 伝染性が高い皮膚疾患 ウィルス性出血性感染症	標準予防策の実施 手洗いの実施
飛沫感染		咳，くしゃみにより分泌物が飛散（飛沫） 微生物を含む飛沫を吸入，接触により感染 飛沫は落下が早く，患者から1m以上飛散しない	肺炎，インフルエンザ，流行性耳下腺炎 風疹，	標準予防策の実施 手洗いの実施 防御具の使用＊ 清掃等 標準予防策の実施 手洗いの実施
空気感染		飛沫から水分などが蒸発して小粒子になった飛沫核 長時間空中に浮遊し，遠方まで運ばれる 病原体（飛沫核）を吸入し，2次感染を起こす	結核，麻疹，水痘 レジオネラ肺炎（一次感染）	個室管理 空気処理 換気が必要 N95マスク（微粒子）

＊防御具；手袋，プラスチックエプロン，マスク，ゴーグル

表 5-18 感染リスクに応じた対策

リスク	対象	対策	例
高リスク	皮膚または粘膜を通過して直接体内に接触されるもの	滅菌	リマー・ファイル 外科用器具 バー類
中間リスク	粘膜に接するもの 体液に汚染されたもの	消毒	プライヤー類 ラバーダムフレーム クランプ
低リスク	傷のない正常な皮膚に接するもの	洗浄および乾燥	血圧計のマンシェット
最小リスク	皮膚に直接触れないもの	洗浄および乾燥	診療台

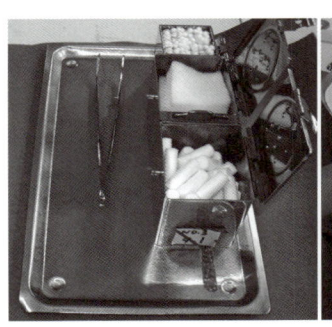

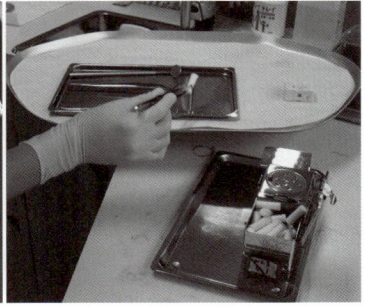

図 5-29 ワッテ缶のシステム
　ワッテは専用の滅菌ピンセットで取る．基本セットのピンセットでワッテを取らない

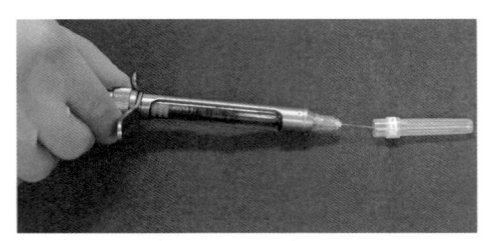

図 5-30　水平片手リキャップ

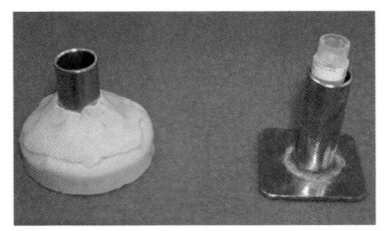

図 5-31　リキャップ台（手作り）
左：金属筒に印象材で台座をつけたもの
右：金属筒に金属板をつけたもの

（1）院　内

患者に使った器具は，それぞれの感染リスクに応じて対応します（**表 5-18**）[18]．共有するワッテ缶などは患者体液が接触しないように他のピンセットを使用します（**図 5-29**）．針刺し事故が最も多発するのがリキャップのときです．針刺し事故予防のために，原則的に注射針はリキャップすべきではありません．しかし医科のように 1 回の注射とは限らないので，再使用のためにリキャップすることがありますが，その際には片手リキャップ（**図 5-30**．机上でリキャップ，**図 5-31**．リキャップ台）を原則として，針刺し事故防止につとめます．

（2）施設での検診

一度に多くの施設利用者を検診するため，接触感染対策には適切な準備をします．しかし，診療室のようにトレー上に基本セットを置くことは煩雑であり，現実的ではありません．施設での検診では，ミラー，探針，WHO プローブなどをペーパータオルの上に置いて，1 セットとします．グローブは未滅菌のものでよいでしょう．未滅菌でもグローブに病原体が付着しているわけではなく[18]，体内に挿入されるものでもないので，グローブは未滅菌で，安価なものを一人ひとり交換し，グローブを外した後，必ず擦り込み式消毒剤を使用します．体液に接する可能性のある器具は，必ず一人ひとり交換することが原則です．重症心身障害者や要介護高齢者の検診によりウイルス性肝炎はもちろん，MRSA や VRE（バンコマイシン耐性腸球菌）を伝播させる危険性があります．感染対策においては適切なシステムの構築が不可欠です．

文　献

1) 黒田吉孝:「軽度発達障害」への新たな認識と研究発展への期待. 障害者問題研究, 30:1, 2002.
2) 穐山富太郎, 川口幸義:重症心身障害児. 穐山富太郎, 川口幸義編, 脳性麻痺ハンドブック, 第1版. 東京, 医歯薬出版, 2002, 63.
3) 野口いずみ, 高野宏二, 田中利加子, 雨宮義弘:歯科治療によって致死的横紋筋融解症を生じた1例. 日歯麻誌, 30:209-214, 2002.
4) 江草安彦. 超重症児の概念と対応:江草安彦編, 重症心身障害療育. 東京, 医歯薬出版, 134-138, 1997.
5) 武智信幸, 鈴木康之:重症心身障害児の管理の進歩 ─特に呼吸・栄養の管理─. 小児科, 45:2351-2356, 2004.
6) 佐々木正美, 宮原一郎:佐々木正美編, 視覚的構造化. 自閉症児のための絵で見る構造化. 学習研究社, 東京, 2004, 2-4.
7) 渡辺達夫編:知覚障害者のための歯科診療. 松本歯科大学出版, 長野, 65, 110-111.
8) 内山喜久雄:行動療法. 日本文化科学社, 東京, 2001, 8-9, 58-76.
9) Addelston HK:Child patient training. Chicago Dent Soc 38:7-29, 1959.
10) Louis W R, James T B. 第5章　行動変容技法:笠原浩訳編, 子どもと歯科診療 ─行動科学とその臨床応用─. 書林, 東京, 1981, 83-88.
11) 実森正子, 中島定彦:オペラント条件付けとは. Anonymous. 学習の心理─行動のメカニズムを探る─. 株式会社サイエンス社, 東京, 2000, 83-86.
12) 東　洋, 大山　正, 他:心理用語の基礎知識, 新装版. 有斐閣, 1987, 300.
13) 前田隆秀. 小児への対応:内村登, 前田隆秀, 宮澤裕夫, 渡部茂編. スタンダード小児歯科学. 学建書院, 東京, 2001, 30.
14) Ogasawara T, Watanabe T, Kasahara H:Readiness for toothbrushing of young children. ASDC J Dent Child, 59:353-259, 1992.
15) 佐野富子, 田邊義浩, 野田忠:定期的な歯科受診は恐怖を和らげる. 新潟歯学会誌, 33:101-102, 2003.
16) 小笠原正, 笠原浩:精神発達遅滞者の歯科治療時における行動管理の研究─歯科治療への適応に対するレディネスについて─. 障歯誌, 10:26-34, 1989.
17) 横田圭司:医療　発達障害児・者の心因性疾患. みんなのねがい, 444:36-38, 2004.
18) 林泉, 藤田直久, 山之上弘樹. 標準予防策:ICHG研究会編, 標準予防策実践. 南江堂, 東京, 2005, 23-29, 66-69.

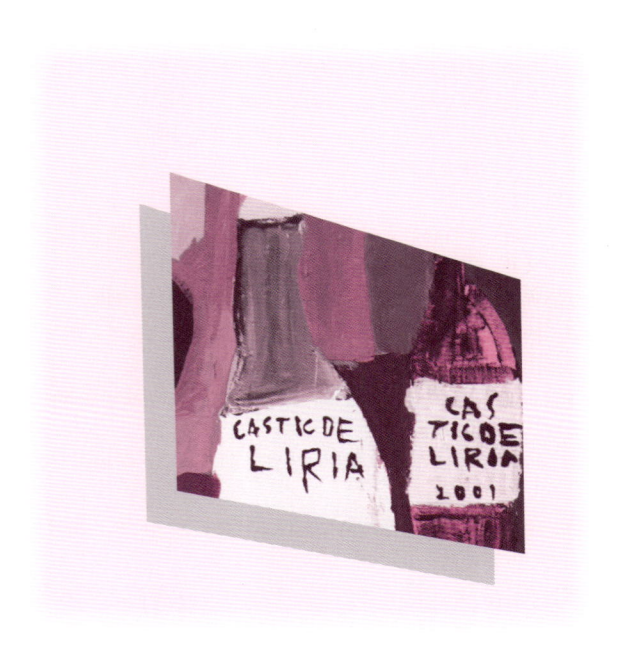

CASTIC DE LIRIA   CAS TICDE LIRIA 2001

6章

障害者の
歯科診療では
細やかな診療補助が必要

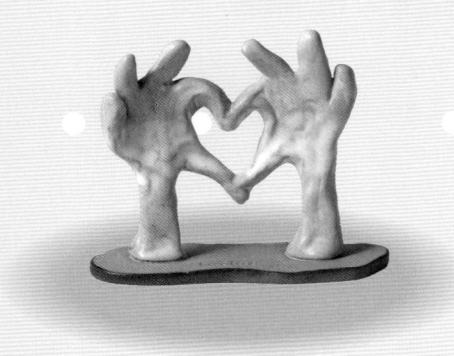

6章 障害者の歯科診療では細やかな診療補助が必要

I 障害別に対応するために

◆それぞれの障害特性に特化した診療補助をすることで，患者さんにとってより良い診療を提供できることはいうまでもありません．ここでは，その障害別の対応について項目を分けて説明します．

◆各論に入る前に注意すべき点が2点あります．

1つ目は，それぞれの障害特性の背景には，患者さんのパーソナリティも多分に関係しているということです．生活環境や個々の嗜好品なども把握しておくことで，より個別化した対応が可能となります．

2つ目は，同一人物であっても，加齢や季節によって対応の方法は微妙に異なるということです．ですから，一度見い出した方法がすべてではなく，そのつど最良の方法を検討するようにしましょう．

1．精神発達遅滞（知的障害）

1）発達段階を知る

◆まず，対象者の発達段階を知ることから始めます．保護者や介助者に発達について問診し，それが歯科ではどういったスキル（技能）につなげていけるかを考えます．

「ブラッシングはどの程度の頻度で誰がしているのか？」「洗顔，入浴など他の整容はどうか？」「トイレの習慣で問題になっている点はあるか？」など，日常の整容に対する患者さんの自立度を把握します．

◆それから，知的障害の程度を知るべく問診に移行します．ここでは「言語の理解度」「文字の理解度」「生活の自立度」のほかに，「羞恥心の有無」「こだわっていること」「他者とのコミュニケーション能力」なども含めて問診します．

◆その後，「過去に起こった事実で本人がトラウマになっていること」や「最近起こったトラブル」など，ネガティブな環境について聞き足します．

2）長所を引き出し，長所をのばす

◆知的障害児（者）に限らず，障害をもつことで何度も負の経験を体験されることがあります．しかし，負の経験に固執することで，いくつもの「できなかった…」を重ねてしまうのは本人のためによくないことです．できなかったという事実は払拭できないかもしれませんが，いつまでもそこで止まっているわけにはいきません．

◆そこで，注目したいのは長所です．1つでもうまくできたことがあればそれをより強化するような関わりをもちましょう．それが本人の自信にもつながります．実際は，本来の目的とは違うことでも「できた」という達成感が本人のやる気を触発し，ひいては本来の目的をも本人の力で達成できることもあります．

◆ここで，例をあげてみましょう．

知的障害の男児が，タービンで切削をする練習をしています．でも，機械の音が苦手でどうしても受け入れたくないようです．そこで，いつもできている歯ブラシを用いて練習しました．

歯ブラシならできると得意げに見せてくれます．ここで「すごく上手」と誉めてみましょう．それから，次は先生か歯科衛生士に磨いてもらう練習です．少しの抵抗はありますが，徐々に慣れてくれます．10ずつ数えてできたら誉めます．その日の練習はそれでおしまいです．あとは，楽しいことで埋めてください．誉めてもらうことだけで終わっていく日を初期に設定することは，今後の診療にとても大事な1日となります．しかし，この時点ではまだまだ本来の目的には達成していません．

◆次に，いままでできたことを本人に理解してもらうため，アルバムやカレンダーなどにできたことを書き込んでもらいましょう．絵や写真があってもいいでしょう（図6-1）．

1つクリアしたら，どんどん増えていく．患者さんが好きなものと関連つけていくことも大切です．ゲームや芸能人など好きなものをその中に取り入れます．

◆次の予約の日，前回のことを復習してから次なる課題へ移行します．患者さんに選んでもらえるように写真などのカードにしておくのもよいでしょう．「ミラー」「ピンセット」「マイクロブラシ」「電動歯ブラシ」「コントラポリッシングブラシ」「スリー

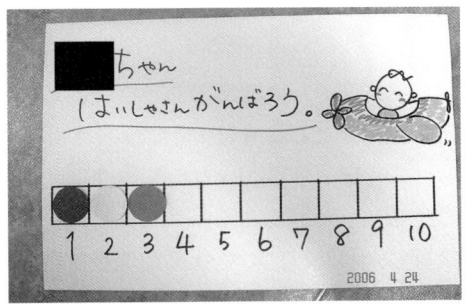

図6-1 全体の量を10とし，どこまで進んでいるかを伝える

ウェイシリンジ」「バキューム」「タービン」と徐々に移行します．このとき，あせらずに，本人の「してみようかな」という心を最大限に引き出すような関わりが大切です．できたら，たくさん誉めていきます．保護者の前でもしっかり誉めてあげてください．そして，保護者からもたくさん誉められることが大切です．

　そうするうちに，「怒られてない」ことを本人が心地よく感じてくれたらいいのです．

◆必ず，長所はあります．1項目ずつ「できた」というクリアを長所と関連づけていきましょう．歌をうたうのが好きなら1つクリアごとに皆で歌を歌い，ゲームが好きなら1つクリアするごとに対戦ゲームの相手をするなどが効果的です．

◆得意なことと，苦手なこと，それは誰にでもあります．長所をうまく活かして気がつけば本人の意思で診療がどんどん進んでいく．それは本人にとって自信につながるすばらしいことです．

2．自閉性障害（広汎性発達障害）

1）問診で傾聴したキーパーソンの意見を活かす

◆診療補助にあたり，患者さんの得手不得手を把握することはとても大事です．そこで，何があるとうまくいくか，また逆に何があるとうまくいかないかを一番よく把握されているキーパーソンの意見を聞くことが必要不可欠となります．

◆「キラキラ光るものが好きです」「掃除機の音が苦手です」「水遊びが好きです」「本人が気持ちいい感触はこのタオルです」など・・・キーパーソンにとってほんの些細なことでも，私たちにとってはとても大切な情報です．その声を診療補助にいかに活かせるかが歯科衛生士の力量発揮のときです．

◆「じゃあ無理ですね」という前に，「それなら，こうしよう」と柔軟な対応こそが現場で必要とされる支援技術です．

2）障害特性を活かす

◆広汎性発達障害の障害特性はいくつかあります．以下に簡単にまとめます．また，各項目ごとの対応方法を示します．

(1) コミュニケーションがとりにくい

・言葉の理解がしにくく抽象的なことや曖昧なことが理解しにくい
・言葉がうまく話せず，エコラリア（反響語・オウム返し），ひとり言，同じことを繰り返しいう
　→言葉以外の方法で伝える．エコラリアに対して過剰な反応を示さない．

(2) 人との関係がとりにくい

・視線が合いにくい，表情が少ない・場面に合わない
・よびかけても知らん顔である
・相手の気持ちがわかりにくく状況が理解できない
　→物事の常識やルールを物語にして伝える（ソーシャルストーリー）

（3）こだわりがある

・特定の物や事柄に執着する
・変化があると混乱する，決まったやり方にこだわり，同じことや動きをくりかえし行う
　→決まったやり方の中に歯科のルールを取り入れる．

（4）感覚刺激に対して独特の感じ方をする

・特定の音や触覚刺激などに強い苦痛を感じる
・人の多いところ，うるさいところで混乱してしまう
　→刺激を遠ざけるか遮蔽して安心できる環境を設定する．

（5）アンバランスな能力

・言語の能力や社会性は弱い
・視覚認知（目で見て理解する力）が強い（パズル，コンピュータ，道順など）
・記憶力が強い（カレンダー，時刻表など）
　→情報を視覚的に伝え，スケジュールで見通しをもたせる（図6-2）

3）つまづきのポイントを知る

◆いわゆる，パニックや混乱はどういった原因から派生しているのかを考えます．原因は歯科医師や歯科衛生士・助手がきっとそうであろうと考えていることとは別のところにあることが多々あります．

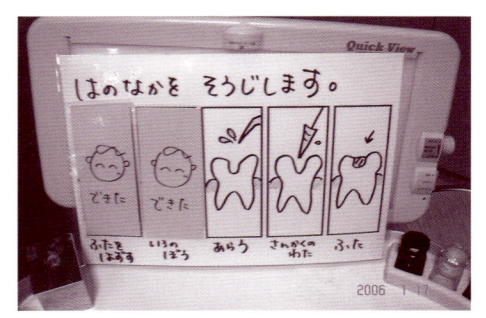

図6-2　術式を示すボードと終了を示すシール

症例：入室時の混乱

状況

入室時に大混乱が起こったとき，「あ，歯医者さんが怖いんだ」と思ってトレーニングを安易に始めようとしてしまうことがある．でもなかなかうまくいかない．

対応と経過

少し手を引いてみたり，ときには後ろからちょっと押してみたり，さまざまな身体介助を加えるが，さらに拒否は増すばかり．そこで，椅子に「ここにすわります」背

もたれに「せなかつけます」と視覚的にわかりやすく表示してみた．すると，すぐに座位をとり，スムーズに診療を受けることができた．実は，診療台の座り方がわからなかったのである（図6-3）．

P 指導のポイント

決めつけないでつまづきのポイントをみつける

この例のように，こちらが思いつきもしないことでつまづいて，先に進めていないということがときどきある．決めつけないで，つまづきのポイントをじっくり解決しよう．

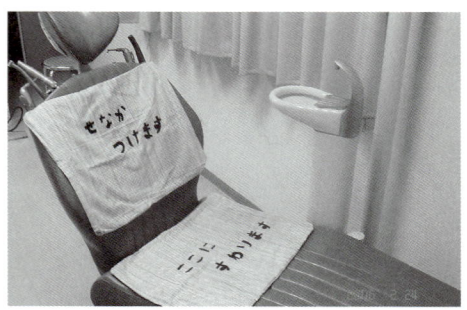

図6-3　座る位置と背もたれを示すクッション

3．肢体不自由

1）楽な姿勢を知る

◆患者さんによって安定できる姿勢はさまざまです．診療行為を行う前に，患者さんが一番安定を保つことができる姿勢で診療に臨んでもらえるように環境設定をしましょう．クッションや枕で体位の安定をはかることや，不随意運動に対応すべく固定ベルトなども患者さんに聞きながら必要に応じて用い，より良い体勢をとりましょう．

◆また，角度調整や準備物についてカルテに記載しておくことで，スタッフが変更しても一貫した楽な姿勢で受診してもらえます．

2）休憩の間の取り方

◆歯科診療は長時間に及ぶ場合もあります．長時間の開口，体幹の保持は患者さんにとって苦痛になることも多く，無理に続けると医療事故につながる場合も考えられます．

◆肢体不自由の患者さんの場合，苦痛を表出することが困難な場合もあるので，術前に休憩のサインを取り決めておき，無理なく診療が進められるような工夫が必要です．

◆また，バキュームのタイミング，開口器の使用などには熟練した技術が必要とな

ります．適切な研修期間を経てから臨床に臨むことが，医療事故を防ぐためには不可欠です．

4．高齢者

1）ライフスタイルを知る

◆高齢者の患者さんに接する際，注目すべき点は，加齢に伴う高齢者特有の変化と，その個人の生活背景です．前者については，歯科領域のみならず他科との対診が必要であり，歯科からも他科にとって有用な情報はもれなく伝達すべきです．また，後者においては，それまでの生活環境や社会的地位をも含めた過去と，現在の生活圏での環境，さらにこの先どういった支援の下で生活されるかという未来についての3つの側面から患者さんの生活を把握する必要があります．

2）無理のないアセスメント

◆患者さんの現状を把握するため，アセスメントし課題分析をします．その際，「患者さんにはまだ余裕があっても，介助者にとっては限界」という状況に遭遇することがしばしばあります．プラークコントロールや，義歯の管理も，最良の方法をと思い伝達したとしてもそれが逆に介助者の負担になっていることも多く，その負担が他の生活面に悪影響を及ぼしていることもあります．アセスメントを進める際は，患者さんの介助者を含め，方法論だけでなく，それを誰が担うのかを考え，マンパワーが不足しているようなら専門家が介入できるようなプランニングが必要です．無理のない個人にあったアセスメントを行い，患者さんの口腔内の状態のみならず生活もより満たされた環境にすることを心がけましょう．

5．診療補助の基本はコミュニケーションの確立から

1）患者さんにそっと寄り添う診療補助

◆患者さんとは，その文字の成り立ちからみてとれるように「心に串が刺さった状態」であると，よくいわれます．そのような環境にさらされている患者さんにいかにして寄り添い，信頼関係を確立していくかということを考えてみましょう．

◆患者さんに伝えたい，伝えてもらいたい，という意気込みだけでいきなり近距離になろうとしてもそれは難しいことです．それよりもまず，患者さんにとって便利な人，患者さんにとって安らげる人であることが患者さんとの心の距離を近づける一つの方法ではないでしょうか．

ここで，患者さんの立場になって考えてみましょう．

◆あくまでも，私たちは一医療人です．患者さんは友人や共感者を求めるため，来院するのではありません．適切な診療を介してこそ，より適切な関係を維持できます．

◆患者さんからの「いい状態にしたい」「なんとか現状を維持したい」，そういったニーズに専門家として向き合い，良い方法を見い出すことが寄り添いの基本です．いい薬や注射だけでは，決して治すことのできない心のケアを含めた診療を提供するこ

と，それが診療補助に求められているのではないでしょうか．

II 治療の内容によって対応は異なる

1．CUREの場合

1）痛みの有無は

◆治療が目的である場合，痛み，腫れ，出血などの症状を呈していることが多くあります．診療を受ける練習をゆっくりと行う余裕のない場合は，初診時からいきなり処置に移行しなければならないこともあり，インフォームドコンセントやラポールの形成が難しいといえます．そのような状況下でいかに患者さんが納得して安心できる治療を提供できるかをまず考えてください．痛みがあるときは，除痛がきっかけで信頼関係を確立できる場合もあります．「何のためにそれをするのか」，「どうなったらその処置が終わるのか」，目的とゴールの見通しは障害者歯科に限らず必要なことです．

2）処置が続くとき

◆歯科の治療は，処置が長引くことが多々あります．そういったとき，次回に何をするのかをわかりやすく伝え，混乱を防ぐような取り組みもなされています．患者さんによってさまざまですが，事前に術式を簡単に示した写真や手紙を送付することも一つの方法です．習慣化された関係のなかでうまくいくこともありますが，いつもの患者さんのいつもの処置のなかにも，隠された問題点が潜んでいることが多いようです．患者さんがどのように考えているか，負担になっていないかを常に考えるようこころがけましょう．

2．CAREの場合

1）予防処置

◆フッ化物やシーラントで予防処置を施すことが，患者さんにとって有効であることはいうまでもありません．特に，障害者歯科の場合，積極的な予防の取り組みが必要とされています．それは保護者，介助者への適切な説明と，本人の納得を得てから進めていくことが大切です．予防処置は，治療に慣れる前の前段階として，歯科衛生士とのコミュニケーションの場としても有効です．その際は，器具や薬品に徐々に慣れてもらうのを目的とするので，焦らずに，患者さんのペースに合わせて計画的に行うことが大切です．

2）リコールシステムの導入

◆必要な処置がひととおり終了したら，継続管理が必要となります．患者さんが歯科に来院される際，痛みがなく症状がないのが理想です．そのことを患者さんや保護者，施設職員にうまく理解してもらい，管理システムを確立します．

◆患者さんが「何も嫌なことがなかった」という自信をもてたことから信頼関係が

確立でき，万一処置が必要になったときもスムーズにできるといった症例にしばしば遭遇します．

障害者の心に歩み寄る

　身体の大きな彼は，自閉症です．

　診療チェアに寝てもらい身体をまっすぐにし，手を体側にしたとたん「ぎゃぁぁ．」大きな声を出して大混乱．

　担当医も，「これでは難しいなぁ，身体も大きいし・・・」と，診療を躊躇．「いつもはちゃんと寝てくれるのに，どうしたのかな？」と，診療スタッフ．

　彼はいったん起き上がると，眉と鼻をごしごし．そういえば診療室に入るなり，右の指で眉間をごしごし，その後鼻の頭をごしごし，この動作を繰り返しています．

　そうしながらも，彼は，身体を左右に揺らし，診療台の横にいてはくれます．

　そこで，ティッシュを四角くたたんで彼の眉と鼻をそっとこすってみました．そして「ねます」と促すと，今度はスムーズに寝てくれました．

　その間もずっと眉と鼻には触れています．診療中も，一定のリズムで「まゆ，はな，はな，まゆ」と繰り返しティッシュで触れ続けてみました．

　そうなんです．

　彼は，寝ることも歯科診療を受けることも拒んでいなかったのです．ただ，眉と鼻を触っていたかったのです．ひょっとして痒かったのかもしれません，ただ単純に触れている感触が心地良かったのかもしれません．その日の彼の流行りのパターンだったのかもしれません．

　私たちは，ついついその混乱だけに目を向けてしまいますが，その背景には理由があります．理由に目をむけ，いつも患者さんの心に寄り添う支援ができたらいいなと考えます．

III 歯科衛生士に必要な全身管理の見方

◆歯科への受診は，患者さんにとって非日常的な場所や機会です．日常の生活では経験しない刺激を受けやすくなります．慣れない場所，見慣れない人，不快な音など環境の変化や歯科処置が強い刺激となり，全身状態に変化をきたす障害者がいます．歯科衛生士は，患者さんの全身状態に配慮しながら，診療にあたることが大切です．全身状態への配慮では身体への配慮だけでなく，患者さんの心に対する配慮も忘れてはなりません．

◆患者さんの全身状態については事前に情報を得ておきます（**表 6-1**）．そして，起こりうる全身状態の変化を予測し，未然に防ぐ対応を心がけます（**表 6-2**）．また，全身状態に変化が起きた場合には，その原因を即座に判断し，適切な対応ができるように，歯科医師やスタッフと打ち合わせておくことが大切です．

1．障害別の留意点

1）脳性麻痺者

◆協調運動の障害，刺激によって誘発される緊張や反射に留意した対応が必要です．
- 治療椅子への移乗時の「転倒」や治療椅子からの「転落」に留意します．
- 歯科診療の刺激が全身の緊張を誘発し，四肢の不随意な動きによる「けが」，咽頭や呼吸筋の緊張による「呼吸抑制」「嘔吐反射」に留意します．
- 開口を自分で維持することが苦手です．開口保持器を使用する際には，開口による「呼吸抑制」，強い咬みしめによる「歯の脱臼」に留意します（**図 6-4**）．

◆日常ではコミュニケーションに問題のない脳性麻痺者でも開口のままで不都合や不快，苦痛を訴えることは困難です．顔色，表情，全身の緊張状態をみながら患者さんの状態を察知し，問題を早めに術者へ伝えます．

2）知的障害者や自閉症児

◆歯科診療への不適応行動に留意した対応が必要です．歯科診療の経験の有無，これまでの歯科診療時の状態などを調べておくと参考になります．

表 6-1　全身状態への配慮事項
①当日の体調の確認
②バイタルサインの把握
③常用薬の種類と当日の服用の有無
④けいれん発作について
⑤アレルギーについて
⑥出血傾向について
⑦現病歴（慢性疾患の把握）

表 6-2　全身状態についての観察のポイント
①移動の方法 　自力歩行，介助歩行，車椅子，抱えて
②ユニットでの姿勢 　水平位の不可，座位の不可
③体勢の安定性 　不随意運動の有無，体動の有無
④不適応行動の有無 　音，水，光，器具に対する反応
⑤開口保持の方法と安定性 　自力，バイトブロックの使用，開口の安定性の有無
⑥コミュニケーションの不可と手段
⑦呼吸状態，顔色，口唇色，発汗，体温

- 治療椅子に座り背板を倒す，ライトをつける，器具を使うなど一つひとつの刺激に対する患者さんの不適応行動を予測します（図6-5）．
- 不適応行動や抵抗によるユニットからの飛び降りや体動，手でのはらいのけによる「けが」に留意が必要です．
- 「体動」「泣く・叫ぶ」状態はコミュニケーションに問題のある患者さんの心の状態を表しています．状態を無視した強制的な診療の継続は「パニック状態」「ショック」「呼吸抑制」などの状態を招くこともあります．
- 自閉症児は診療による直接的な刺激だけでなく，周囲の患者さんの泣き声など間接的な刺激でパニックになることもあります．

◆知的障害者や自閉症児の多くが歯科診療時のコミュニケーションに問題を有しています．指先の緊張や表情などからも心理状態を察知し，配慮することが大切です．

3）ダウン症児（者）

◆心疾患を合併しているダウン症児（者）は医療面接時に事前に調べておきます．

◆ダウン症児（者）は白血病の罹患率が高く．その症状は，口腔内に重篤な歯肉炎に類似した症状として現れることもあります．

◆ダウン症児（者）は知的障害を伴うため，全身状態への配慮は知的障害に順じますが，心奇形などの全身疾患の有無による配慮が必要です．

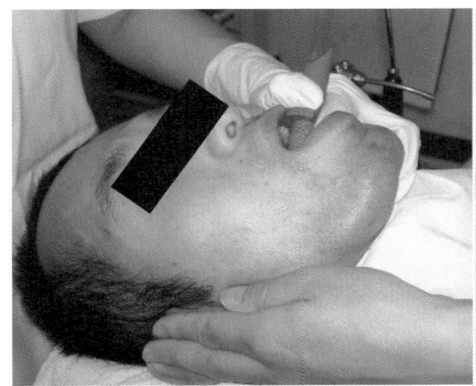

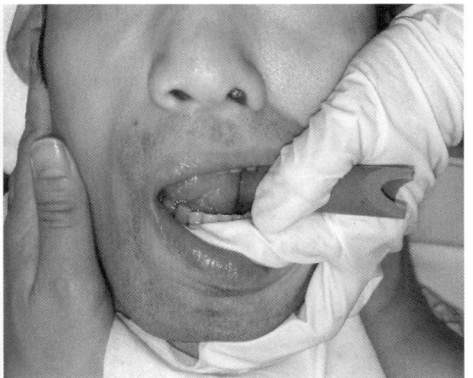

図6-4　開口保持器の使用
指で口唇の咬みこみ，下顎の安定をはかる

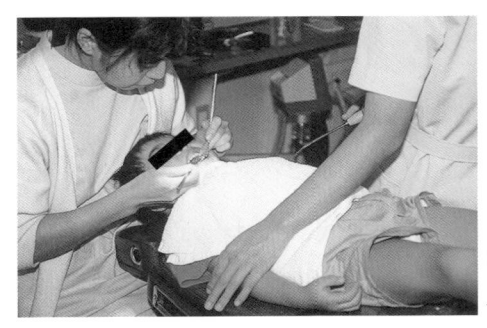

図6-5　介助の体勢
患者さんの不適応行動に対応できるように，介助の位置，体勢を考慮する

4）心疾患の患者さん

◆心疾患を合併する患者さんでは，「号泣」「興奮」状態が心臓への負荷となることがあります．「チアノーゼ」や「心臓への負担」を配慮します．

◆歯科処置時に循環器の主治医から心内膜炎予防のため抗菌薬の服用の指示を受けている場合があります．服用の確認を術前に必ず行い，歯科医師に対応を相談してください．

5）重度・重複障害児（者）

◆歯科診療時には細心の注意が必要です．意思の疎通が困難で，歯科処置に対して全身反応を示しますが，一方，不快や苦痛を体動や不適応行動で表すことが困難なことも多くみられます．

- 姿勢や筋緊張の異常による体の変形（側彎，四肢の屈曲や拘縮，関節の脱臼）のため，診療時の姿勢に留意します．タオルやクッションで体型にあわせた姿勢を確保します（図6-6）．
- 無理な姿勢の保持や抑制による「関節の脱臼」「骨折」に留意します．
- 呼吸障害を有することが多く，その原因は①気道が狭いことや痰が溜まることによる空気の通過障害，②側彎や拘縮による肋骨の動きの制限，③身体の緊張や筋力の低下による呼吸運動の障害に分けられます．さらに歯科診療時の刺激が「呼吸抑制」を引き起こすこともあります．
- 気道を閉塞させるような姿勢は避け，気道の確保，痰の吸引などを行い，呼吸状態に留意します．

6）その他（特別な配慮を必要とする患者）

①吸引の必要な患者さん

◆気道に痰や鼻汁などの分泌物が溜まると呼吸を邪魔します．分泌物をうまく喀痰できない患者さんでは，日常的に吸引器（図6-7）を用いて上気道に溜まった分泌物を吸引しています．歯科診療時に，痰がからんでぜい鳴が聞かれるとき，鼻汁によって呼吸が苦しそうなときには処置を中断し，吸引を行います．

◆また，全身状態の不良により分泌物が多くなることもあります．体調を聞き，処置の内容によっては治療の延期なども考慮します．口腔内以外の吸引処置は歯科衛生

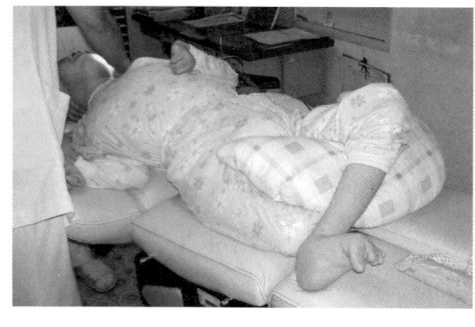

図6-6 姿勢の工夫
身体の変形にあわせクッションやタオルなどで姿勢を安定させる．無理な姿勢の保持は，骨折や脱臼の原因となる

士には行うことができません．歯科医師や保護者に依頼します．吸引用のチューブ，吸引の操作は清潔な取り扱いに注意が必要です．

②気管切開の患者さん

◆嚥下機能の障害などのため食物や分泌物を気管内に誤飲することがあります．そのような患者さんでは頻繁な吸引を必要とし，気道が閉塞しやすいまた誤飲性の肺炎を予防するために，気管切開を行い，持続的にカニューレ（専用のチューブ）を留置します（図6-8）．気管切開を行うと頻繁な吸引が必要なときがあります．分泌物が溜まったら，診療を中断し医師もしくは歯科医師に清潔な吸引チューブを用いて吸引を依頼します．

③酸素療法の患者さん

◆肺障害，重症肺炎の後遺症や心疾患などにより，普通の呼吸では十分な酸素を得られない状態が続くと，発達の遅れや運動機能の低下，循環器呼吸器疾患の悪化などを招きます．これを予防するために日常的に酸素吸入をする方法がとられています．

◆酸素療法の患者さんへの歯科診療では，低酸素状態にならないように留意します．患者さんの呼吸状態に注意し，血中の酸素飽和濃度を器械（サチュレーションモニタなど）で観察しながら行います．正常値は95～100%ですが，患者さんの日常的な値や酸素の流量をあらかじめ知っておくと低酸素状態を防ぐ指標となります．

④人工呼吸器の患者さん

◆重度の呼吸不全のため自発呼吸だけでは十分なガス交換ができない場合に人工呼吸器を装着します．人工呼吸器で管理されている患者さんへの歯科診療では，人工呼

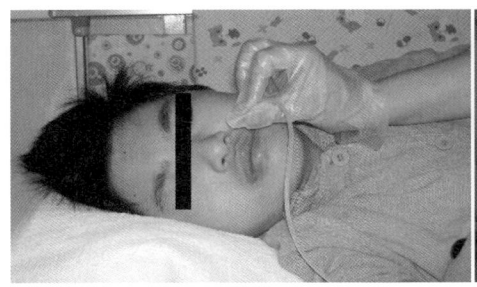

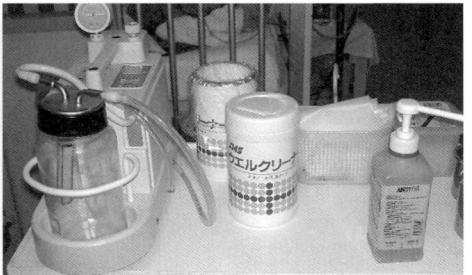

図6-7　吸引をしている患者さん

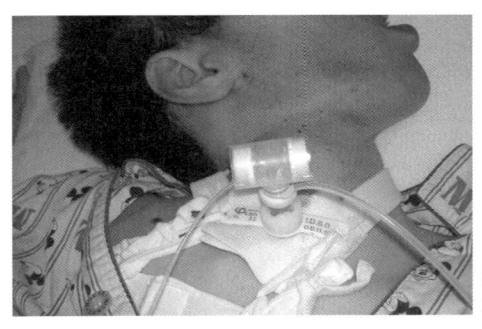

図6-8　気管切開の患者さんにつけられたカニューレ

吸器の回路が外れないように留意しましょう．

　◆もしも回路が外れてしまったときに適切な対処ができるよう，回路のつながり方を把握しておくとよいでしょう．このような患者さんへの処置は一人で行わず，歯科医師，家族や看護師の立ち会いの下で行ったほうがよいと思います．

2．全身状態の変化への対応

1）緊張・息ごらえへの対応

　◆歯科診療の刺激から筋の緊張を誘発し，その結果の息ごらえや，開口・開口保持により舌・咽頭の緊張を誘発した結果の気道閉塞で，呼吸抑制をきたすことがあります．また，興奮や号泣による呼吸抑制も留意します．そのような緊張・息ごらえを防止するために次のような配慮を歯科医師と相談のうえ心がけます．

・リラクセーションのための声かけ
・呼吸の状態の観察
・安楽性を考慮した姿勢
・開口保持器の適切な使用
・刺激を最小限にするバキュームなどの歯科器械の操作
・興奮状態，号泣状態が急に治まったときは，全身状態をよく観察する

2）てんかん発作への対応

　◆てんかん発作について事前の情報収集が大切です．てんかんによるけいれん発作時の特徴，薬物によるけいれんのコントロールなどは保護者や神経科の主治医の添書で把握します．

（1）てんかん発作への配慮の要点

・リラクセーションや安心を与える声かけをします．
・処置中にけいれん発作が起こったら，あわてずただちに処置を中止し歯科医師へ通知し，意識レベルを確認します．
・開口保持器やラバーダムを装着している場合，すみやかに除去できるよう心がけ

> **メモ memo　てんかん発作の薬物投与**
> 緊急処置としてジアゼパム（0.3 mg/kg）を静注する．
> ジアゼパムが無効の場合はアレビアチンを 10～20 分かけてゆっくり静注する．
> もしくはフェノバールとの筋肉内注射も行うが，これらは医師または歯科医の判断で行う．

> **メモ memo　てんかん発作の発見**
> ①意識はあるが手足が痙攣したり，まぶたや頰をピクピクさせたり，口をモグモグさせる．
> ②意識が不明瞭でいろいろな行動をする．
> ③けいれんはないが意識を失う．
> ④全身や手足をピクッとさせる．
> ⑤全身がけいれんし，意識を失う．

ておきます．
- 部分的で持続時間が短いものは観察して回復を確認します．
- 全身性のけいれんでは治療椅子から転落する可能性もあります．治療椅子を最も低くして転落から守ります．
- 無呼吸の状態が長く続く場合は，酸素の投与や呼吸を保つ処置が必要です．
- 嘔吐する場合は体を横に向け，吐物を誤飲しないようにし，口腔内の吐物をかき出します．
- けいれん重積状態（けいれんが30分以上続く，断続的に30分以上みられ，その間の意識が正常化しないもの）は救急処置が必要です．歯科医師が薬物による処置を行うなら指示に従って手際よく用意します．

3）チアノーゼへの対応

◆日常生活におけるチアノーゼの程度や状態についの情報収集が大切です．循環器・呼吸器疾患がある場合は，日常での血中酸素濃度を把握しておきます．

＜全身状態への配慮の要点＞
- 手の爪の色，顔色，口唇色の観察
- 歯科処置中は血中酸素濃度を器械（サチュレーションモニターなど）で測定し，数値の低下に注意します
- 興奮，号泣によるチアノーゼの場合，刺激を取り除けば多くの場合は解決します
- 必要に応じた酸素供給のための準備をしておきます

症例：ひやりハットの症例

全身状況
8歳男児　重度の脳性麻痺

口腔状況など
歯科治療を目的に来院し，6│治療の予定

対応と経過
開口保持器を挿入した直後に全身に緊張が生じ，呼吸障害がみられた．開口保持器の刺激による呼吸筋の緊張性機能抑制が原因である．刺激を除去すれば緊張は緩和されるが，歯科医，歯科衛生士ともにあわてたため適切な対応ができず，チアノーゼが発現．そばにいた母親が，日常的な姿勢に戻して緊張が解け，呼吸が再開してことなきを得た．

指導のポイント
全身状態が急変した場合は，すぐに歯科医に指示を求め，その原因を冷静に判断し，対処する態度が必要である．日常的な訓練とこころの準備が大切である．

IV 全身麻酔や鎮静法における診療補助

1．全身麻酔

◆全身麻酔を用いての歯科診療は高次医療機関（大学病院，病院歯科，歯科医師会のセンター，一部の開業歯科医院など）で行われています．通常，全身麻酔は麻酔医が行い，その補助は看護師の業務とされています．しかし，看護師のいない歯科医療機関では麻酔の補助を歯科衛生士が行うことになります．

◆全身麻酔についての知識を習得することが大切

全身麻酔の補助を担当する歯科衛生士は，麻酔の方法や手順，麻酔薬や使用薬剤など全身麻酔についての知識を習得し，スムーズにかつ全身麻酔中に起こるさまざまな状況に対応できるようにトレーニングを積むことが必要とされます．

◆全身麻酔での歯科治療は迅速に

全身麻酔は，麻酔による侵襲時間が短いほうが術後の回復も早く，患者さんへの負担が少なくて済みます．全身麻酔での歯科治療は，能率的に行い，治療時間を短くするように心がけます．そのために治療に必要な器具・器械・材料はあらかじめ間違いのないように準備しておくことが大切です．また，術者，補助者，介助者のそれぞれの役割を確認・認識し，無駄な動きを省き，効率を考えた治療計画と実践が必要です．

1）全身麻酔に必要な器具と手順

◆一般的に全身麻酔に必要な器具を示しました（表 6-3）．用意した器具については，麻酔医とともに再度点検・確認します．全身麻酔の手順（表 6-4）も把握し，的確な補助・介助を行います．

2）患者さんへの配慮

◆障害者の場合，入室時や麻酔導入時に，不安や恐怖心から泣いたり暴れたりすることがあります．声をかけるなどして，不安や恐怖心を取り除くように努めます．また，患者さんの抵抗や不適応行動への対応も考慮しておきます．

◆患者さんと同様に保護者も不安を抱いています．術前，術中，術後と，不安感を和らげるような配慮を忘れず，治療の経過や結果，麻酔からの回復について説明でき

表 6-3　全身麻酔に必要な器材
- 喉頭鏡
- 気管内チューブ
- キシロカインゼリー，キシロカインスプレー
- 経鼻エアウェイ，経口エアウェイ
- マギール鉗子
- カフ用空気入れ注射器
- 腹膜鉗子，パッキングガーゼ
- アイパッチ（目あてガーゼ），三角巾（頭部の保護）
- 点滴セット
- 絆創膏
- 麻酔用および救急薬品

表 6-4　全身麻酔の手順
① 器具・器材の準備
② 患者の導入
③ モニター（血圧計，経皮的動脈血酸素飽和濃度計，体温計，心電図）の装着
④ 静脈路の確保（点滴の開始）
⑤ 麻酔の導入（マスクによる麻酔薬の吸入）
⑥ 気管内挿管
⑦ 気管内チューブの固定
⑧ アイパッチ，三角巾の装着
⑨ 歯科治療のための麻酔環境の設定

3）歯科治療の補助・介助

◆通常の歯科治療と異なり，全身麻酔下での歯科治療では患者さんの意識がありません．そのため，歯科医療者側のペースで処置を行うことができる一方，以下の点に留意することが必要です．

- ・バキュームやミラーなどの器具の不適切な操作（必要以上の圧迫，力の入れすぎ）で口唇や粘膜を傷つけてしまう．
- ・器具を舌下部など同じ場所に長時間強く押しつけることで起こる口腔粘膜の浮腫．
- ・口唇の排除を行う場合，口角部をミラーの柄などで傷つけ，口角炎を引き起こす．
- ・器具の受け渡しをスムーズにし，セメントや印象材の練和などタイミングよく行い，時間の無駄のないように進める．

◆また，全身麻酔下では，胸部や腹部に治療器具などを置くことは禁忌です．呼吸抑制につながるだけでなく，胸部には心電計の電極などがあり，これらの機能を妨害することになります．

4）回復室での注意事項

◆回復室は清潔にしておきます．シーツ，布団カバーは清潔なものを使用し，術後の嘔吐や抜歯後の出血などに対応できるよう備品を準備しておきます．全身麻酔後の全身管理は麻酔医が行いますが，麻酔医の指示に迅速に行動できるようにしておきます．

2．静脈内鎮静法

◆静脈内鎮静法は，緊張の強い脳性麻痺や治療時に著しい不適応行動がみられる患者さんにしばしば用いられる特殊な行動調整法です．

◆歯科衛生士は静脈内鎮静法について使用する薬剤の種類，名称，投与量，投与による患者さんの変化などの正しい知識を身につけておくことが大切です．

1）使用薬剤の知識

◆使用する薬剤の種類（表6-5）や使用量，特徴について把握しておきます．

2）静注時の補助

①使用薬剤の準備（図6-9）

「一度血管に入った薬は，二度ともとには戻らない」ということを頭に入れ，歯科医師の指示を受け薬剤を準備する際，使用薬剤の間違いがないように気をつけます．アンプルはすぐに廃棄せず，薬剤を入れた注射器とともに歯科医師に提示し，薬剤に間違いがないことを再確認します．薬剤を入れた注射器を置いてその場を離れるときは，注射器内の薬物が誰でもわかるように注射筒に薬剤名を明記しておきます．

②静注時の補助

静注時の激しい緊張や抵抗による体動を予測し，確実な四肢の抑制を行います．

同時にタイミングよく駆血帯やアルコール綿，注射器を術者へ手渡し，手早い，確実な注射操作をサポートします（図 6-10）．

3）歯科治療時の注意事項

◆治療が迅速に終えるように準備，行動します．また治療中は，以下の点に留意しながら補助を行いましょう．

- 鎮静状態の確認
- 患者さんの意識レベル
- 呼吸状態
- 咳やしゃっくり
- バキューム操作を確実に行う（気管内への水の流入を防ぐ）
- 痛みや刺激に対する患者さんの反応と反応への対処
- 動脈中の酸素濃度（器械による測定と観察）

薬剤の過剰投与で患者さんが意識を失うこともあるので注意します．その場合，歯科医師の指示に従って処置を進めますが，慎重な全身状態の観察が必要です．

4）治療後の留意点

◆治療後，ユニットからの移動の際，足元のふらつきなどによる転倒に十分注意します．歩行が困難な場合の車椅子やストレッチャーでの移動では頭部や四肢の動きに注意しながら行います．

◆歯科医師や麻酔医の指示で，声かけによる反応や覚醒レベルのチェックなどバイタルサインの確認を行うこともあります．

表 6-5 静脈内鎮静法に用いる薬剤

精神緩和薬（マイナートランキライザー）
・ジアゼパム
・ニトラゼパム
・フルニトラゼパム
・ミダゾラム

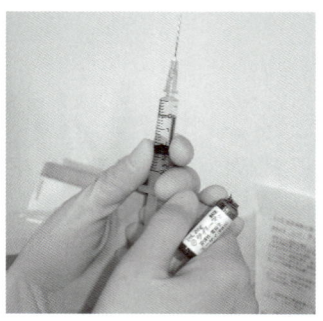

図 6-9 使用薬剤の準備
使用する薬剤を確認し，手際よく準備する

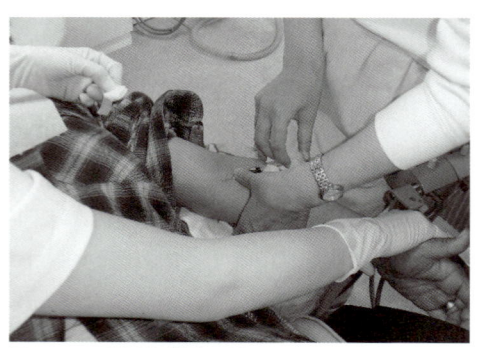

図 6-10 静脈注射時の補助
肩，肘，手首を固定し，確実な注射操作をサポートする．不適応行動が予測される場合は，骨盤部，膝の固定も行う

3．笑気吸入鎮静法

◆笑気吸入鎮静法は，患者さんの不安感や恐怖感を和らげる方法です．使用方法は一般の患者さんと変わりありません．しかし，障害者への使用の際は，鼻マスクを装着することへの拒否反応や，鼻呼吸がうまくできないなどの問題があるので，配慮（図6-11）が必要です．

1）使用中の注意事項
①マスクの適合の確認（体動によるマスクのずれに注意）
②ガス濃度の確認（吸入笑気濃度は通常 30％以下が原則）
③ガス供給量の確認
④リザーバーバックの確認
⑤鎮静の判定

V 高齢障害者の歯科診療補助

1．事前の情報収集が大切

◆高齢障害者へ歯科診療の補助では，まず高齢障害者の心理・生理の特性について理解することが必要です（表6-6）．高齢者の多くは，何らかの基礎疾患をもち，その症状も多様です．また，高齢に加えなんらかの障害を有することは，歯科医療を提供する際に十分な配慮を必要とします．

1）日常の全身状態を知ろう

◆高齢障害者へ歯科的処置においては，抜歯などの外科的処置に限らず，ストレスや痛み，不安感などが全身の急変につながることもあります．日常の全身状態，生活状況，介護の状況を把握し，安全に歯科医療を提供できるように努めることが大切です．また，意思の疎通が困難な高齢障害者への歯科診療では，患者さんの顔色，呼吸の状態など全身状態へ十分に配慮した歯科診療の補助を心がけます．

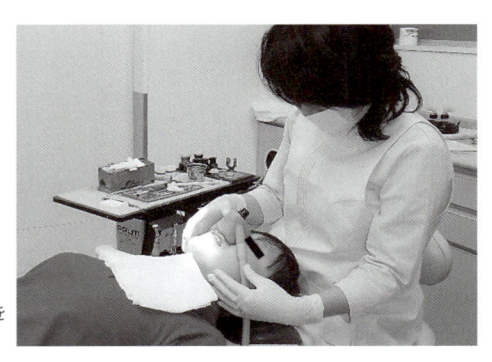

図 6-11　笑気吸入鎮静法
　患者に説明後，鼻マスクの適合を確認し，鼻呼吸をうながす．患者をリラックスさせるよう配慮する

(1) 歯科処置時のチェックポイント

①基礎疾患の把握
発生の時期，経過と現在の病状について把握します．また，受診の状況についても情報を得，必要であれば主治医と連絡がとれるようにしておきます．

②日常の生活状況の把握
日常の生活自立度（表6-7）や日常生活動作（表6-8），生活状況，介護状況について把握します．介護保険による介護サービスを受けている場合は，サービスの内容，頻度を把握しておくとよいでしょう．

③バイタルサインのチェック
日常での顔色，脈拍，血圧，呼吸の状況について把握しておきます．必要に応じてバイタルサインの測定を行い，術前の体調の確認を行います．

④当日の体調
風邪，睡眠不足，疲れなど当日の体調を確認します．

⑤投薬の状況
常用薬の種類と当日の服用について確認します．

⑥コミュニケーションの手段
意思の疎通の不可，意思の疎通の手段について把握します．

表6-6 障害高齢者の特徴

- 身体的機能の低下
  - 抵抗力，免疫能力，治癒能力の低下
  - 病気に罹りやすく，回復に時間がかかり，慢性化しやすい
- 精神的機能の低下
  - 新しい記憶，記銘力の低下
  - 視聴覚を中心とする感覚器の機能の低下
- 環境適応機能の低下
  - やりなれた方法に固執し，変化を嫌う
  - 配偶者や社会的な役割の喪失は強いストレスとなる
- 自発的な意欲の低下
  - 生活能力の低下や失敗の経験が，不安を強くする
  - できることをできなくする

表6-8 日常生活動作（ADL）調査票

1．移動	a 全介助	b 一部介助	c 全介助	
2．食事	a 全介助	b 一部介助	c 全介助	
3．排せつ	a 全介助	b 一部介助	c 全介助	
4．入浴	a 全介助	b 一部介助	c 全介助	
5．着替え	a 全介助	b 一部介助	c 全介助	
6．整容（身だしなみ）				
	a 全介助	b 一部介助	c 全介助	
7．意思疎通				
	a 完全に通じる	b ある程度通じる		
	c ほとんど通じない			

表6-7 障害高齢者の日常生活自立度判定基準

生活自立（ランクJ）
何らかの障害を有するが，日常生活はほぼ自立しており独力で外出する
1. 交通機関などを利用して外出する
2. 隣近所へなら外出する

準寝たきり（ランクA）
屋内での生活はおおむね自立しているが，介助なしには外出しない
1. 介助により外出し，日中はほとんどベットから離れて生活する
2. 外出の頻度が少なく，日中も寝たり起きたりの生活をしている

寝たきり（ランクB）
屋内での生活は何らかの介助を要し，日中もベット上での生活が主体であるが座位を保つ
1. 車椅子に移乗し，食事，排泄はベットから離れて行なう
2. 介助により車椅子に移乗

寝たきり（ランクC）
一日中ベット上で過ごし，排泄，食事，着替えにおいて介助を要する
1. 自力で寝返りをうつ
2. 自力で寝返りもうたない

2．高齢を理解し，サポートする

1）高齢者のほとんどが慢性疾患をもっている

◆多くの高齢者は加齢とともにいくつもの慢性疾患を合併しています．特に，循環器疾患（高血圧症，心疾患，脳血管障害）の合併率が高く，歯科治療にリスクを伴います．侵襲の大きい歯科治療に限らず簡単な処置の最中にも，狭心症の発作や軽い脳梗塞の発作を起こす可能性があるので，全身状態に配慮しながら，歯科診療の補助を行うことが大切です．必要に応じて脈拍，血圧，心電図などのモニターによる監視下で歯科治療を行うこともあります．器械の使用方法やデータの見方について習得しておきましょう．

◆また，高齢障害者の中には多種類の薬剤を服用している場合があり，薬剤の副作用や相互作用が発現しやすい状況にあることも理解しておく必要があります（**表 6-9**）．

2）知的能力の低下を理解しよう

◆高齢者の精神機能は低下のみが強調され，深まることが理解されない傾向にありますが，衰える部分もあり深まる部分もあり，個人差があることを理解しておく必要があります．しかし，高齢者が何らかの疾患に罹患すると老化と疾患が相乗的になり，自立性の低下や身体的機能の低下によって自己中心性や猜疑心，被害妄想が強くなったり，うつ病や無欲状態になることがあります．心理状態や心理的な特性について配慮した対応が大切です．

◆歯科診療を行う上で特に問題となるのは，知能低下を示す認知症の患者さんです．症状が重篤になると問題行動を起こし，日常生活にも全介助が必要となります．歯科診療では，コミュニケーションに工夫を必要とし，行動調整に配慮が必要です．

3）コミュニケーションには工夫が必要

①視聴覚を中心とする感覚機能の低下がある場合

口腔内や義歯の汚れを見分けることが難しい，相手の話がよく聞こえないなどの症状がみられる場合があります．患者さんの状況にあわせて大きな声で話す，ゆっくり時間をかけて話す，筆談などコミュニケーションには工夫が必要です．

②言語障害がある場合

わかるまで話を聞く態度が大切です．できるだけ対話に努め，本人の意思を理解で

表 6-9 歯科治療時に注意を要する薬剤

抗凝固剤の服用（ワーファリン，パナルジン，アスピリン） 　　出血傾向が強まる，止血しにくい
ステロイド剤の常用 　　感染が起こりやすくなる 　　歯科的ストレスで急性副腎皮質機能低下をきたし， 　　循環機能低下を招くことがある

きるように配慮します．

③学習力・記憶力の低下がみられる場合

歯磨き指導などで新たな習慣の獲得や歯磨き方法の習得が苦手です．適応能力を考慮し，指導内容は検討します．

重篤な知的能力の低下がなく，コミュニケーションをとる努力をすれば，行動調整を行ううえで，問題となることはそれほど多くないはずです．

4）専門的視点での見方

◆認知症や言語障害をもつ患者さんに限らず高齢者では，痛みの訴えや治療後の不具合を具体的に適切な言葉で表現できないことがあります．たとえば，義歯の使用の不都合を「噛めない」のひとことで表現し，大きさ，配列，咬合，不適合のいずれかを明確に訴えることができないこともあります．また，痛みに対する不定期な訴え，あるいは痛みを我慢することなどもあるので，診療の補助を行う場合，専門家の視点で口腔内を観察し，患者さんの不都合を察知できるように配慮します．

3．疾患別にみた歯科診療補助での配慮

1）呼吸器疾患

◆呼吸器疾患のなかで歯科処置時に問題となるものに喘息があります．喘息とは，発作性の気管の広範な狭窄状態をきたすものです．喘息の発作は，アレルゲンの吸入のほかに，冷え，大気汚染，運動，ストレスなどによっても起こります．また，揮発性のレジン液の刺激も誘発性があるとされています．

＜歯科診療時の留意点＞

①体調，疲労や食事，水分の摂取状況の確認．特に脱水があると発作を起こしやすいので注意が必要です．
②処方されている喘息治療薬の服用の確認をしておきます．
③痛み，不安感を緩和する歯科診療を心がけます．
④吸引不十分による呼吸困難感，水や切削片の誤飲で発作が誘発されることもあります．バキューム操作は確実に行いましょう．

2）高血圧症

◆収縮期血圧が 165（または 160）mmHg 以上または拡張期血圧が 95 mmHg 以上ある場合，あるいは両方がそれぞれを超えている場合を高血圧症といいます．高血圧症そのものは重大な疾患ではありませんが，血圧が高くなると虚血性心疾患などの循環器疾患を起こしやすくなります．

＜歯科診療時の留意点＞

①ストレスや侵襲の強い歯科処置での血圧の上昇に注意します．
②局所麻酔を要する歯科治療では，麻酔薬による血管収縮薬の影響により血圧が上昇することもあるので注意します．
③ニフェジピン（降圧剤）の服用により歯肉増殖をきたすことがあります．

3）虚血性心疾患

虚血性心疾患には，おもに狭心症と心筋梗塞があります．両者とも心臓筋に流れる血液が不足し，酸素不足になることによって生じます．生活習慣病とされ肥満，ストレス，高血圧症，喫煙などが原因とされています．

＜歯科治療時の留意点＞

① 精神的ストレスにより再発作を起こすことがあるので，疼痛，不安，緊張など患者さんにストレスを与えないように気をつけます．
② 抗凝固薬服用患者では止血しにくいので注意します．
③ 発作が起きたときは安静，酸素吸入，ニトログリセリンの投与を行い，医師の協力を求めます．

4）脳血管障害

◆脳の急激な血液循環障害によって起こります．脳梗塞，脳出血，くも膜下出血に大別され，障害の部位により知覚や運動の麻痺，知能の低下，情緒障害，視覚障害など出現します．

＜歯科治療時の留意点＞

① 知的障害，身体障害の程度を把握し，障害に応じたサポートを心がけます．
② 常用薬剤を確認します．観血的処置に関しては止血を確認．投与する薬剤によっては常用薬に影響を与えることもあるので留意します．
③ 言語障害と知的能力の低下によるコミュニケーション障害を混同しない．
④ 反射障害を把握．特に咽頭部の反射低下を有する患者さんでは，バキューム操作を確実に行います．

5）認知症（痴呆）

◆脳の器質的な病変によって生じた二次的な知的能力の低下をいいます（**表6-10**）．認知症は，脳血管性認知症とアルツハイマー型認知症（**表6-11**）が多数を占めます．

＜歯科治療時の留意点＞

① 知的能力の低下を理解する．同じ話を繰り返す，何回でも話を聞き返すようなことがありますが，ゆとりをもって対応します．
② 歯科診療中の不適応行動や興奮状態への対応を考慮します．

6）慢性関節リウマチ

◆慢性持続性に生じる骨破壊の多発性関節炎です．

＜歯科診療時の留意点＞

① 体の変形や頸椎に異常のある患者さんでは，治療時の姿勢に留意します．
② ステロイド薬を服用している患者さんは易感染性です．感染に注意が必要です．
③ 顎関節の異常による開口障害のある患者さんへは無理な開口は避けます．

7）パーキンソン病

◆運動に関係している小脳の部分的異常によって起こります．パーキンソン疾患に

はパーキンソン病と症候性パーキンソニズムがあります．運動障害（振戦，筋固縮，無動，姿勢障害）を主症状とし，自律神経障害（流涎，嚥下障害，排便障害），精神障害（抑うつ，認知症）を伴うこともあります．

表6-10　改訂長谷川式簡易知能評価スケール（HDS-R）

1	お歳はいくつですか？（2年までの誤差は正解）		0 1
2	今日は何年の何月何日ですか？　何曜日ですか？ （年月日，曜日が正解でそれぞれ1点ずつ）	年 月 日 曜日	0 1 0 1 0 1 0 1
3	私たちがいまいるところはどこですか？ （自発的にできれば2点，5秒おいて家ですか？　病院ですか？　施設ですか？　の中から正しい選択をすれば1点		0 1 2
4	これから言う3つの言葉を言ってみてください．あとでまた聞きますのでよく覚えておいてください（以下の系列のいずれか一つで） 1：a)桜　b)猫　c)電車　　2：a)梅　b)夫　c)自転車		0 1 0 1 0 1
5	100から7を順番に引いてください （100-7は？　それからまた7を引くと？　と質問する）	93 86	0 1 0 1
6	私がこれから言う数字を逆から言ってください （6-8-2，3-5-2-9を逆に言ってもらう．失敗したら打ち切る）		0 1 0 1
7	先ほど覚えてもらった言葉をもう一度言ってみて下さい． （自発的に回答があれば各2点，回答がない場合以下のヒントを与え正解であれば1点 a)植物　b)動物　c)乗り物		0 1 2 0 1 2 0 1 2
8	これから5つの品物を見せます．それを隠しますので何があったか言ってください（時計，鍵，タバコ，ペン，硬貨など必ず相互に無関係な物		0 1 2 3 4 5
9	知っている野菜の名前をできるだけ多く言ってください 0～5＝0点　6＝1点　7＝2点　8＝3点　9＝4点　10＝5点 （途中でつまり，約10秒待っても出ない場合はそこで打ち切る		0 1 2 3 4 5

30点満点で，20～23点程度を境界としそれ以下であれば認知症を疑う．

表6-11　アルツハイマー型認知症の診断基準（DSM-Ⅳ-TR）

A	多彩な認知欠陥の発現で，それは以下の両方により明らかにされる (1) 記憶障害（新しい情報を学習したり，以前に学習した情報を想起する能力の障害） (2) 以下の認知障害の1つ（またはそれ以上） 　(a) 失語（言語の障害） 　(b) 失行（運動機能が損なわれていないにもかかわらず，動作を推敲する能力の障害） 　(c) 失認（感覚機能が損なわれていないにもかかわらず，対象を認識または同化できないこと） 　(d) 実行機能（すなわち，計画を立てる，組織化する，順序だてる，抽象化する）の障害
B	基準A1およびA2の認知欠損は，そのおのおのが，社会的または職業的機能の著しい障害を引き起こし，病前の機能水準から著しい低下を示す．
C	経過は，ゆるやかな発症と持続的な認知の低下により特徴づけられる
D	基準A1およびA2の認知欠損は，以下のいずれかによるものでもない (1) 記憶や認知に進行性の欠損を引き起こす他の中枢神経疾患（例：脳血管障害，パーキンソン病，ハンチントン病，硬膜下血腫，正常圧水頭症，脳腫瘍） (2) 認知症を引き起こすことが知られている全身性疾患（例：甲状腺機能低下症，ビタミンB12または葉酸欠乏症，ニコチン酸欠乏症，抗カルシウム血症，神経梅毒，HIV感染症） (3) 物質誘発性の疾患
E	その欠損はせん妄の経過中のみにあらわれるものではない
F	その障害は他のⅠ軸の疾患（例：大うつ病性障害，統合失調症）ではうまく説明できない

（American Psychiatric Association，高橋三郎ほか訳：DSM-Ⅳ-TR 精神疾患の分類と診断の手引きより）

＜歯科診療時の留意点＞
①表情や行動から，知能の低下や精神障害と判断されやすいですが，知的能力や精神障害を有する患者さんは多くありません．
②動作が遅く，体勢の維持や歩行に不安定さがあり，ユニットへの移動や診療時の介助に配慮が必要です．

8）全身性エリトマトーデス

◆自己抗体を有し，皮膚，血液，腎，神経などの多くの臓器に障害が生じる慢性炎症性疾患です．若い女性に発症します．

＜歯科診療時の留意点＞
①全身的抵抗力の低下により感染を起こしやすいため．感染予防を確実に行い，観血的処置を行う場合には抗菌薬の投与を行うことがあります．その場合は薬の服用を確認します．
②硬口蓋を中心に口腔内に潰瘍を生じます．

文　献

Ⅲ
1) 酒井信明ほか：歯科衛生士のための障害者歯科．第 2 版，医歯薬出版，東京，2002，134-135．
2) 横浜「難病児の在宅療育」を考える会：医療的ケアハンドブック．大月書店，2003，東京，42-72．
3) 宮崎信義：重症児の痙攣ケア．愛の手を，128 号，6-7．
4) 全国歯科衛生士教育協議会監修：障害者歯科．医歯薬出版，東京，2003，58．

Ⅳ
1) 酒井信明ほか：歯科衛生士のための障害者歯科．第 2 版，医歯薬出版，東京，2002，135-139．
2) 全国歯科衛生士教育協議会監修：障害者歯科．医歯薬出版，東京，2003，84-98
3) 栗原多恵ほか：全身麻酔下による歯科治療の介助と補助．デンタルハイジーン，4（2），129-139

Ⅴ
1) 日本歯科衛生士会編：歯科保健指導ハンドブック．医歯薬出版，東京，2003，200-201．
2) 厚生省老人保健福祉局老人保健課：寝たきり者の口腔衛生指導マニュアル．新企画出版社，東京，1996，15-28．
3) 石束嘉和ほか：痴呆性高齢者の理解とケア．学習研究社，東京，2004，19-21．
4) 白川正順ほか：歯科衛生士のための有病者歯科医療．クインテッセンス出版，東京，1995，34，38，48，58，78，82．
5) American Psychiatric Association，高橋三郎ほか訳：DSM-Ⅳ-TR 精神疾患の分類と診断の手引き

CASTICDE

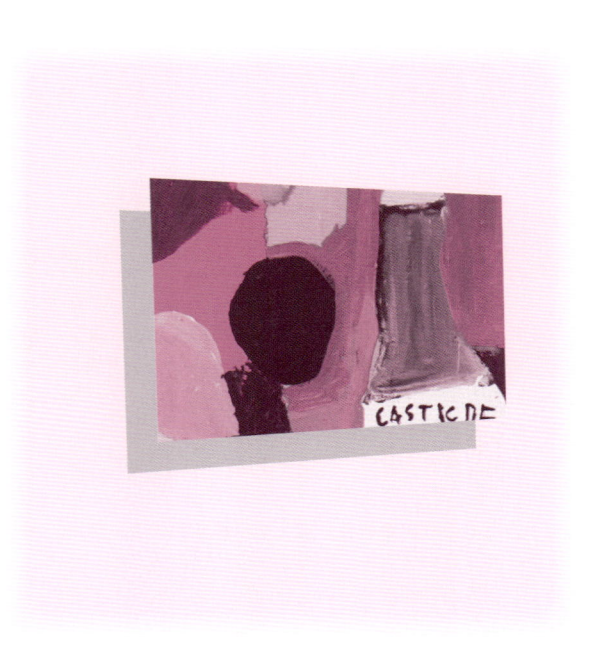

7章

歯科保健指導とケアは障害者歯科のハイライト

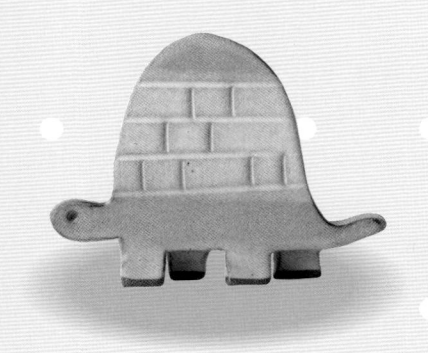

7章 歯科保健指導とケアは障害者歯科のハイライト

I ブラッシングの自立に向けた支援

◆歯科衛生士業務の1つである「歯科保健指導」とは，個人を対象として，その人の生活行動をその人に適した歯科保健活動に変容させるための専門的な立場からの助言と支援を行うことです．

◆そして，その指導の目指すところは自分で自分の健康をコントロールし，社会的人間として自立的に生きる能力を身につけ，生き生きと健やかな生活を送れるよう支援することにあります．それは，障害者に対しても同様で，疾患を抱えていてもその人のもつ能力を最大限に発揮させ，口腔の健康を育み，生命・生活・人生の質（QOL）の向上を目指すものです．

1．障害者の口腔健康管理の現状

◆障害者の口腔の健康管理は，次にあげるようなさまざまな要因により困難とされています．

①患者自身の問題

口腔の機能および構造上管理が難しい，知的精神機能や運動機能の遅れにより上手く磨けない，異食や偏食，生活リズムの乱れ，全身疾患の合併，疾患特性による影響など．

②環境の問題

在宅の場合は，保護者の障害の認知・受容段階，家事や育児・介護の負担，保護者の高齢化，経済的負担など，施設等で生活をしている場合は，施設の方針，施設職員の人数や勤務状況，口腔保健に対する知識や意識など．

③医療者側の問題

知識や経験・マンパワー不足，採算性など．

したがって，障害者へ適切な口腔保健を実践するためには，まず医療者側が障害や障害者への理解を深め，ホーム・ケア，コミュニティー・ケア，プロフェッショナル・

ケア図 7-1 の 3 つの側面から健康づくりを長期的に支援していく必要があります．

2．本人のブラッシングを育てる意義

◆障害者にとって歯口清掃習慣の確立や歯磨き能力を高めることは，口腔疾患を予防し口腔の健康の維持・増進に役立つばかりでなく，
　①生活リズムの確立
　②母子関係や家族関係の確立
　③忍耐力や指示従命の訓練
　④意欲や自信，自主性を育てる
　⑤認知機能や運動機能の発達促進
　⑥知覚・感覚の適正化
　⑦歯性病巣感染など全身疾患の予防
等，全身の健康および生活環境の改善を図ることにつながります．さらに本人のもつ能力や機能を伸ばし，充実した日常生活や社会生活につなげていくことができます．

◆そして，そのことが保護者や介護者にとっても精神的・肉体的負担を軽減させ，養育に対しても自信をもって取り組めるようになり，保護者・介護者自身の生活の質の向上につなげていくことができると思われます．

3．できるところ，できないところを見分ける（発達段階の把握）

◆ブラッシング動作は，他の日常生活動作と同じように生後獲得していく学習行為です．本人のブラッシングを育てるためには，全体像としての発達段階の把握と同時にブラッシング能力を把握し，発達を促しやすい環境を整備することが必要になります．

1）発達の要因

◆障害者の場合，各機能が平均して暦年齢通りに発達するのではなく，全体の発達がゆっくりであったり，ある部分は平均的な発達でも，ある部分は非常にゆっくりであったりと歪みが認められます．J. ピアジェは，発達の要因として次の 4 つをあげて

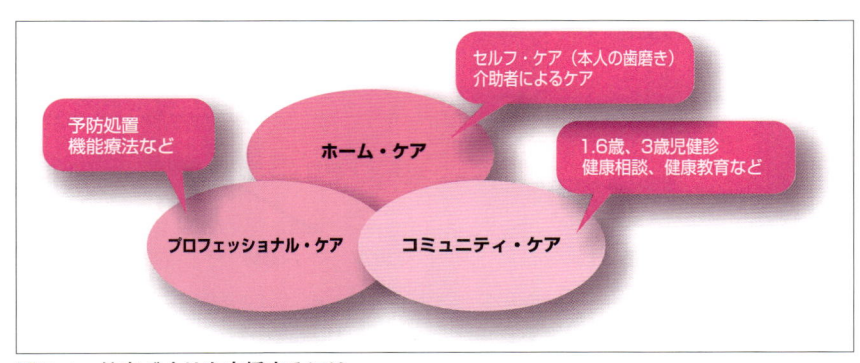

図 7-1　健康づくりを支援するには

います．

①成　熟：生体の一般的成長と神経系・内分泌系の成熟．諸器官の成熟は学習を容易にしていきます．

②経　験：物理的な経験．単なる経験（対象物をそのままの形で経験する）と外界に向かって働きかける経験（対象物に働きかけて経験する）が必要．例えば，歯磨きを行うための各機能が成熟していたとしても，「ブラッシング」を見たり聞いたり経験するチャンスがなければ「ブラッシング行動」は育ちません．

③社会的伝達（言語的伝達・教育・その他）：たとえばインドでは手で食事をしますが，日本では箸を使って食事をするといったように，文化や社会的環境が及ぼすさまざまな経験を指します．

④均衡化：個体（子ども）と環境との間の均衡化をいい，たとえば，「○○に負けないように頑張ろう！」とさまざまな外的障害に対応して適応しうるために，主体（子ども）が能動的に諸修正を行っていくシステムをいいます．

◆障害者の場合，「頑張ろう！」といった意欲に乏しかったり，自分から働きかけて学習する力が弱いため，周囲が意図的にその人にあった経験のチャンスをより多くつくる必要があります．特にブラッシングの場合，食べることや排泄・着脱・入浴といった直接生きることや生活していくうえで必要な日常生活動作と違い，保護者のニーズや意識が低いケースがみられます．そのために，ブラッシングをする身体の機能が成熟していてもブラッシングが育っていないこともあり得ます．それを適切に診査・評価するには，一般的な発達検査（ link-p.80 ）や知能検査（日本版デンバー式発達スクリーニング検査や遠城寺式乳幼児分析的発達検査など）で発達の全体像を把握し，そして現在のブラッシング能力を比較・検討することが大切になります．

２）ブラッシング能力の把握

◆ブラッシング能力を把握するには，図 7-2 に示すように認知・運動・情意の三領域から捉えることが大切です．

①認　知：感覚・知覚・記憶・イメージ形成・判断・推理など知識を獲得する際に働くあらゆる過程ないし機能．

②運　動：体幹の安定性や上肢の動き，目と手・手と口の協調性，手指の巧緻性などの働き．

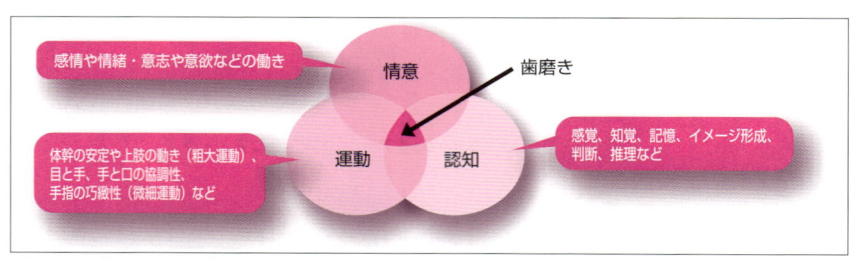

図 7-2　ブラッシング行動の獲得

③情　意：感情や情緒・意志・意欲などの働き．

　たとえば，「歯磨きしてください」の指示に対して三領域からの見方は次のようになります．

①認知
- 聴覚で言葉を捉え「歯磨き」という言葉が理解できるか？
- コップ・タオル・鏡などが並べられている中から歯ブラシを選べるか？
- 歯ブラシの使い方は理解されているか？
- 上下左右などの空間認知はあるか？
- 模倣能力はあるか？
- きれい，汚いの認識はあるか？　など

②運動
- 歯ブラシを目で捉えスムーズに手を伸ばすことができるか？
- 指先で歯ブラシをつまみ上げ，握ることができるか？
- 歯ブラシをスムーズに口までもっていけるか？
- 上肢を体幹から離して磨くことができるか？
- 磨く部位により腕や手首の角度，握り方を変えることができるか？　など

③情意
- 一定時間座り，人の言うことを聞くことができるか？
- 課題に取り組む集中力はあるか？
- 歯磨きに対する意志や意欲はあるか？　など．

　このようにこれら3つの領域は，人間の発達においてそれぞれが不可分かつ相補的な役割を担っています．つまり，各三領域の発達段階を知ることは，本人の歯磨き能力を評価し，支援方法を検討するうえで大変重要であるといえます．各領域の発達段階をもとに，暦年齢にとらわれることなく本人のできるところ・できないところを適切に評価し，無理のない目標設定や本人に合わせた支援方法の検討が大切です．

　次に①②③の各領域がどのように発達していくか「歯磨き」を軸に詳しくみていきましょう．

(1) 認　知

　◆具体的にブラッシング場面では，①お母さん，先生，歯科衛生士などの対人認知，②歯ブラシ，コップ，鏡，タオルなどの対物認知，③上・下・左・右などの空間認知，④口，歯，口唇，舌，歯肉などのボディイメージ，⑤清潔・不潔の概念など，歯磨きに関する事物（歯ブラシ・コップ）や事象（歯磨き・うがい）ならびに場面や状況（洗面所・食後に磨く）などの知識や認識をどのくらい身につけているかを知ることが大切です．

　◆たとえば口腔内の認知について，3～6歳の保育園児30名を対象に口腔内描画の調査をしたところ，「歯」に関してはほぼ全員が描画し，増齢と共に「舌」「口蓋垂」「歯肉」の順に描いたという結果が得られました．「歯」は他の器官よりも触覚・視覚・聴覚・口腔のさまざまな動きや活動により早期に認識されると考えられます．

◆このことから，指しゃぶりやおもちゃしゃぶりに始まり，日常生活の中で他人や自分の身体をみたり，皮膚や粘膜を通して感じる内部感覚などの五感を通した感覚運動刺激や母親からの「歯磨きしなさい」といった声かけなど，外部からの働きかけにより体験を積みやすいところから認識していくことがわかります．

◆しかし，障害者の場合，知的精神機能や運動機能の発達の遅れによりそれらの経験に乏しく，自分自身のボディイメージが育たないことも多くあります（図7-3）．適切にブラッシングを行うためには口腔内のイメージを育成することも重要な要素の1つといえます．

◆表7-1は，J. ピアジェの理論における思考の発達段階をもとにブラッシングや口腔衛生思想が獲得される過程をまとめたものです．適切な口腔保健行動を身につけていくためには，ただ単にブラッシング動作を習得させるだけでなく，認知発達段階に応じて口腔の役割や歯口清掃の意義など口腔衛生思想を育成していくことも大切です．各認知発達段階とともに各時期に適した支援方法の例を併せてあげてあります．

(2) 運 動

◆運動発達には，次に示すような基本的な法則があります．

① 体の中心部から末梢部に進む：体幹が安定し，手の運動でいうと，上腕部→前腕部→手・指の順序でコントロールが可能になります．ブラッシングをしたり，ものを書いたりなど上肢を自由に操作できるのは，体幹が安定しているためです．

② 頭尾方向に進む：首がすわり→寝返り→座位→歩行といったように頭から足の方向の順に発達します．

③ 粗大運動から微細運動へ進む：最初は体全体の大きな動きから徐々に四肢・指など細かな筋肉を動かすようになります．

④ 原始反射が消えないと意図的運動は発達しない：生後4カ月頃までの乳児は，把握反射・モロー反射・非対称性緊張性頸反射などの原始反射に支配され，意図的運動はできません．

⑤ 一定の順序で連続的に進む：ヘッドコントロール→腹臥位での上体の挙上→寝返

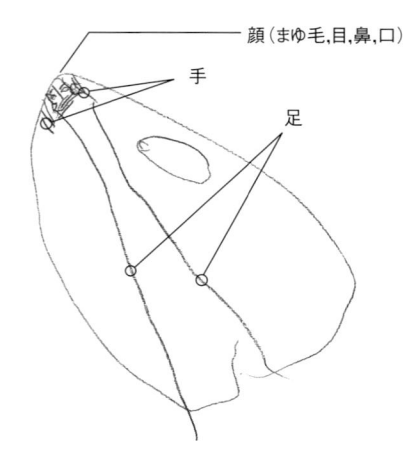

図7-3 脳性麻痺痙直型片麻痺患者（4歳7カ月）が描いた身体像
手より足の方が強調され描かれている．片麻痺の場合一側無視（麻痺側）があり，健側ばかりを使う傾向にある．しかし下肢は，歩行時に麻痺側も使用し視野に多く入るため，上肢に比べボディイメージにつながりやすい．

り→座位→四つ這い→歩行といった運動発達の順序は，すべての子どもに同一です．ヘッドコントロールが可能となって突然歩き出すような発達段階の飛躍は原則的に生じません．

◆例えばブラッシング時における上肢の基本的肢位は，下顎咬合面を磨く場合，上

表7-1 認知発達と歯磨き行動の発達過程

認知発達段階	歯磨き行動の発達過程	目標および支援方法
感覚運動的操作期 0〜2歳	歯ブラシを舐めたり，噛んだり，しゃぶったり，机に叩いたりなどの探索行動を行ないながら，環境（事物・事象・周囲の反応など）を認知する段階．後半は歯磨きという手段と目標関係の認識がはじまり，試行錯誤や模索，模倣（即時）などの意図的調節が行なわれる段階．	習慣化形成 ・歯ブラシによる感覚遊び ・親による適正な感覚刺激の導入
前概念的思考段階 2〜4歳	象徴的思考の段階といわれ，遊びの途中で歯磨き行動がでたり（遅延模倣），木の棒を歯ブラシにみたてたり，人形と歯磨きごっこをしたり（象徴遊び），描画で表現できるようになる．	歯磨き動作の獲得開始 歯磨きのイメージ形成 ・歯磨きごっこ遊び etc...
直感的思考段階 4, 5〜6, 7歳	判断や推理がいまだに直感作用に依存し，歯磨きを客観的に思考せず，直感的に「歯磨き」という事象をとらえてしまう段階．なぜ・どこで・どのように歯磨きするべきかという意図的・合目的意味に乏しく，映像的表象（歯磨き動作）に依存してしまう．口腔内の汚れなどには直観的に判断できる．	歯磨き動作の習熟期 歯磨きの目的を理解する ・絵カード遊び（マッチング）による分類と関連づけの学習
具体的操作期 6, 7〜11, 12歳	具体的な事柄との関連で論理的思考が可能になる段階．口腔内の歯の形や配列，汚れのつき方など具体的に指摘することによって，どのようにしたら良いかが判断できるようになる．きれい・汚い・気持ち良い，悪いに対する解決的手段がとれる．	自己健康管理への働きかけ ・図鑑，模型による口腔の講造や機能の学習 ・染色剤，顕微鏡による認識
形式的操作期 11, 12歳〜	言語的な仮説や命題を立て，事象を抽象の世界で駆使する段階．歯垢を落とすための方法を体系的に検討したり，口腔の健康の意義を考えたり，病気の発現により生活態度を反省したりすることができる．	自己健康管理の習熟期 ・仮定と推論による学習 ・実験的学習

（東京都立心身障害者口腔保健センター　芳賀ほか，1989）

肢を体幹につけ手首の返しも必要とせず楽に磨けるのに対し，上顎前歯を磨く際は，上肢を体幹から離す分離運動が必要です（**図 7-4**）．

◆脳性麻痺のような運動機能障害をもつ者は，この分離運動や中間位をとることが難しく，さらに，不随意運動を緩和させるために上肢を体幹につけて磨きます．そのため，上顎前歯を磨く際，手首もうまく曲がらず，歯ブラシが縦になってしまい前歯全体を磨くことができないのがわかります（**図 7-5**）．また，唇頰側面・咬合面・舌口蓋側面と各歯面を上手に磨き分けるには，指先で歯ブラシの柄を細かくコントロールできる巧緻性が発達していないとできません．

◆**表 7-2** は，岡崎らが「小児の歯磨き動作の発達」について調査したものです．このように運動機能の発達段階を把握することは，どこをどのように磨けるか，また現在の運動機能ではどこが磨けるかを知る手がかりとなります．

（3）情　意

◆学習や適応に必要となる基本的な態度として，注意力・集中力・持続力などがあげられます．本人のブラッシングを育てるためには，一定時間座り，人の話すこと，行うことを注視・注察したり，課題に取り組む意欲や集中力がどの程度あるかを評価しておくことが大切です．

◆**図 7-6** は，新生児～2 歳児までの情緒の分化・発達の経過を図式化したものです．

新生児では，まだ一般的興奮がみられるだけですが，生後 3 週間もすると不快の情緒が分化し，空腹や痛みが伴うと不快を示し，泣き方も興奮とは区別できるようにな

下顎咬合面

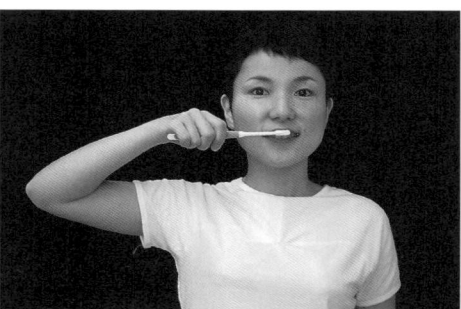

図 7-4　ブラッシング時における上肢の肢位
上顎前歯部を磨く場合，他の部位に比較して上肢を体幹から分離させ磨く必要がある．

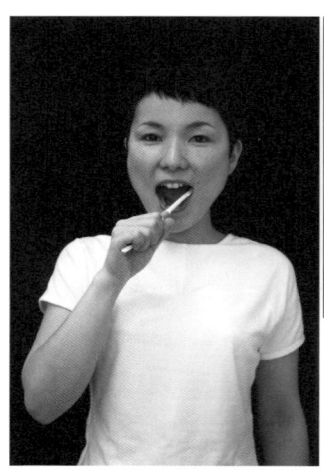

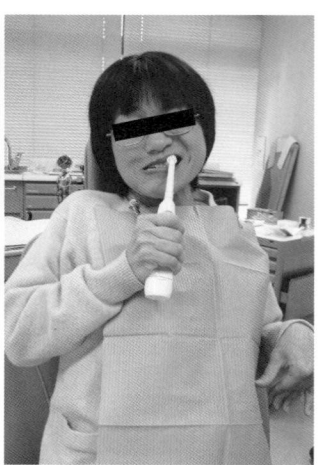

上顎前歯

図 7-5　脳性麻痺患者のブラッシング
上肢の分離運動が難しく不随意運動を緩和させるために，上肢を体幹に固定し磨いている．さらに手首を屈曲させることが難しく，歯ブラシが縦になり前歯全体を磨くことができない．

ります．生後2カ月を過ぎると，人が話しかけたりあやすと微笑する快の情緒が分化していきます．そしてさらに，不快の情緒からは4，5カ月には怒り，6カ月には人見知りして泣くなどの嫌悪や恐れが分化します．つまり情緒は，発達が低いほど空腹や眠気，疲労など生理的要求の影響を受けやすく，このようなときにブラッシングが

表7-2 小児の歯磨き動作の発達

年齢	歯磨き動作の特徴	歯ブラシの持ち方
7・8カ月	歯ブラシを持って口の中に入れられる．オモチャ感覚．	手の平全体でつかむ
9・10カ月	模倣する行動がみられるようになる．	親指と人差し指でつかむ
1.6歳	自分の口に歯ブラシをもっていき，舐めたり，くわえたりし，歯ブラシという物を認知することができる．	回外もち ＊手の平で握り，手首を屈曲
2～3歳	単純なかきだし磨き．片手では歯ブラシをうまく操作できないので両手で磨いたり，手のかわりに顔を動かして磨く．また磨くとき，反対側の手も同時に動いてしまう連合運動がみられる．握力がないので太い柄の歯ブラシを持たせると良い．	●手の平全体で握る（Power Grasp） ＊細い柄は不適
4歳～	手首がうまくかえらないため，右側臼歯を磨く際，左手にもちかえたり，下顎左側臼歯咬合面を磨く向きのまま歯ブラシを平行移動し下顎右側臼歯咬合面を磨くため，歯面に上手く当てられない．利き手の確立は，一般的に4歳～就学前といわれている．	●親指を手の平と対立させつかむ（Precision Grasp） ＊利き手は右手優位
5歳～	上顎右側臼歯咬合面を磨く際，上顎左側臼歯咬合面を磨く向きのまま歯ブラシを平行移動させ磨くため，歯面に上手く当たらない．また下顎臼歯からのもちかえで上顎右側臼歯を磨くときも十分に手首がかえらず，結果的に上顎臼歯の頬側を磨いていることが多い．	
6歳～	上顎臼歯の歯磨き動作も単純なかきだし動作から，徐々にリズミカルな往復運動へと変わっていく．	●人差し指を手の平と対立させつかむ ＊指先に力が入らず
7・8歳～	咬合したまま左側臼歯頬側を横磨きする．このとき右側臼歯頬側も意識し磨き始めるが，親指を手掌と対立させ磨く．咬合面を磨くより，咬合位で頬側面を磨く時間が長くなる．	●人差し指を手の平と対立させつかむ ＊人差し指に力が入る
10～12歳	身体の成長のスパートにともない，手指が長くなり，中指・薬指も分離してくる．下顎臼歯舌側も意識して磨き始める．最終的には，歯ブラシを小さく細かく動かせるようになり，個々の歯のすべての面を一単位として認知できると共に，口腔の健康の保持・増進の理由が理解できれば完璧に磨くことができる．	●5本の指先でつまむ（Pinch） ＊握りが軽く浅くなる

＊小児を右利きと仮定しまとめた

（岡崎ほか，2000[11]）より）

繰り返されると「歯磨き＝不快なこと」として認識していってしまいます．

　◆情緒は，人間の基本的な動機と密接なつながりがあります．たとえば，ブラッシングをすると「口の中がさっぱりして気持ちが良い」，「ほめられて嬉しい」ので「もう一度やってみよう！」といったように，ブラッシングがその人にとって楽しいと感じたり快適な状態（正の刺激→正の強化子）であることは，ブラッシング行動を引き出したり，育てる上で大変重要なことです．人は興味・関心をもっているものに対しては行動を起こしやすいものです．意欲を引き出し，ブラッシングを育てていくためには，次のような点に留意すると良いでしょう．

①空腹や眠気，疲労など生理的欲求が満たされていない状態では，情緒も不安定になりやすく課題に取り組む意欲や集中力が欠けてしまうため，まずは生活リズムや日常生活習慣を整える．

②怒りながらの痛みのある不快なブラッシングが続けられると，次第にブラッシングは嫌なこととして印象付けられてしまうため，小さい頃からやさしく丁寧なブラッシングを心がける．

③パターンが崩れると情緒が不安定になる場合は，磨く場所・順序・方法，関わり方など一連の流れをパターン化すると良い．

④音や物，人の動きなど周囲の刺激が気になり注意散漫になるときは，刺激を統制し環境を整備する．

⑤能力以上の課題が出されると集中力や意欲が欠けたり，緊張や不安が高まりパニックを引き起こすことがあるため，本人の能力に合わせた課題を設定していく．そして，できたときはタイミングよく誉めて正の強化子を与えていく．

⑥本人の好きなことや物，人物など興味・関心をもっているものを把握し，指導に取り入れる．

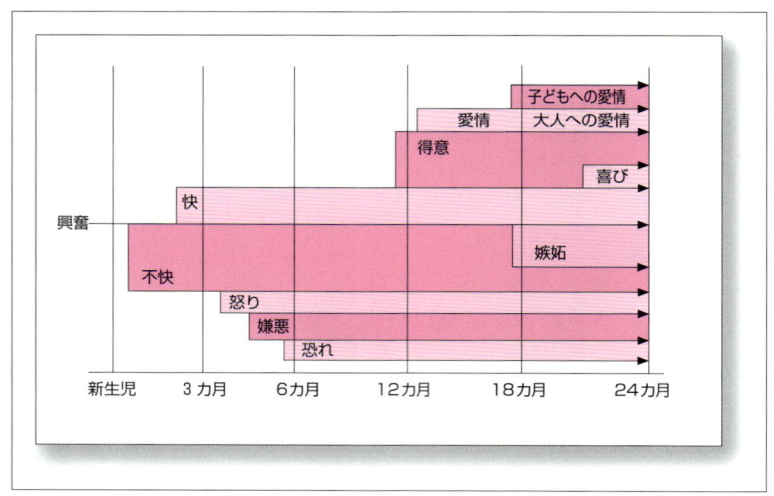

図7-6　幼児期の情緒の分化（Bridges, K. M. B., 1932）

II 自立の支援は誰に行えば効果があるか

◆障害者に月に数回の本人への指導だけでは，その人に合ったブラッシングを習得させていくことは大変困難です．指導の効果は，「専門家主導型療育」よりも「家庭主導型療育」のほうが効果を上げることが多く，適切な学習刺激をより多く経験させていくには，日常的に接する機会の多い保護者や介護者を中心に学校や施設職員に毎日繰り返し関わってもらうことが大切です．

1．共同療育者の育成

◆家庭で適切な関わりや療育，機能訓練を行ってもらうためには，保護者・介護者を共同療育者（co-therapist）に育成することが必要です．保護者・介護者を共同療育者にする利点としては，
　①生活の場で繰り返し行うことができる．
　②ブラッシングの支援を通して関わり方を知るきっかけとなり，他の日常生活動作
　　習得の波及効果も期待できる．
などがあげられます．

◆保護者・介護者の協力や理解を得るためには，現在おかれている立場や生活状況，抱えている問題などを十分に理解し，ニーズに合わせた無理のない目標および支援方法を検討します．そして，日々変化していく問題点や悩みに対応しつつ長期的に支援していくことが大切です．保護者・介護者の状況を理解し，支援していく上での留意点は次のとおりです．

1）支援していく上での留意点
①**障害の認知・心理的受容段階の把握**
　疾患や障害に対する認識不足，不適切な能力評価，精神状態，将来への不安等．
②**養育方針や態度の把握**
　学校や施設の教育方針，療育方法，過保護，過干渉，虐待，無視，放任等．
③**家庭内問題解決処理能力の把握**
　家族や家庭が抱えている問題を解決できる能力があるか否かを評価する．
　家族構成，家事や育児・介護の状況，協力者の有無，保護者のライフステージ，抱えている問題や悩み等．
④**口腔健康管理に対するニーズの把握**
　口腔衛生に対する意識や知識，予防に対するニーズ等．
⑤**受容と傾聴**
　保護者や介護者の話を良く聞き，まずはいままで行ってきたことを受け入れる．
⑥**共感的理解**
　相手の立場に身を置いて相手を理解する，相手の視点で考える．

Ⅲ ブラッシングの自立の限界とケアの大切さ

◆歯科保健指導の目標である「自己健康管理」を視点に障害者のブラッシングの支援を考えると，多くの人は疾患から派生するさまざまな問題によりそれを達成することは困難です．たとえば，運動機能に問題がなくても，なぜ磨くのか？　どこをどのように磨けば良いか？　など目的意識をもって磨くことができなかったり，知的精神機能に問題がなくても，手指機能の巧緻性に遅れが認められ，口腔内に合わせ上手く歯ブラシや補助器具を操作できなかったりと，問題はさまざまあります．特に咬合異常や歯列不正，歯周疾患などを伴い，より細かい清掃管理が必要な場合はますます自己健康管理は困難となります．

◆また，本人磨きの自立に向けた支援は，教えるための介助を必要とするため，本人の能力や機能が成熟していても保護者や介護者，学校や施設職員の意識や介助の質と量によって限界が生じます．つまり，障害者のブラッシングの自立は，
　①本人の障害や能力の程度
　②教える介助者の意識や介護能力
　③医療従事者の力量
に左右され，到達できる目標も個別に考えたほうがよいでしょう．

1．できない部分の対応方法

1）保護者・介護者によるケアの必要性

◆自己健康管理の難しい障害者の口腔内を改善し，健康を維持・増進していくためには，介助者によるケアが必要不可欠となります．そして，その中心的役割を担うのは，在宅であれば保護者や介護者，施設入所であれば施設職員になります．

◆介助者によるケアの比重は，本人の障害の程度や能力によって異なります．例えば，日常生活全般において全面介助が必要な重度障害者の場合，本人のブラッシング自立を目指すことは困難なため，全介助下によるケアが必要です．また，本人が歯ブラシや歯間ブラシ，デンタルフロスなど補助器具も使用し全体を清掃できるケースの場合は，定期的な点検や問題の残る限局した部分のみをケアすればよいでしょう．

◆医療従事者としては，過剰な期待をもたせないよう本人のできる部分とできない部分を十分に評価し，保護者や介護者にもできない部分のケアの必要性を理解してもらうことが重要です．

2）ライフステージごとの再評価が大切

◆本人によるブラッシングと介助者によるケアの比率は，疾患特性の影響やライフステージごとに変化していきます．例えば機能的に能力の高いダウン症の場合，発達期からのブラッシングの発達支援によって自立に近いセルフ・ケアを身につけたとしても，退行現象により健常者よりも早期に機能低下が認められるようになり口腔内管理が難しくなるケースがあります．また，運動機能に問題のある脳性麻痺の場合には，

加齢と共に運動の可動域が狭くなったり，不随意運動が著しくなり粗大運動や微細運動に制限が認められ，意欲はあってもいままでのようには磨けなくなり，介助者によるケアの比重が高くなってしまうこともあります．

　◆このように，本人のできる範囲は常に変化していくため，各疾患の特徴を十分に把握した上で定期的に本人の能力を評価し，そのときに適したセルフ・ケアと介助者によるケアの比率を検討し，さらに修正していくことが必要です．

　◆再評価時の診査の内容は次のようなことがあげられます．

①本人の状況

　口腔の状況：歯列・咬合・齲蝕・歯周疾患・軟組織等の診査，唾液の性状と量，清掃状況，口腔機能等．

　各機能及びブラッシング能力：各機能や能力は年齢や障害の進行によって変化していくため，その都度再評価していく必要がある．

　疾患や全身状況：基礎疾患や合併している疾患の状況（例えば，発作の頻度やパターンの変化，薬の変化等）．

②生活環境

　生活の拠点：在宅，施設入所，病院等．

　保護者・介護者の状況：ライフステージや生活状況，養育方針や考え方の変化，介護能力（育児や介護負担），ニーズ等．

　生活リズムや食生活習慣．

Ⅳ　指導やケアが困難な障害者では

　◆介助の中心的役割を担う保護者・介護者においても，兄弟の出産，育児，思春期の荒れ，卒後の進路，兄弟の結婚，家族の介護，更年期障害，老化などライフステージごとに悩みや問題は変化します．

　◆そして，その問題が大きいほど，ホーム・ケア（セルフ・ケアと介助者によるケア）は困難となり，定期的な健診やプロフェッショナル・ケアを中心とした予防管理機能が重要になります．

1．医療側の定期的な管理の必要性（→かかりつけ歯科医の重要性）

　◆定期的な健診やプロフェッショナル・ケアは，ライフサイクルを通じて身近な地域で継続的に提供されることが望まれます．そこで必要になってくるのが，かかりつけ歯科医の存在です．

　◆かかりつけ歯科医とは，「地域住民のライフサイクルに沿って，口腔領域のプライマリーケアを継続的に提供する歯科医師」のことで，その役割は日ごろから治療や健康相談に応じるとともに，必要に応じて専門医療機関を紹介することなどにより，適切な医療を責任もって提供することにあります．

◆しかし，診療室の規模や環境（階段，エレベーターの有無等），スタッフの状況（マンパワー，歯科衛生士の有無等）などによっては，さまざまな患者の疾患，環境，ニーズに対応できない医院もあります．障害者や在宅要介護高齢者等が身近な地域で良質かつ適切な歯科医療が受けられようにするには，他の診療所，病院，高次医療機関，他職種並びに行政との連携や後方支援的存在が必要です．

◆今後は歯科衛生士も歯科医療機関のなかでかかりつけ歯科医機能を歯科医師や他のスタッフと共に担う必要があります．そのためには，一般歯科診療所に勤務する歯科衛生士も障害者歯科に必要な知識や技術の習得が求められ，またさらに，各歯科衛生士が勤務する医療機関の専門性や役割分担，そして機能の限界を把握し，歯科衛生士間や他職種とのネットワークづくりが大切です．

V 歯科保健指導やケアを障害別に考えると

1．精神発達遅滞児（者）への歯科保健指導とケアの基本的な考え方

◆歯科保健指導とケアを行う際の問題として，認知能力・学習能力が未熟なため，健康や清潔に対する価値観や認識が薄く，好ましい歯科保健上のしつけや習慣の定着が困難なことがあげられます．また，手指の運動機能・巧緻性の発達にも遅れがみられるためブラッシング技術の習得にも困難を伴います．

◆ブラッシングの習慣は，母親・家族の歯科保健に対する意識・価値観に大きく左右されることから，母親・家族への動機づけがきわめて重要です．ブラッシングの習慣や技術は，年齢とともに自然に身につくものではなく，低年齢期から毎日の生活のなかでのさまざまな「働きかけ」や，繰り返し練習することで徐々に自主性が養われ，技術的にも習熟していきます．

◆そのため，障害の程度，家庭環境，患者さんの生活体験，ライフサイクルを考慮して，指導内容や方法，到達目標を設定し個々の状況に適した支援を行うことが重要です．精神発達遅滞児（者）に対する考え方や対応法は，すべての種類の障害児（者）への歯科保健指導とケアの基礎となります．

1）乳児期の指導は無理せずに

◆この時期の保護者への強引な歯科保健指導は，受け入れられないだけではなく，拒否反応のため必要な歯科管理の機会を失うこともあります．保護者の心理的変化をしっかりくみ取りながら共感的な態度で，無理せずに関わることが大切です（ Link-p.24 ）．

◆乳児期は感覚器官の発達の時期でもあります．この時期の指導では，感覚に過敏な顔面に対して頬ずりなどスキンシップから行い，次に口のなかをガーゼで清拭（ Link-p.170 ）するように，徐々に口腔周囲や口腔内の触刺激に慣れるように支援することが重要です．

◆乳歯が生えたら保護者磨きを開始します．歯ブラシという異物に慣れさせながら，「お母さんの歯磨きは気持ちよく，楽しい」と印象づける段階です．タイミングは一日のなかで子どもの機嫌のよい時間を見計らって行うようにします．

◆この時期は寝ている時間が長く，睡眠中は唾液の分泌量が減少し齲蝕が発生しやすい口腔環境になります．哺乳ビンや母乳を含んだまま寝かせると，いわゆる哺乳ビン齲蝕の発生につながるので，母親へ注意するように伝える必要があります．

2）幼児期の指導は保護者が中心

（1）幼児期前期

◆この時期の保護者は，わが子に障害があることを否定しながらも子どもの運動や知的発達の遅れの現実を知り，障害の相談や検査，訓練のために医療機関に通い心身ともに疲れ，混乱した状態にあります．そのために障害の克服に直接結びつかない口腔，歯科保健への関心が薄れるのは当然ともいえます．

◆母親の子どもの障害や家族に対する思いや，日常の育児の難しさや悩みなどに共感的態度を示しながら母親・保護者が安心できる雰囲気をつくり，短期間で歯科衛生士による専門的口腔清掃による支援をとおして，口腔・歯科保健への関心を育てることが重要です．さらに，母親・保護者との信頼関係を築きながら定期的，継続的な歯科受診の動機づけにつなげていくようにします．

◆この時期は，保護者によるブラッシングを定着させていく時期です．歯ブラシを使った保護者磨きは，無理をせず母と子の楽しい雰囲気での関わりを大切にしながら，遊び，学習，行動療法の要素を取り入れ，受け入れ可能な部位から始め，徐々に磨ける部位を増やし，ブラッシング時間の延長をはかるよう工夫します．さらに，ブラッシングの順序，終了の目安（10カウント法の応用など）を伝えながら，一連のブラッシング手順をパターン化することも，子どもの理解を引き出すうえでは重要です．ブラッシングを嫌がるとき押さえつけて強引に行うと，歯肉や軟組織を傷つけ不要な痛みを与え，激しい拒否やブラッシング嫌いの原因となるので注意が必要です．

◆保護者には精神発達遅滞児の口腔や歯科疾患の特徴，ブラッシング能力や習慣化などについて説明します．ブラッシング習慣の定着やブラッシング技術の習得は難しく，家庭での取り組みが重要であることや口腔ケアの意義も理解してもらいます．

（2）幼児期後期

◆この時期は，保護者磨きに対する子どもの反応をみながら，本人磨きの練習を始める時期です．たとえば，浴槽にコップ・歯ブラシをもち込み，兄弟姉妹や保護者と一緒に模倣磨きやうがいの練習をします（図7-7）．最初は保護者が手を添えて本人磨きを介助し，腕の位置や歯ブラシの音・歯面に歯ブラシの毛先が当たっている感覚を体感させ，少しずつ手添えの介助を減らし，指で示したり，口頭での指示に変えていきます．あるいは，ごっこ遊びをとおして食後のブラッシングや磨く部位を教えたりします（図7-8）．

◆また，絵本や絵カード，模型を使ってブラッシングとその意義，齲蝕のでき方な

どを教えたり，絵書き遊びで口や歯のイメージを育てるように日常のさまざまな場面をとおして，口腔や歯科保健に関心をもたせることも大切です．このような遊びと学習の両要素を含んだ指導や日常的に関わるなかで関心を育てていくことは効果的です．この時期の本人磨きは，練習段階でありプラーク除去はされておらず，保護者による仕上げ磨きが必須です．

◆この時期から齲蝕罹患状況の個人差が顕著になり始め，甘味食品の管理も難しくなるため，ブラッシング指導に加え，間食の意義や管理方法，さらには齲蝕予防の方法についても指導する必要があります．

◆さらに，仕上げ磨きのときには常に口腔内の変化に注意し，第一大臼歯の萌出についても注意を払うよう伝えておきます．障害児や低年齢の子どもは歯磨剤を使っていないことが多いですが，齲蝕予防の面からは積極的にフッ素配合の歯磨剤を使用することをすすめます．うがいができない場合は，1回の使用量を通常使用量より少なくする，仕上げ磨きの最後に少量の歯磨剤を使用させる，フッ素含有量の少ない歯磨剤を使わせる，など使い方の指導も必要です．このように低年齢から，齲蝕予防のための定期的な歯科保健管理を行うことは重要です（図7-9）．

3）学童期の指導で口への関心を育てる

◆学童期は歯の交換期にあたり，幼若永久歯の齲蝕予防管理が難しく，自立のため

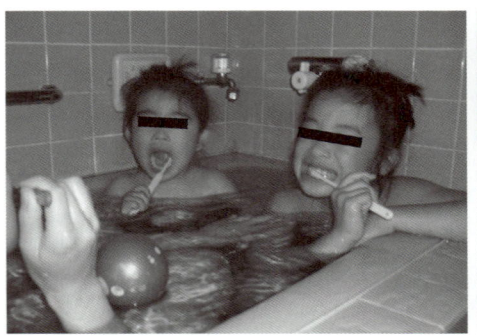

図7-7　向かい合う母親の歯磨きを模倣

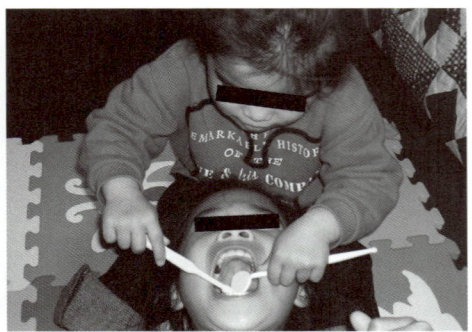

図7-8　姉と歯科健診ごっこ

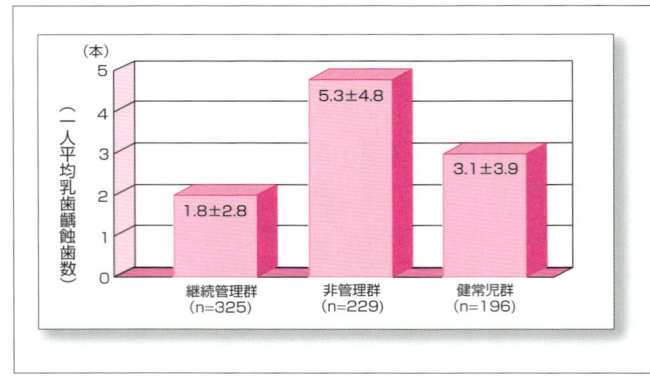

図7-9　歯科衛生士による継続的ブラッシング支援の効果
発達障害児に対し1～3歳の低年齢からの継続的な歯科保健管理を実施することにより，同年齢の非管理障害児のみならず健常小児に比べても明らかに良好な口腔状態を維持することが可能であった
（豊田市こども発達センター小児歯科調査より）

のトレーニングを行う重要な時期です．すなわち，口の中の変化に関心をもたせ，健康，清潔の概念あるいは口や歯の役割を教え，齲蝕のでき方や予防法について理解させたうえで，ブラッシングに対する自主性を養い，徐々に自立させていく時期です．

◆幼児期までは保護者により管理されていたブラッシングが，小学校入学を契機にブラッシング能力や自主性に関係なく，本人任せにされるケースは多くみられます．これは，子ども自身に自立心が芽生え始め，保護者の仕上げ磨きや介入をきらうようになることが一因としてあります．

◆学童前期の本人磨きは，特定の部位のみを磨いていたり，ブラッシング圧が不適当であったり，満足のいくブラッシング効果が得られないのが普通であり，そのため適切な援助が必要です．この時期の歯科衛生士の関わりは，本人の能力を見極めながら保護者と協力して自立に向けた支援が中心となります．

◆一般に，磨き残しの部位や刷掃部位の指導では，プラーク染色剤と鏡を用いて汚れの部位を指摘する，模型や絵カードを利用する，手添え介助で磨く部位を指し示す，歯科衛生士自身が歯ブラシを使い対面で磨いてみせ模倣させるなどさまざまな方法が実施されています（図7-10，11）．しかし，精神発達遅滞児では，指導時に与えられた情報を自分の身体と関連づけて理解したり，抽象的に表現されたことを具体化して理解することなどが苦手であるため，ブラッシング指導においては，常に子どもの理解程度を確認しながらわかりやすい表現で1つずつ具体的に教えるようにします（図7-12，13）．

◆ブラッシング行動における発達からの歯面の認知部位には，一定の発達順序があるとされているため，認知しやすい部位から順に磨けるように支援し，徐々に磨ける部位を増やしていくよう援助します（表7-3）．

◆この時期の保護者へは，子どものブラッシング能力の段階と家庭での反復指導の重要性を説明し，家庭におけるブラッシングへの保護者の介入程度と支援すべき内容の要点と方法を教えます．

4）思春期の指導は歯肉をターゲットに

◆思春期は，歯科保健管理面からみると齲蝕に加え歯肉炎の予防に重点を置いた支

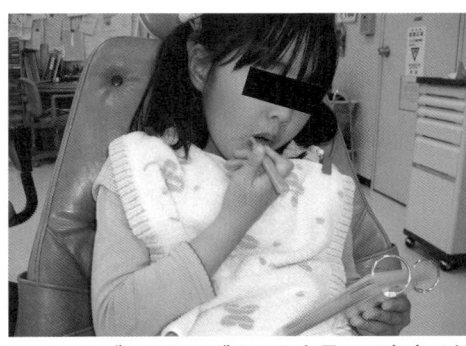

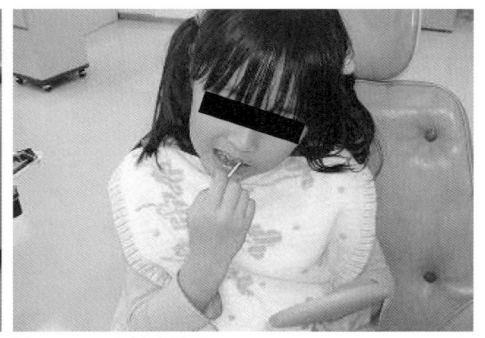

図7-10　ブラッシングカードを用いて磨くべき部位を意識しながらのブラッシング

図7-11　赤染め風景

援をする時期で，歯肉の症状を指標としてブラッシング技術の向上をはかるとともに，食生活の見直しとブラッシングの再習慣化をはかるきわめて大切な時期です（図7-14，15）.

◆また，この時期は，学校保健制度のなかで定期的に行われていた歯科健診や口腔保健教育の最終期でもあります．子どもの能力，家庭での歯科保健管理状況などを再確認するとともに，定期的な歯科受診と専門的歯科保健管理の意義と必要性を保護者に十分理解させることが重要です．なかには保護者が本人磨きの不十分な部分にうまく介入できないケースもあります．

◆この場合は，短い間隔で通院してもらい，専門的支援をとおして本人・保護者・歯科衛生士の三者で話し合い，歯科保健上の約束事を決め，保護者が家庭でブラッシングに介入できる環境を整え，ときどき歯科衛生士が約束事を確認するのも1つの方法です．

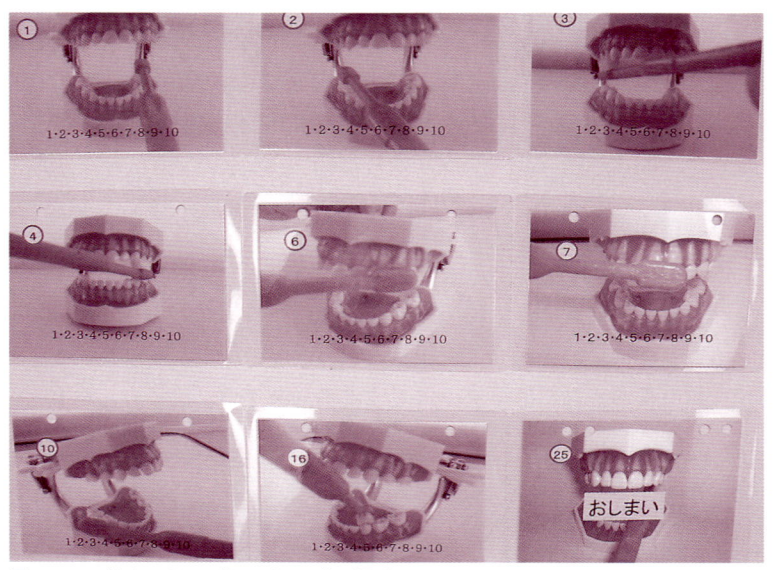

図7-12 絵カード　ブラッシングの順番

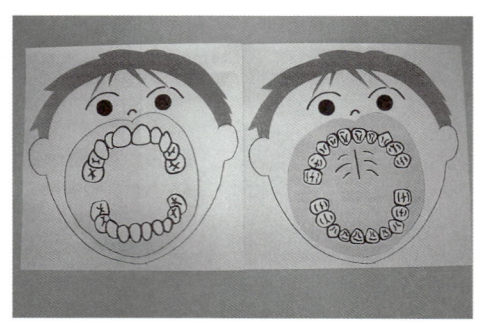

図7-13 チャート，磨き残し部位や磨かせたい部位に色をつけてブラッシングの練習に用いる

表7-3 歯磨き行動における認知部位の発達順序

①下顎咬合面
②前歯部唇面と上顎咬合面
③頰面と前歯部舌面
④臼歯部舌面

（小笠原　正[7]，1989より）

5）成人期以降の指導は健康維持を意識して

◆この時期の知的障害者は，作業所・授産施設・一般企業などでの就労により徐々に保護者から自立し，日々の生活への母親など保護者の干渉を嫌うようになります．さらにブラッシングを含め，食事，間食などの基本的生活習慣についても変化してきます．これまで家庭と学校で管理されていたものが，通勤途中を含め自由に選択できる幅が増し，ときとして口腔や全身の健康を害しやすい甘味性の高い食品・飲料に偏ることもあります．この時期以降は，歯・口の健康を含めた自己健康管理能力の向上と生活習慣病予防の観点などから，食生活指導が重要になります．

◆口腔内での大きな問題は，歯根面齲蝕と歯周疾患の罹患率が高くなることです．そのおもな原因は日常的な清掃不良によるものです．特に軽度知的障害者では身辺自立能力が高いので，ブラッシングも本人任せとなり，磨けていないまま放置されています．歯周病からくる疼痛を訴えることも難しく，そのことから日々の生活リズムを崩すこともしばしばみられます．

◆そのため，本人のブラッシング能力と生活環境を念頭に，歯周病を見据えた個別の到達目標を設定したうえで，歯科保健管理計画を立てて支援することがとても重要です．実施方法の要点は問題点をしっかり受け止め，その問題点を本人および保護者や介助者と共有し，実行可能なことから少しずつ解決を図るように援助することです．

◆本人への支援目標は歯周疾患予防と健康への意識づけですが，母親など保護者の介入を嫌う場面や保護者自身も高齢となり介入できないこともあります．動機づけの強化策として，綿密な歯科保健管理計画のもと，歯科受診間隔の考慮や反復した歯磨き指導および評価，スケーリング，ルートプレーニングを定期的に医療機関で実践することが効果的です．

2．自閉症児（者）への歯科保健指導とケアの基本的な考え方

◆歯科保健指導と口腔ケアを行う際に留意すべき障害特徴として，落ち着きがないこと，新しい環境への適応性が低いこと，コミュニケーションの難しさから，行動調整に強い抵抗を示すことがあげらます．また，味やにおい，体幹・顔面・口腔周囲・

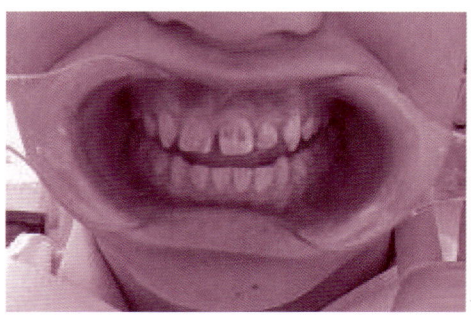

図7-14　本人磨き後の赤染めの状態

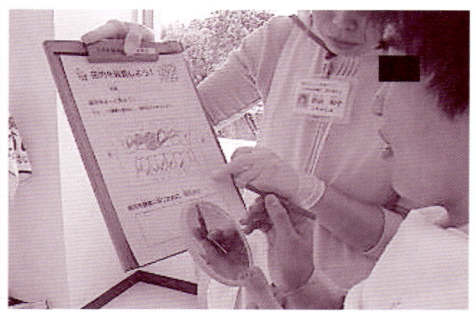

図7-15　磨き残しと歯肉の観察

口腔内を触れられるなどの感覚刺激に過敏な反応を示します．これらが，寝かせての仕上げ磨きや介助磨きを嫌がる原因となっています．さらに，精神発達遅滞を合併していることも多く，情報の理解・学習能力が乏しく，健康や清潔に対する認識もあまり高くありません．

◆一方，視覚的に整理された情報の理解やパターン化，ルーティン化された事柄を遂行することは比較的得意とします．自閉症の歯科保健指導や口腔ケアでは，この特性を生かし，ブラッシング行動をパターン化して低年齢から指導し習慣づけしていくことが効果的です．また，自閉症は食べ物を口腔内に溜めたり，反芻，極端な偏食，甘味食品への執着，多飲，過食，異食など食行動の異常を示すことがあり，歯科保健のみならず健康面全般にわたり保持に悪影響を及ぼすこともあるため，この点に関しても早期からの指導が必要です．

◆歯科保健指導と口腔ケアの考え方や対応は基本的には精神発達遅滞児（者）に対するものと同じです．ここでは自閉症のもつ特殊性への対応を中心に述べていきます．

1）乳児期の指導は観察が中心

◆乳児期に自閉症と診断されてる子どもはほとんどいません．しかしながら，愛着行動が乏しい，視線が合わない，睡眠のリズムが不規則，かんが強い子どもとして保護者・母親が発達に不安や疑問を感じ始めるケースもあります．

◆この時期の歯科保健指導は精神発達遅滞児と基本的に変わりません．強引な歯科保健指導を避け，無理せずに保護者と接することが大切です．また，自閉症に限らず乳児の多くは感覚に過敏です．刺激に対する反応をよく観察し，刺激を嫌う部位への無理な接触は避け，スキンシップをとおして徐々に感覚刺激に慣れさせながら，体幹・顔面・口腔周囲・口腔内に触れられるようにしていきます．

2）幼児期の指導は遊びのなかの脱感作と関係づくり

（1）幼児期前期

◆乳児期には気づかなかった子どもの行動の異常に保護者が気づき始める時期です．視線が合わない，なかなか話をしない，些細なことでかんしゃくを起こす，極端な偏食，睡眠のリズムに問題があるなどがきっかけとなります．この時期の保護者は，心理的にも混乱している時期でもあり，口腔への関心は当然のことながらほとんどありません．

◆このような時期の歯科への関わりや保護者への支援，口腔ケアは基本的には精神発達遅滞児と同じです．しかしながら，自閉症児は触覚刺激を初め感覚刺激に過敏なため，寝かせての仕上げ磨きや介助磨きの受け入れを嫌がり，激しく拒否する場面が多くみられます．そのため，母親・保護者の困惑は大きく，対応の仕方がわからないまま口腔ケアを次第に避けるようになります．

◆このような場合，母親・保護者には，過敏性を軽減するために中枢神経系の成熟を促すことが大切であり，それには生活リズムを整えるように助言をします．また，優しい声かけとともにスキンシップを日常的な遊びのなかに積極的に取り入れ，徐々

に触覚過敏性からの脱感作をはかり，口腔の清拭，ブラッシングを受け入れられるよう支援していきます．

◆異常行動の1つとして食べ物を口腔内に溜めたり，反芻，極端な偏食，甘味食品への執着，多飲，過食といった食行動の異常がみられることもあります．また，多動をコントロールするための手段として甘味性食品を与えていることもあり，これら食行動には早期からの指導が必要です．

◆加齢とともに生活のさまざまな場面において，母親では抑制できない激しい拒否行動やパニック，自傷・他傷行為を示すケースもあります．幼児期から口腔ケアを含め日常のさまざまな場面で父親の協力が得られるよう支援していくことも重要です．

(2) 幼児期後期

◆歯科保健指導を進める面からも，保護者の心理あるいは家族間の障害の理解・受容程度の相違に配慮した対応が重要で，まずは保護者が安心でき，頼れる環境づくりに重点を置きます．そのうえで歯科衛生士は，歯科保健をとおして子どもの成長を支えるパートナーとしての意識を保護者にもってもらえるような関係づくりに努めます．

◆歯科保健指導における自閉症児の問題点は，感覚過敏性に加えて新しい環境への適応性が低く，先の見通しが立たない事柄に強い不安を感じることです．歯科保健指導の場面に導くときには，診療室に慣れてもらい，恐怖心を取り除くことが大切です．慣れてきたら，①どこで，②何を，③どのような手順で，④どのように，⑤どのくらいするのか，⑥終了のサインは何か，といったことを教えていきます．診療への不安を取り除き，好奇心を育くむ工夫として何をするのかを示した絵カードやぬいぐるみを用いて遊びながら関わるなどの方法が効果的です（図7-16）．

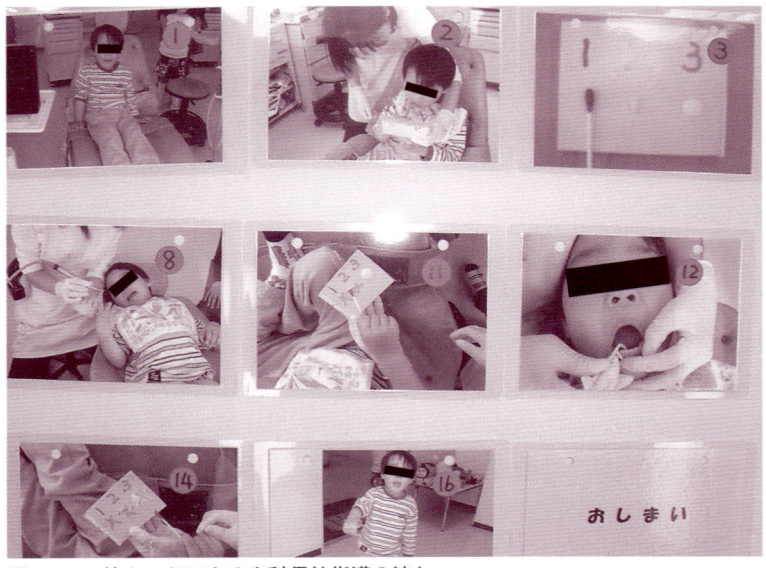

図7-16 絵カードによる歯科保健指導の流れ

3）学童期の指導では口への関心を育てる

◆この時期の自閉症児は，人への関心は育ってくるものの自分の言動が相手にどう受け取られるかがわからず，相手の表情や意図，場の雰囲気を読み取れないため，人との関わり方が一方的なものになってしまいます．

◆そのため，保護者の歯科保健に対する関心が薄れ，継続的歯科管理のための通院が途切れてしまったり，本人がブラッシングをしているので問題ないと考えてブラッシングを本人任せにしたり，ブラッシングへの保護者の関わりを嫌ったり，激しく抵抗するなどの理由から，介助磨きを諦めるようになる時期でもあります．

◆歯科保健管理を保護者のみに任せるのではなく，家庭でできない部分は歯科衛生士が専門的口腔清掃を補い，子どもの口腔の健康を支える保護者のパートナーであるという姿勢を示し，定期的な健診への意欲を持続させることが必要です．

◆この時期の口腔内は混合歯列期でブラッシングの仕方に工夫が必要なときです．子どもには歯の交換・萌出，歯肉からの出血など口のなかの変化に関心を育て，歯科保健の動機づけに結びつけます（図7-17，18）．そのためには，言葉での説明や鏡を用いた指導に終始せず，絵カードや写真，模型，図版など子どもの理解しやすい視覚的なコミュニケーション媒体を用いて関心を育てるようにします．

4）思春期の指導では構造化も一役

◆子どもの急激な体の発育に心の発達が追いつかず，精神的に不安定な状態となり，前触れもなく起こるパニックに保護者は翻弄されます．てんかん発作の発症をおそれ不安をいだく日々でもあります．口腔内には自傷行為による粘膜・歯肉の損傷をみることもあります．

◆口腔に関しては，「本人が歯磨きをしているから」，「これからの将来を考え自己管理させたいから」と母親は介入を控えていることが多く，また，パニック時の粗暴さへの恐怖などが原因で放任されていることもあります．幼児期から口腔ケアを含めて日常のさまざまな場面で，父親の協力が得られるように支援する意義がこの点にあります．

◆ブラッシングは課題を1つに決め，鏡，絵カードや写真など子どもの理解しやす

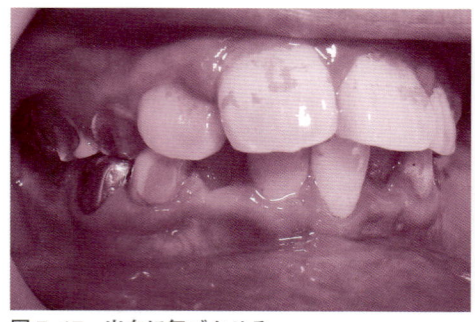

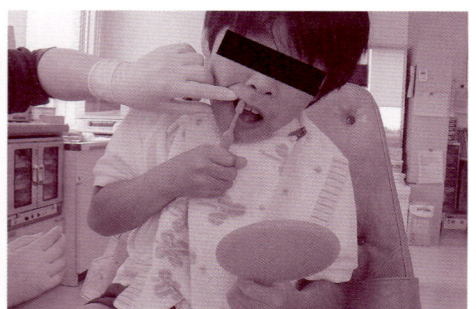

図7-17　出血に気づかせる　　　　　図7-18　工夫しながらのブラッシング

い視覚的媒体を用いて，指導時間を短く簡潔に教えるようにします．この指導には，行動変容技法が有効です．具体的には，ブラッシングをする実施時刻，場所，方法，手順のパターン化・日常化，さらに，ごほうびシールや歯磨きカレンダーなどの工夫も必要です．これにより，自主性が育ち習慣化がはかられ指導効果が高まります．

5）成人期以降の指導では清潔の観念を

◆本人は自己主張が強くなり，不適応行動も顕著となります．また，頑固で保護者や他人からの介入に対する拒否行動も強くなることから，保護者は口腔管理までも本人に委ねてしまいがちです．なかには，ブラッシングの習慣づけもできていて，見た感じは自立しかけているようなブラッシングであっても，単に歯ブラシを口腔内で無意味に動かしていたり，特定部位だけを磨いていることもあります．また，継続的に歯科保健管理され不完全ながらもブラッシングの自立が確立されつつある人でも，成人するころから隣接面の齲蝕や歯頸部の楔状欠損がみられ始めることもあります．齲蝕の原因は不完全なブラッシングから残存するプラークによるバイオフイルムの形成によるものであり，楔状欠損は固執からくる歯磨剤の乱用や不適切なブラッシングによります．

◆保護者へは子どもの現在のブラッシング能力の段階と限界を伝えます．次に，保護者がどのように子どものブラッシングに関わるべきかを，強い不安やストレスが加わることから生じるパニック，自傷・他傷行為など問題行動も勘案しながら，ともに考える必要があります．

◆さらに，家庭での歯科保健管理の目標と限界について家庭・保護者の事情などを踏まえて保護者と十分話し合い，歯科保健における保護者，支援員（介助者），歯科衛生士の役割分担について相互に理解・納得しておくことが重要です．この時期の本人への指導目的は，ブラッシング技術の向上に加え，清潔観念の定着と健康への意識づけであり，その一環としての歯口清掃，歯科保健であるという意識を定着させます．

3．肢体不自由児（者）への歯科保健指導とケアの基本的な考え方

◆肢体不自由の基礎疾患は多様ですが，ここでは歯科で遭遇する頻度の高い脳性麻痺，進行性筋ジストロフィー症について述べることとします．

◆脳性麻痺児の歯科保健指導とケアを行う際の問題点として，麻痺の程度と筋の過緊張，異常反射，不随意運動，顎の異常な偏位・過開口，くいしばりや接触刺激に対する過敏性などがあげられます．また，精神発達遅滞，言語障害，視覚障害，聴覚障害，てんかんなどさまざまな障害を合併していることが多く，能力にも著しい個人差があります．そのため，麻痺や不随意運動などに加え，合併障害の種類や程度も考慮した支援が必要です．

◆進行性筋ジストロフィー症児の歯科保健指導とケアを行う際の問題点は，筋ジストロフィーの進行にともない，すべての運動機能が低下し自立が次第に困難となって

いくことにあります．そのため，病状の進行程度，日常生活動作能力の程度を加味して支援内容や方法を変える必要があります．また，病名の告知が本人になされていない場合には対応に慎重な配慮が必要です．

◆歯科保健指導と口腔ケアの考え方は，基本的には精神発達遅滞児に対するものと同じです．以下，脳性麻痺，進行性筋ジストロフィー症という疾患の特殊性への対応を中心に述べていきます．

1）乳児期の指導は無理せずに

◆この時期の脳性麻痺児は入退院を繰り返します．なかには経管栄養をしていたり，口腔の機能障害がみられたり，接触刺激に対し強い過敏性を示す子どももいます．通常，乳児期には頻繁な指しゃぶり，おもちゃを口に入れることなどを通じて口腔の過敏性は除かれていきますが，脳性麻痺児はその体験が困難なため鋭敏な口腔感覚のままである場合が多くみられます．この時期は少しずつ，四肢や顔，口腔への接触刺激に慣れさせるようなふれあいのときを過ごすようにします．

◆進行性筋ジストロフィー症児ではこの時期はほとんどの場合無症状であるので，健常な子どもたちと同様に対応します．

2）幼児期の指導は触覚に慣れること

◆運動障害を含めたさまざまな発達の問題が顕在化し始める時期です．保護者は衣服の着脱，洗顔，入浴，食事，排泄と日常生活動作のすべての介助に加え，機能訓練や治療のための各種医療施設への通院，療育施設への通園などに大きな負担を強いられます．口腔ケアについては，「筋の緊張が強い」，「不随運動が激しく開口保持が難しい」，「歯磨きのたびに子どもに苦しい思いをさせる」，「歯磨きを嫌がる」などといった理由から諦めている保護者もいます．

◆こうした保護者の状況に共感的な態度を示し安心感を与え，短期間隔で歯科衛生士による専門的口腔清掃支援を行いながら信頼関係を築き，定期健診の定着を促すよう心がけます．低年齢からの口腔ケアは，歯科疾患の予防に加え，生活リズムの確立，口腔の過敏性除去，口腔機能障害の改善にもつながることなど時間をかけてゆっくりと保護者に理解してもらい，口腔ケアの習慣化の動機づけをはかります．

◆口腔ケアの刺激により誘発される筋の過緊張，異常運動，過開口，くいしばりなどは接触刺激に対する過敏反応のほかに，精神的緊張や突然の体位変換・刺激などによっても誘発されます．そのため，ブラッシングは，リラックスした状態で子どもの体の緊張や体動，呼吸の状態に合わせゆっくり休みながら行う必要があります．

◆さらに，歯口清掃に関連する触覚刺激に慣れるまでは，ガーゼ等による口腔の清拭と歯ブラシによる清掃を併用し，慣れの状況をみながら徐々に歯ブラシでの清掃の割合を増すよう指導します．誤嚥予防のため，口腔内に貯留した唾液や分泌物などの吸引，あるいはガーゼ，綿花による拭い取りについても指導しておきます．開口保持困難な人に対しては，開口保持用具の選択や使用法，歯の破折・脱臼，無理な開口による呼吸抑制，介助者・介護者の怪我などの事故防止への配慮についても伝えておき

ます．金属製の開口保持用具の使用は歯の破折・脱臼の危険性があるので避けたほうがよいでしょう（ Link-p.100 ）．

◆甘味制限については，この年齢では肢体不自由のため勝手に飲食物を取り出し飲食することは少なく，保護者への指導が十分であれば，比較的容易に行えます．

◆進行性筋ジストロフィー症は，この頃発症し筋力低下が目立ち始めます．保護者に診断告知がなされる時期でもあり，心理面への配慮も重要です．

3）学童期の指導では問題整理から

◆口腔ケアは基本的生活習慣の1つであり，可能な範囲で自立に近づけるような支援が必要です．そのためには，子どもの歯磨き能力，障害の程度や日常生活動作に対する介助の必要程度などから口腔ケアの自立を困難にしている問題点を整理し，短期の目標と長期目標を設定し段階的に支援していきます．

◆本人磨きの支援では上肢と頭頸部が安定し，開口の保持が容易で，清掃器具の口腔内での動きを制御しやすい姿勢を工夫します．歯ブラシや電動ブラシ，コップなどの大きさや形はそれぞれの運動機能に合わせた工夫が必要です．

◆進行性筋ジストロフィー症児では，この頃から筋力低下の進行に伴い機能障害が目立ち始めます．病状が進行するにしたがい歯科治療そのものが困難となるため，歯科疾患の予防の必要性と定期的な専門的歯科保健管理の重要性を十分理解させるようにします．

4）思春期の指導は自立を目指して

◆知的な遅れのない脳性麻痺児は健康な人たちと自分を比較し悩む時期でもあります．心理的な葛藤は，緊張が一段と強くなったり，食欲が落ちたり，原因不明の訴えが続いたりなどの身体症状として現れたりします．このような状態の子どもに寄り添う保護者の思いにも共感し，支援することが大切です．子どもとの関わりでは繰り返し話を聞きながら，少しずつ自分の障害を受容できるように支援すべきです．この時期の口腔ケアの目標は，自立に向け運動機能に合わせた歯ブラシの柄の改良や補助用具の工夫を交えた支援とブラッシング習慣の継続ですが，自立が困難な人もいます．そのため介助者による口腔ケアや専門的口腔清掃のための定期健診が不可欠です．

◆進行性筋ジストロフィー症児では，筋力はさらに低下し，側彎，胸郭変形，関節拘縮がみられるようになります．それまで可能であった口腔ケアを介助者に頼らざるを得ない割合が増えるため，保護者・介助者への指導を十分行う必要があります．

5）成人期以降の指導は歯肉に注目

◆脳性麻痺者では，軟食の常食，口呼吸，歯列不正，口腔機能障害などのため自浄作用が低いことに加え，介助磨きの不十分さのため歯周疾患の発病の危険性が加齢とともに高まります．

◆さらに，抗てんかん薬による歯肉増殖，緊張性のくいしばり，異常な顎運動による咬合性外傷なども歯周疾患のリスクを高める要因として注意を要します．本人および介助者に歯肉の病変に注意を払うよう指導するとともに，定期的に専門的な歯科保

健管理を行う必要性についても本人，保護者，あるいは施設職員へ伝えます．

◆進行性筋ジストロフィー症者では病勢の進行に伴い，呼吸不全や心不全を併発する危険性が高く，呼吸や心臓の医学的管理を必要とする人が増え，口腔ケアはほとんどが全介助となります．歯科保健管理と口腔ケアでは保護者のみに負担をかけず，本人と関わる施設職員や歯科医療関係者が保護者のパートナーとして支えるという姿勢が大切です．

4．重症心身障害児（者）への歯科保健指導とケアの基本的な考え方

◆歯科保健指導とケアで問題となるのは，肢体不自由と精神遅滞がともに重度であるため，日常生活のすべてにおいて介護・介助が必要で全身状態も不良なことです．呼吸管理，吸引，経管栄養，胃ろうなど医療的ケアを必要とすることもあり，日常的に保護者や介護者に大きな負担がかかります．口腔ケアにおいても当然，全介助が必要で，ケア時には筋緊張の亢進，呼吸抑制，誤嚥など全身への配慮が必要です．

◆食事はミキサー食や軟らかい食物が多く，自浄作用が悪いので，咀嚼不全や口腔周囲の運動機能障害などにより齲蝕や歯周疾患に罹患する危険性が高いといえます．さらに，抗てんかん薬服用による歯肉増殖，口呼吸による乾燥性の歯肉炎・歯肉増殖，筋緊張亢進や，異常反射，不随意運動によるくいしばりや顎の異常運動による咬合性外傷や咬傷などもみられます．

◆歯科保健指導では，口腔ケアが口腔機能の発達を促しQOLの向上に結びつくことを意識するように療育担当者と保護者に働きかけます．

歯科保健指導と口腔ケアの考え方は，基本的には精神発達遅滞児（ Link-p.148 ）と脳性麻痺児（ Link-p.157 ）に対するものと同じです．ここでは，特に重症心身障害に特有な対応上の留意点を中心に述べます．

1）乳児期の指導は無理せずに

◆子どもは入退院を繰り返しており，保護者の大半は歯科保健には関心がありません．経管栄養児では経口からの哺乳，離乳食摂取を行っていないため，口腔ケアは必要ないと考えている保護者がほとんどです．さらに，触覚過敏により顔面や口腔周囲に触れただけで全身の筋緊張が急激に亢進することがあるため，多くの保護者は口腔内に歯ブラシを入れたり，触れること自体が困難と考えています．

◆最初はブラッシングを強要せず，主として口腔機能の発達促進，過敏性の軽減，摂食・嚥下指導など機能障害への対応を中心に保護者との関わりをもち，口腔への関心を高めるよう働きかけることが必要です．

2）幼児期の指導は慣れることと習慣づけを

◆この時期に入っても摂食，呼吸は困難，健康状態はなお不安定で，呼びかけにも反応しません．筋緊張や反りかえりが強く定頸も安定しないなど精神・運動発達の両面で未熟な段階にとどまっており，保護者はなお不安な状態のなかで子育てをしています．

◆口腔ケアは接触刺激に慣れることと習慣づけを目標とした指導から始めることが望ましいといえます．筋緊張の異常亢進や異常反射，不随意運動は精神的な緊張によっても誘発されるため，歯科保健指導に先立ち，診療室やスタッフなど見慣れない環境に慣らすことから始めます．保護者が診療室内で落ち着いた態度で振る舞い，スタッフと安心して会話する雰囲気が，子どもの落ち着きには効果的に働きます．保護者との良好な信頼関係を築くよう心がけましょう．

◆口腔ケアのすすめ方は，触覚刺激に対する過敏性の除去から始めます．最初から口腔へのアプローチはせず，優しく話しかけながら手や腕，肩などに手で触れ，体全体の緊張を取り除いた後，両方の手で頬をなでスキンシップをはかりながら緊張を取り除きます．こうして身体や顔面への触覚刺激に慣れさせた後，口腔周囲から口唇へ，その後歯肉歯槽粘膜境へと指による一定圧での接触を行います．さらにその後，柔らかく小さめの歯ブラシや清潔なガーゼで口腔粘膜や歯面，歯肉に触れながら徐々に触覚刺激に対する耐性を高め，気持ちよさとさっぱり感を体感させながら歯磨きの習慣づけをしていきます．また，姿勢や異常反射，不随意運動の特徴と緊張の強さ，過敏な部位ついて把握し，筋緊張のコントロールを考慮した姿勢の指導，呼吸抑制や誤嚥への配慮などは脳性麻痺児と同様に行います．

3）学童期の指導は支援の考えを

◆学校でのブラッシングは日常生活動作支援の一環として給食後に教職員が実施していることが多く，一方，家庭での保護者によるブラッシングは，「筋緊張や身体の反りかえりのコントロールができない」，「口唇の緊張やくいしばりが強い」，「体調が悪く入退院を繰り返す」，「時間が取れない」，「歯磨きを嫌がる」，「学校で磨いている」などの理由で磨きやすい部位のみのブラッシングか，行われていないこともあります．

◆このような場合，家庭で口腔ケアが困難な理由・問題点を整理し，個々の子ども・家庭の状況にあった解決策を保護者とともに考える姿勢が大切です．さらに，歯科衛生士は問題の解決をすべて家庭・保護者に任せるのではなく，家庭での口腔ケアで不十分なところを医療者側が補うという考えのもとに，短期間隔での専門的な口腔衛生管理を実施します．

◆この専門的な口腔衛生管理では，①保護者の負担を軽減しつつ，歯科疾患の予防効果を得る，②実際の口腔ケアをとおして保護者へ介助の技術的な指導を行う，③保護者の口腔ケア介助に対する認識を高め，家庭での介助の習慣化をはかる，④互いに子どもの健康を支えるパートナーとしての意識と保護者が安心できる人間関係を築く，⑤定期健診の継続，などを目標とします．

4）思春期の指導は歯肉に注目して

◆重症心身障害児は食事では軟食が中心で咀嚼不全や口腔周囲筋の機能障害，摂食・嚥下障害などのため自浄作用が低く，不潔になりやすい傾向にあります．また，口唇閉鎖機能の障害や開口に起因する口呼吸，歯列不正，抗てんかん薬服用，くいしばりによる歯周組織への過重負担など歯周疾患に罹患しやすい状況下にいます．

◆口腔衛生の重要性と歯周疾患予防について改めて指導すべきであり，歯周病の進行過程や歯肉病変の徴候についても介助者にわかりやすく説明する必要があります．また，予防，早期発見・治療という意味からも短期間隔での専門的な口腔衛生管理と定期的な専門的口腔ケアは不可欠です．

5）成人期以降の指導は清潔と歯の保持を目標に

◆加齢とともに側彎が進み，胸郭変形，呼吸障害，消化管の運動機能障害が進行していくことも多く，口腔周囲筋の協調運動障害，摂食・嚥下障害，咳嗽反射の低下のため誤嚥性肺炎に罹患する危険性も高くなります．また，全身状態の悪化や免疫力の低下は，呼吸器感染症による死亡の危険性を高めます．そのため，この時期の口腔ケアは歯科疾患の予防という本来の目的に加え，誤嚥性肺炎など重篤な呼吸器感染症の発症リスクを低下させるためにも重要であるということを保護者や介助者に認識してもらうことが必要です．

◆歯科保健管理と口腔ケアでは保護者のみに負担をかけず，患者さんと関わる施設職員や歯科医療関係者が保護者のパートナーとして患者さんを支えるという姿勢が大切です．そのためには，歯科医療関係者の意識改革に加え，施設職員への啓発と指導がきわめて重要となります（図7-19）．

VI 訪問診療でのケアを考える

1．訪問診療と訪問歯科保健指導

1）訪問による歯科診療の対象となる患者さんたち

◆65歳以上の高齢者人口の急増に伴い，身体や精神機能の低下，あるいは障害のため寝たきり状態にあって医療機関に通院することが困難な者が増加し，訪問による医療サービスが制度化されてきました．

◆これまでは，障害や高齢のため介護が必要となり自ら歯科医療機関に通院することが困難な人々は，歯科疾患に罹患しているにも関わらず受診する機会に恵まれず，

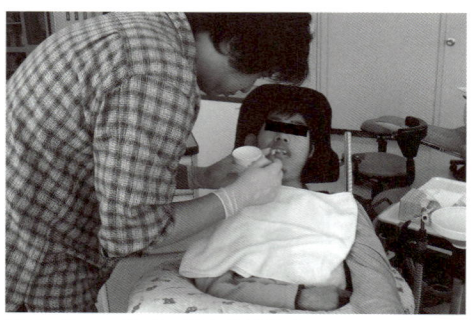

図7-19　ヘルパーによる歯磨き

多くはそのまま放置されていましたが，在宅ケア体制の一環として訪問歯科診療や訪問歯科保健指導などが開始され，介護を必要とする人々の歯科医療サービスが確立されてきています．

◆この在宅ケア体制とは，従来，施設や病院で行われてきた処置や療養を，家庭に専門職が訪問したり，介護サービスを利用して継続できるようにする制度ですが，同時に介護を必要とする人々の家庭での生活を保障するためのサービス体制ともいえます．なかでも環境の変化に適応しにくい高齢者は，生活の質（QOL）の点からみても施設での長期の集団生活より，慣れ親しんだ家庭や地域のなかで生活をすることが望ましいと思われます．

◆なお，訪問歯科診療は，一般的に歯科医療機関である「かかりつけ歯科医」から行われますが，訪問歯科診療にあたって歯科衛生士は，事前の情報収集を行ったり，あるいは治療の前後に患者さんや介護者からの要求や希望を確認するなど，歯科医師とのパイプ役として診療効果を高める役割があります．診療が十分に行われることは，本人や介護者に歯科診療に対する積極性と希望をもたせることにつながり，その結果，離床や外来通院の可能性も期待できるようになります．

2）訪問歯科保健指導の必要性は QOL 向上のため

◆一般的に口腔の健康の維持はセルフケアを中心に行われています．しかし，高齢者や，要介護高齢者，障害者，あるいは病院・施設・在宅で療養生活を送る人の多くは，セルフケアが困難な状況に置かれているため，歯科衛生士による支援が必要とされています．

◆近年，このような人々に対して歯科衛生士が行う歯科保健指導の有効性が科学的に立証されはじめ，その効果については，誤嚥性肺炎や人工呼吸器関連肺炎など呼吸器感染症の予防や，意識レベルの回復，摂食・機能障害の軽減による栄養状態の改善，さらには全身の健康や社会性の回復にもつながることが明らかになってきました．

◆また，介護保険制度のなかでも，訪問歯科保健指導にあたる居宅療養管理指導にとどまらず，新たに介護予防のサービスメニューとして口腔の問題が取り上げられるなど，口腔の健康は寝たきりをつくらないことに対しても欠かせない要素となりつつあります．

◆このため，歯科医師による訪問歯科診療に合わせ，歯科衛生士は訪問歯科保健指導に積極的に取り組むことが大切です（図 7-20）．

2．訪問による歯科保健指導の取り組み

1）訪問による歯科保健指導は制度によって分けられる

◆一般的にいわれている訪問歯科保健指導には，その制度の違いから訪問口腔衛生指導，訪問歯科衛生指導，居宅療養管理指導とに分けられます（表 7-4）．これらの訪問歯科保健指導の取り組みは，老人保健法に基づく市町村の事業によるものと保険診療として医療機関で取り扱う医療保険・介護保険によるものとがあります．

◆行政サービスとしての訪問口腔衛生指導は老人保健法に基づいて行われ，その対象は40歳以上の要介護者，あるいはその介護者とされています．歯科衛生士が市町村の依頼を受けて訪問指導をするもので，実施主体は市町村です．したがって，訪問指導についての詳細は市町村の保健師と連絡を取りつつ，専門的な指示については歯科医師より受けることになります．

　◆一方，医療機関が訪問歯科診療の延長上で実施する訪問歯科衛生指導，あるいは居宅療養管理指導は，歯科医師の指示により，歯科衛生士が訪問指導を行うもので，その費用は医療保険制度・介護保険制度により請求されます．訪問指導についての内容などの具体的な指示は「かかりつけ歯科医」である主治医より受けます．

2）歯科保健指導を必要とする患者さん

　◆訪問保健指導が必要な人は，自分自身で歯科受診ができず，歯科医院への来院が困難で，日常生活において，より積極的に歯科的援助を必要とする人です．したがって，寝たきり者に限らず，要介護者や脳血管障害の後遺症などによる中途障害者などさまざまな人が訪問歯科保健指導の対象となります．

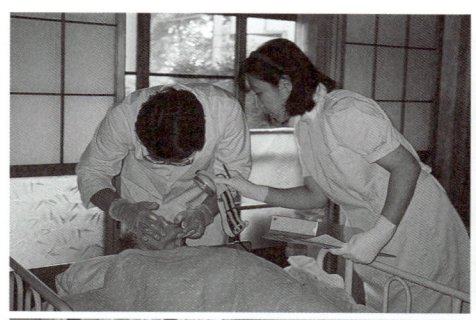

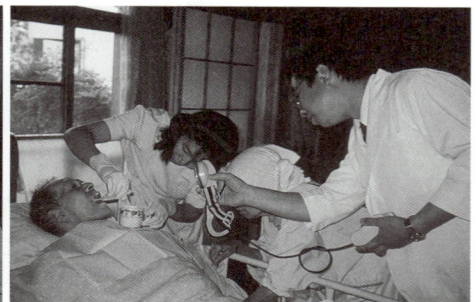

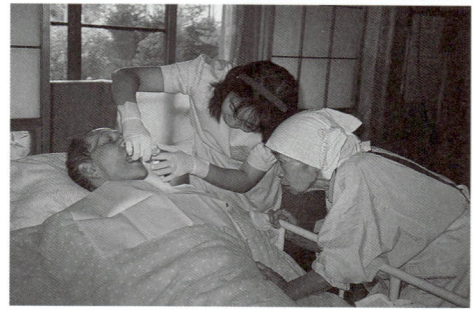

図7-20　歯科医師の訪問歯科診療の後，歯科衛生士が訪問歯科保健指導を行う

表7-4　訪問による歯科保健指導の種類

	訪問口腔衛生指導	訪問歯科衛生指導	居宅療養管理指導
制　　度	老人保健法（保健事業）	医療保険（含，老人医療）	介護保険
対象年齢	40歳以上	とくになし	原則65歳以上
回　　数	原則として年1回	月4回を限度	月4回を限度
訪問場所	家庭	家庭，施設，病院	家庭
報　　酬	自治体より	支払基金，本人負担	自治体，本人負担
主 治 医	保健所所長の名を受け行う	主治医の指示に従う	主治医の指示に従う

◆また，訪問歯科保健指導は，在宅で療養生活をする人に限らず，施設入所者や病院の入院患者もその対象になります．

3）医療保険と介護保険制度

◆介護保険が開始される以前は，歯科衛生士が行う訪問歯科保健指導は，市町村で行う老人保健事業によるものと医療保険によるものでした．しかし，介護保険の実施を機に，「居宅療養管理指導」が新たに位置づけられました（**表7-5**）．

◆この「居宅療養管理指導」は，介護保険の要介護認定を受けた人が利用できる居宅介護サービス（**表7-6**）のなかの1つで，サービスは「指定居宅療養管理指導事業所」より提供されます．

◆従来からの保険医療機関の指定を受けていた病院・診療所は，特別の申し出がない限り介護保険の「みなし指定」を受けており「指定居宅療養管理指導事業所」となっています（**表7-7**）．なお，介護保険は，医療保険より優先されるサービスです．ただし，施設で療養する人に対しては，介護保険による歯科医療サービスは位置づけられていないため，従来どおり医療保険の「訪問歯科衛生指導」をとおしての対応となります．

3．訪問による歯科保健指導の目標

1）歯科保健指導の目標は清潔と機能維持

◆訪問による歯科保健指導の目的は，歯科保健行動を自覚させるための指導や歯科保健の援助をとおし，口腔内の清潔を保つと同時に，口腔機能の回復をはかることにあります．

◆高齢者，なかでも要介護高齢者にとって食べる楽しみは大きく，十分な食事が取れないことは栄養上の問題になるだけでなく，生きる意欲や精神活動にまで影響を及ぼすといえます．このため，訪問歯科診療により歯の機能が回復された後，咀嚼機能

表7-5　居宅療養管理指導

要介護状態になった場合においても，可能な限り居宅において，その有する能力に応じ自立した日常生活を営むことができるよう，医師，歯科医師，薬剤師，歯科衛生士（保健師，看護師等を含む），管理栄養士が，通所困難な利用者に対して，居宅を訪問し，心身の状況やおかれている環境等を把握し，療養上の管理指導を行うことにより，療養生活の質の向上をはかるものでなければならない

表7-6　居宅介護サービスの種類
- 訪問介護
- 訪問入浴介護
- 訪問看護
- 訪問リハビリテーション
- 通所介護
- 通所リハビリテーション
- 福祉用具貸与
- 居宅療養管理指導
- 短期入所生活介護
- 短期入所療養介護
- 特定施設入所者生活介護

表7-7　みなし指定

保険医療機関の指定を受けている歯科医療機関は，辞退を申し出ない限り居宅サービス事業者の指定を受けたものとされ，自動的に居宅療養管理指導事業所となる．事業者である歯科医師は，事業の運営規定を定め，その概要を院内に掲示しなければならない．

や口腔感覚の回復を目指し，口から食べることを支援することは，重要なことです．
　◆また，セルフケアを十分に行うことができない高齢者に対し，歯科衛生士が関わって口腔内の清潔が保たれることで，誤嚥性肺炎など呼吸器感染症の予防にも大きな効果が期待できます．

2）介護者および家族の協力

　◆歯科保健指導は本人や介護者に行いますが，本人・介護者にとどまらず，同居する家族，ケアに携わる人々，関連職種の人々にも口腔の健康について関心をもってもらうことが必要です．

　◆高齢社会を迎え，訪問による歯科保健指導の必要性が増していることを歯科衛生士自身がよく認識し，あらゆる場を通じて歯科保健の普及・向上に努めることが大切です．

4．訪問指導の特徴

1）従来の方法を大きく変えずに行う工夫を

　◆在宅で介護を必要とする人の日常生活は，おもに介護者や家族によって支えられています．しかし，介護者や家族は，食事をはじめ，身の回りの世話からその他の家事など介護に明け暮れる毎日のため，とかく口腔の問題は後回しにされがちです．その点から歯科保健指導は，本人はもとより介護者や家族にとっても，よりよい生活や介護負担の軽減に結びつくものでなければならないといえます．

　指導内容も，多くの時間や労力を強いるような方法は避け，従来の方法を大きく変えずに行う工夫が必要です．

2）他職種との連携を大切に

　◆高齢者や要介護者の抱える問題のうち，口腔の問題が第一にあげられることは少なく，ケアマネジャーや看護師などの他職種からの情報で訪問の機会となることが多くみられます．また保健指導の内容は全身に及ぶため，単に口腔といった部分だけの指導では効果があがらないこともあり，その意味から他職種との連携を大切にし，効果的な指導を進める必要があります．

　◆歯科衛生士は，在宅ケアの担い手として，対象者の多岐にわたるニーズに対応できるよう，他職種と連携を密にしたり，常に新しい情報をもつなどし，自ら専門性を高める努力が必要です．

5．訪問による歯科保健指導の進め方

　◆歯科保健指導を行う高齢者や障害者の多くは，複数の疾病あるいは障害を抱え，多種類の薬を服用しています．また，介護状況および介護サービスの利用の仕方についてもさまざまです．

　◆そのため，歯科衛生士が訪問歯科保健指導を行う際には，まず，対象者および介護者の情報収集（アセスメント）を十分に行い事前に対象者の状況把握をすることが

重要です.

1）情報の収集は生活から全身状況まで

◆訪問歯科保健指導は，訪問前に対象者についての基本的な情報を把握しておくと円滑に行いやすいといえます．要介護者の場合情報の多くはケアマネジャーや，その人に関わる専門職をとおして収集をはかることが可能です．

収集する情報の内容は，**表 7-8** のとおりです．

2）指導計画（口腔ケアプラン）の立て方

得られた情報により指導計画（口腔ケアプラン）を立てますが，以下の点に注意して行います．

- 対象者や家族の生活習慣を尊重する
- 対象者本人および家族の自主性を尊重する
- 対象者のプライドを尊重する
- 指導の内容は，本人，介護者，家族とそれぞれ分けて考えていくが，ともに負担にならないものにする．
- 指導は本人の自立支援を中心に考え，残っている機能を最大限に生かすよう工夫

表 7-8　収集する情報の内容

対象者	対象者本人	氏名，生年月日，年齢，以前の職業，生活歴，趣味
	現　症	身長，体重，体格，性格，言語の理解，意思の疎通，コミュニケーションの方法
	全身状態	血圧，脈拍，体温，食欲，便通，顔色，情緒
	病　歴	既往病歴，現病歴，要介護度，寝たきりになった直接の原因，寝たきりの期間，受療期間，受療状況，主治医
	日常生活自立度とADL	日常生活自立度の評価，口腔清掃自立度（表 7-9），行動範囲，ADL（日常生活動作）
	口腔内の主訴，問題点と経過	保健師・看護師・医師・歯科医師からの聞き取り，本人・介護者からの聞き取り
生活環境	家　族	構成，年齢，性別，職業，続柄，健康状態
	介護者	氏名，年齢，性別，続柄，健康状態，介護の状況
	社会資源	介護サービスの利用状況
	その他	経済状態，療養への取り組み，歯科保健への理解度

表 7-9　口腔清掃自立度評価

ブラッシング	a　自力で可	b　一部介助を要す	c　全面介助を要す
義歯清掃	a　自力で可	b　一部介助を要す	c　全面介助を要す
うがい	a　自力で可	b　一部介助を要す	c　全面介助を要す

> **メモ memo　ケアマネジャー（介護支援専門員）**
> 介護保険のサービス利用者の相談に応じ，利用者の希望や心身の状態を考慮して，適切な在宅または，施設のサービスが利用できるように市町村，在宅サービス事業者，介護保険施設等との連絡，調整を行う．

する.

3）訪問歯科保健指導の手順

訪問での歯科保健指導は，（図7-21）のように進めていくのが一般的です．

4）指導内容

（1）歯科保健指導の必要性と手順の説明

本人とその介護者や家族に，訪問での歯科保健指導の意義や必要性について指導します．また同意を得るようにします．

（2）歯口清掃法やその意味の指導

本人の残存機能を把握し，最大限に生かせるように工夫します．ブラッシングの仕

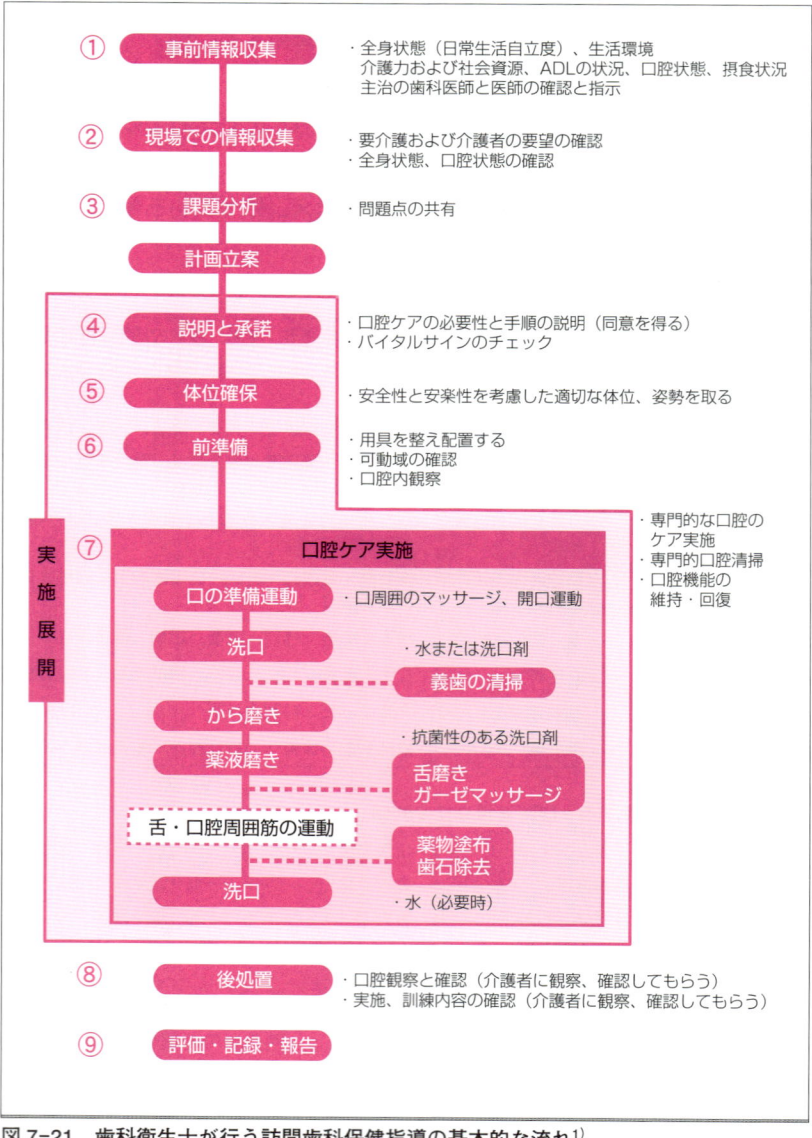

① 事前情報収集	・全身状態（日常生活自立度）、生活環境 介護力および社会資源、ADLの状況、口腔状態、摂食状況 主治の歯科医師と医師の確認と指示
② 現場での情報収集	・要介護および介護者の要望の確認 ・全身状態、口腔状態の確認
③ 課題分析	・問題点の共有
計画立案	
④ 説明と承諾	・口腔ケアの必要性と手順の説明（同意を得る） ・バイタルサインのチェック
⑤ 体位確保	・安全性と安楽性を考慮した適切な体位、姿勢を取る
⑥ 前準備	・用具を整え配置する ・可動域の確認 ・口腔内観察
⑦ 実施展開　口腔ケア実施	・専門的な口腔のケア実施 ・専門的口腔清掃 ・口腔機能の維持・回復
口の準備運動	・口周囲のマッサージ、開口運動
洗口	・水または洗口剤　義歯の清掃
から磨き	
薬液磨き	・抗菌性のある洗口剤　舌磨き　ガーゼマッサージ
舌・口腔周囲筋の運動	薬物塗布　歯石除去
洗口	・水（必要時）
⑧ 後処置	・口腔観察と確認（介護者に観察、確認してもらう） ・実施、訓練内容の確認（介護者に観察、確認してもらう）
⑨ 評価・記録・報告	

図7-21　歯科衛生士が行う訪問歯科保健指導の基本的な流れ[1]

方は，一定の方法にとらわれず，現在行っている方法を生かしながら行います．

(3) 食生活の指導
食生活の状況を知り，摂食状況と咬合機能を評価し，低栄養にならないように注意します．また，食べる機能に問題がある場合には，その診断と治療計画について歯科医師や他の職種に相談をし，歯科衛生士として必要な摂食・嚥下機能訓練を行います．

(4) 高齢者の歯科的特徴と歯科治療との関連
高齢者の口腔の特徴や問題点について指導し，必要な場合には歯科治療の受診を促します．

(5) 義歯の使用
義歯を入れることの意味や取り扱い，清掃方法について指導します．

5) 指導の限界と援助
◆訪問歯科保健指導の対象者の多くは，日常生活を営むうえで支援が必要な人々であり，歯科的にみても自立が困難な人が多くみられます．基本的には，本人の自立性を尊重し，口腔の健康が維持できるよう工夫しますが，できない所を歯科衛生士が訪問歯科保健指導を通して支援するといった考え方が必要です．

6．訪問歯科保健指導の実際

◆訪問歯科保健指導の目的は，訪問を通して口腔衛生の管理を行うことですが，一方で生活指導の一環としての役割も担っており，本人のQOLの向上や，あるいは介護者の介護負担の軽減へとつながります．

1) 訪問時の注意事項
・訪問は予定を立てて，相手先の都合を聞き，確認を得る．
・患者さんについての情報を把握し，訪問時の指導計画を確認する．
・必要な器具を揃え，忘れ物のないようにする．
・医療行為は清潔を心がけ，感染予防に気をつける．

2) 訪問時の観察事項
・居住の観察：整理整頓されているか，掃除は行き届いているか．
・対象者の部屋の観察：部屋の換気・日当たりはよいか．
・対象者のベッドサイドの観察：シーツ・枕カバーの清潔・不潔．
・家族の対応：関心度，協力度

3) 歯科衛生士が行う専門的口腔清掃の実際
◆訪問歯科保健指導が必要な人は，高齢であったり，複数の疾患を抱えているなどして，一般的には感染にかかりやすい易感染性宿主です．そのため，専門的口腔清掃を行う範囲は，歯，歯肉，義歯にとどまらず，口唇，舌，粘膜など口腔全体におよびます．

◆この専門的口腔清掃は，使用する用具，器材，薬剤から大きく機械的清掃法と化学的清掃法の2つに分けられますが，歯や義歯にバイオフイルム状にこびりついたプ

ラークを除去するには，うがいや洗浄程度では除去することができないため，まず第一に歯ブラシなどを用いた機械的清掃法を行うのが基本です．

①機械的清掃

◆機械的清掃とは，清掃する面に歯ブラシやスポンジブラシなどの清掃用具を直接接触させ，プラークをこすり取る方法です．用具を使用するときは，対象者の年齢や口腔内の状態，全身状態，あるいは自立度や能力に応じ選択します．一般的には，歯，歯肉についたデンタルプラークを除去するためには，歯ブラシ，歯間部清掃用具（歯間ブラシ，デンタルフロスなど）が用いられます．また，舌の清掃には，軟らかめの歯ブラシや舌ブラシ，スポンジブラシ，粘膜の清掃には，スポンジブラシや粘膜用ブラシを用いるとよいでしょう．

②化学的清掃

◆化学的清掃に使われるものには，研磨剤，発泡剤を含み機械的清掃の補助の役割をする歯磨剤と，そのような成分は含まないものの，殺菌，消毒剤を含み口腔内の自浄性の低下を補うことができる，含嗽剤，洗口剤とがあります．

◆免疫低下や嚥下障害，あるいは口腔感染症が疑われる場合には，機械的清掃を行った後，口腔内細菌の除菌，制菌のため抗菌性のある洗口剤を併用すると効果的です．これは，歯や粘膜の表面に抗菌性洗口剤を付着させ，歯ブラシなどのケアによって細菌が減少した状態を保つために行います．

（3）歯口清掃の実際

◆口腔の清掃法は，対象者の全身あるいは口腔の状況により，①ブラッシング，②口腔清拭，③洗口，④口腔洗浄に分けられます．方法を選ぶにあたってはその人の残された機能や能力を十分に配慮したうえで，適した方法を選択しなければなりません．なお，実施にあたっては姿勢に気をつけ，安全性，安楽性の確保が第一に必要です（表 7-10）．

①ブラッシング

代表的な機械的清掃法として，まず歯ブラシを用いた方法があげられます．この方法は，プラークの除去効果が最も期待でき，同時に歯肉への機械的刺激により歯肉炎や歯周炎の改善をはかることが可能です．また，粘膜や舌への刺激が，口腔の感覚，機能を高める効果もあります．

②口腔清拭

口腔清拭は，ブラッシングの実施が困難な全身的に衰弱の激しい，おもに急性期やターミナルの人に対して行います．

この方法は，プラークの除去効果はあまり期待できず，歯間部においてはほとんど清掃効果はないといえます．しかし，口腔粘膜のケアには効果的です．なお，無歯顎の高齢者の場合でも，舌や粘膜には口腔内細菌が多量にこびりついていることが多いため，歯口清掃・粘膜ケアとして口腔清拭を実施することは重要です．

③洗　口

　洗口は，口腔内に液体を含み口腔内全体にいきわたらせ，口唇，頰を左右上下に動かすことで口腔内を清掃する方法です．ブラッシングとともに，口腔の清潔を保持し爽快感を与える役目を果たします．ブラッシングの補助的効果もあり，口腔粘膜に炎症や潰瘍があったり，ブラッシングができない場合に実施するとよいでしょう．また，口腔周囲筋の運動や口腔機能の状態を判断する目安にもなります．

④口腔洗浄

　体を動かすことができない，意識障害がある，あるいは重篤な口腔機能障害があり洗口もできないといった患者さんの場合に，口腔内の清潔と爽快感の確保のために実施します．またブラッシングと併せて行うこともあります．洗口と同様，誤嚥を防がなければいけないため，吸引の確保が必要です．

(4) 義歯の清掃

①義歯の清掃

　清掃不良の義歯は，義歯性口内炎や口臭の原因になるだけでなく，全身の抵抗力が低下している高齢者や要介護者の場合は誤嚥性肺炎の原因になるため，清掃には十分に気をつける必要があります．

　◆バイオフイルム状になったデンチャープラークを除去する基本はまず機械的清掃法ですが，デンチャープラークが付きやすいクラスプや粘膜面は，念入りに清掃するよう指導します．

　◆なお，義歯は使用するにつれて表面に材料の劣化による小孔ができ，また，ブラッシングなどによっても細かい傷ができてきます．丁寧にブラッシングしても，このような小孔，傷などに入り込んだ細菌，ステイン（茶渋，ヤニ等）を完全に取り除くことができないため，義歯洗浄剤により化学的に洗浄すると効果的です．ただし機械的清掃をしないで洗浄剤を使用しても，効果が期待できないため，機械的清掃を行った後使用するよう指導します．

表7-10　歯口清掃時の姿勢

1．座　位
起座位：誤嚥しにくいが，患者は疲労しやすい 　車いす（いす）：頭部が不安定のため，頭部を安定させるような工夫が必要
2．ファーラ位（ベッドの背板を起こした座位）
患者は疲労しにくいが，ずり落ちたり，横に倒れたりしないように配慮が必要
3．セミファーラ位
起こせない患者へ，ベッドの背板を少しでも起こした姿勢 　誤嚥の危険を少なくするためであるが，十分な注意が必要
4．側臥位
頭部を高くするようにする 　片麻痺の患者では，麻痺側を上にする
5．仰臥位
誤嚥には十分な注意が必要 　頭だけでも横を向かせるようにする

②保　管

　義歯を外し顎堤を休めるときは，義歯をよく清掃したうえで，乾燥しないようにコップか専用の義歯保存容器に水を入れ保管するよう指導します．乾燥すると義歯に歪みが生じ，適応が悪くなったり，ひびが入る原因にもなります．

　認知症の人が多く入所している施設では他人の義歯を間違ってはめたりする例もあるため，保管・管理に注意が必要です

文　献

Ⅰ～Ⅳ
1) 芳賀　定，ほか：東京都立心身障害者口腔保健センター平成元年度委託調査研究報告書，1990，1-4，7-8．
2) 芳賀　定，ほか：東京都立心身障害者口腔保健センター研究業績集．2：12-13，1997．
3) 森崎市治郎，ほか：最新歯科衛生士教本障害者歯科，第1版．医歯薬出版，東京，2004，155-156．
4) 滝沢武久，ほか：ピアジェ知能の心理学．有斐閣，東京，1987，147-150．
5) 北尾倫彦，ほか：教育心理学　第3節　認知の発達的変化．有斐閣，東京，1986，35-46．
6) 石井澄生，ほか：発達心理学．ミネルヴァ書房，京都，1989，66-68，76-87，106-119，126-128．
7) 宮川知彰：発達心理学Ⅰ．日本放送協会，東京，1986，28-34．
8) 宮川知彰：発達心理学Ⅱ．日本放送協会，東京，1986，35-50．
9) 磯貝芳郎，ほか：児童の心理．新曜社，東京，1989，51-80．
10) 久世妙子，ほか：発達心理学入門（新版）．有斐閣，東京，1995，76．
11) 岡崎好秀，ほか：楽しさ100倍保健指導．クインテッセンス出版，東京，2000，124-125．
12) 宮本重雄，ほか：教育Ⅱ指導法．学苑社，東京，1982，235-236
13) 東京都教育委員会：盲・ろう・養護学校における歯・口の健康づくりマニュアル．東京都教育庁体育部保健給食課，1996，26．

Ⅴ
1) 森崎市治郎・緒方克也・向井美惠編著：障害者歯科ガイドブック．医歯薬出版，東京，1999，125-127，153-157．
2) 酒井信明，ほか：歯科衛生士のための障害者歯科，第2版．医歯薬出版，東京，2001，146-198．
3) 全国歯科衛生士教育協議会：障害者歯科．医歯薬出版，東京，2003，126-140．
4) 西田百代：障害者歯科の手引き，第3版．相川書房，東京，1991，127-133．
5) 緒方克也：地域でみる障害者歯科．医歯薬出版，東京，1990，148-171．
6) 前川喜平・三宅和夫編：別冊発達22　障害児・病児のための発達理解と発達援助．ミネルヴァ書房，京都，1997，138-184．
7) 小笠原　正：発達障害児のブラッシング行動におけるレディネスに関する研究，第2編発達障害児の認知行動．障歯誌，10（2）：21-37，1989．
8) 東京都立心身障害者口腔保健センター：障害者歯科医療ハンドブック．東京都立心身障害者口腔保健センター，東京，2003，100-117．
9) 溝口理知子：早期療育施設における歯科保健管理-第4報-3年間継続管理の効果．障歯誌，24：373，2003．

Ⅵ
1) 日本歯科衛生士会編：歯科衛生士が行う要介護者への「専門的口腔ケア」―ガイドライン―．日本歯科衛生士会，1999．
2) 日本歯科医師会在宅歯科保健医療ガイドライン作成委員会：在宅歯科保健医療ガイドライン．

1999.
3) 石川昭也, ほか：口腔ケアによる咽頭細菌数の変動. 介護技術, 46：82-86. 2000.
4) 奥田克爾：健康を脅かす口腔細菌. 歯科衛生士, 22（1）：58,（2）：60,（3）：44,（4）：50,（5）：54,（6）52, 1998.
5) 渡辺誠, 道脇幸博, ほか：高齢者の口腔ケアと口腔機能に関する総合研究. 日歯医学会誌, 19：42-53, 2000.
6) 蟹谷容子, 市川哲雄：デンタルデバイス感染症—デンチャープラークから高齢者の健康を考える. デンタルハイジーン, 22（3）：209-226, 2002.

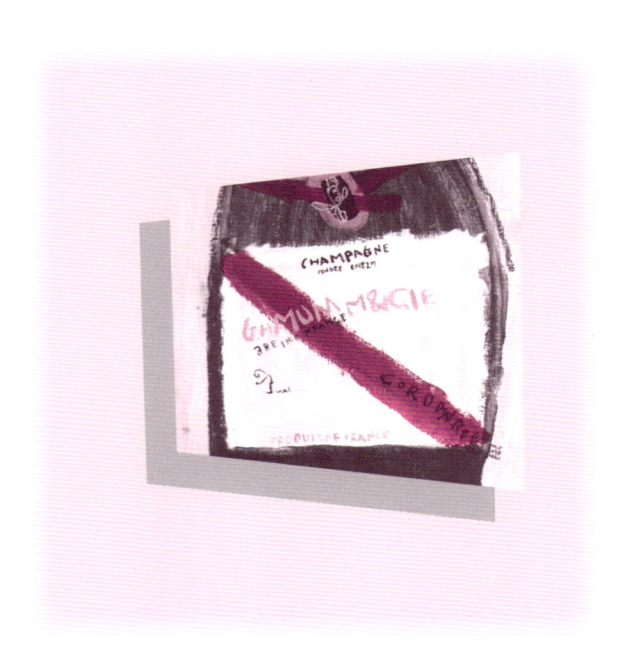

8章

歯磨き苦手の障害者たち

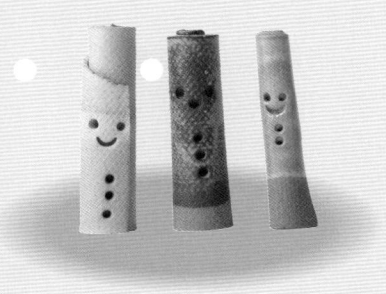

8章 歯磨き苦手の障害者たち

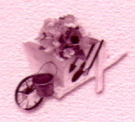

I 障害者はなぜブラッシングが苦手？

1．ブラッシングは繰り返しの経験をとおして学習される

◆ブラッシングは，健康を育み維持していくために必要な歯科保健行動の1つです．歯磨きの目的は，歯ブラシを用いて歯面の付着したプラークや食物残渣を物理的に除去し，歯口を清潔に維持することです．

◆人は，身体的・知的発達に伴い，歯磨きについての知識や認識，技術を獲得します．そして，ブラッシングは繰り返しの経験をとおして固有の方法が学習され，定着するものとされています．

1）ブラッシング行動の発達過程
（1）ブラッシング行動の発達には知的発達が不可欠

◆人の発達において脳の発達（知的発達）は不可欠な要素です．人は脳が未成熟な状態で誕生し，生後成熟していきます．脳細胞の発達状況をみると10歳頃までにほとんど完成し，20歳頃に完了します．脳の成熟に併せて感覚機能（触覚，視覚，聴覚，固有受容覚，前庭覚など）も発達し，相互に作用しながら発達していきます．脳の成熟により，感覚・知覚をとおしてブラッシングに関するさまざまな情報を認知し，知識を獲得することができるようになります．ブラッシングの自立が可能な年齢は10歳以降といわれていますが，ブラッシング行動の発達は，脳の発達（知的発達）と密接な関係にあるといえます（ link-p.141）．

（2）ブラッシング動作も学習の産物（ link-p.143）

◆人は体の内部や外部からの多くの刺激を脳で組織化して，環境に対して適応反応（環境と意味のある関わりをもつこと）を起こしていきます（この脳における一連の処理過程を感覚統合といいます）．環境への適切な反応はすべてなんらかの身体運動をとおして行われますが，適応反応を繰り返すことで，身体の運動機能は発達していきます．ブラッシング動作は，ブラッシングに必要な運動器官の発育・成熟と操作的動作

を繰り返すことで学習されていきます．

◆身体的な運動機能の発達と知的な発達がバランスよく発達し，ブラッシング行動を繰り返すことでブラッシングは上達していきます（**表 8-1**）．発達には個人差があり，能力を考慮した指導が大切です（ Link・p.136 ）．

2）ブラッシングに必要な能力とは

効果的なブラッシング行動を行うために必要な能力を獲得する大脳の領域を大きく3つに分けて整理してみました．

（1）認知的領域

◆認知的領域とは，外的環境を知覚し，知識を獲得するために必要な能力を示します．人は感覚，知覚をとおして「ブラッシング」についてのさまざまな情報を獲得し，それを整理し，概念の形成や獲得した知識を記憶するといわれています．

（2）情意的領域

◆情意的領域では「ブラッシング」を実行する・実行しないを決定します．ここでは，感情，意志，意欲や価値観などが作用し行動を決定します．

（3）運動機能的領域

◆情意的領域で決定されると，運動という形でブラッシング動作が行われます．ブラッシング動作には，上肢や手指の発達，協応動作の確立，関節可動域や筋力など身体的発育と運動機能の発達が影響します．

◆ブラッシングを効果的に行うには，これら3つの能力の統合が必要です．ブラッシングはこのトライアングルが繰り返されることで（**図 8-1**）学習されていきますが[4]，いずれかの能力に問題があると学習が困難となり，技能の獲得が滞ります．

◆障害者の歯磨きは，機能障害や知的障害があるために学習に限界や制限がありま

表 8-1　ブラッシングの自立度とブラッシング行動の発達

年齢	自立度	ブラッシング行動
0～3歳	全介助	歯ブラシによる感覚遊び 感覚刺激の導入期
4～5歳	部分介助	ブラッシングの習慣化 直感的なブラッシング動作
6～10歳	声かけ，指示 監督	ブラッシング動作の習熟期 清潔の概念の獲得
11歳～	自立	健康やブラッシングの意義の理解 ブラッシング動作の成熟

> **メモ memo　清潔の概念の形成**
>
> 「きれい」という言葉には，「清潔」「整理整頓」「色彩造形」の3つの意味が存在する．この3つの意味の違いを理解し，弁別できるのは8歳頃との報告がある．また8歳頃には，清潔への行動についてそれまでの「汚いから」という動機的認識から，「きれいにするため」という目的認識へ移行し，そして清潔の概念が形成されるとも報告されている．したがって，清潔の概念が形成されるためには，8歳児以上の知的発達が必要といえる．

す．したがって障害者へのブラッシング指導では，個々の能力を評価し，把握することが大切です．

2．ブラッシングの自立には限界があることを理解する

◆WHO は「すべての人をとらえるときの共通言語」として国際生活機能分類 International Classification of Functioning, Disability and Health（ICF）を提唱しています．ICF では，障害を理解するために医学モデルと社会モデルに分類（表 8-2）し，障害をもつ個人としても社会としても障害を克服していくことの重要性を述べています．歯科衛生士はこの両者の考え方をもって指導やケアにあたる必要があります．

◆障害者は障害に由来するさまざまな問題のために，ブラッシング行動に支障があることが多くみられます．したがって障害者へのブラッシング指導では，特別な配慮や工夫が必要です．しかし，それらの配慮や工夫によっても自立には限界があることが多いため（表 8-3），指導による効果を過信せず，適切な評価を行いながら「できないことを理解し，サポートする」考え方をもち，そのための環境や手段を整えることも障害者のブラッシング指導では求められます．

3）汚れの評価

(1) 口腔機能に由来する汚れの評価

◆障害者の清掃状態をみると，プラークが歯面全体に付着し蓄積している状態や食

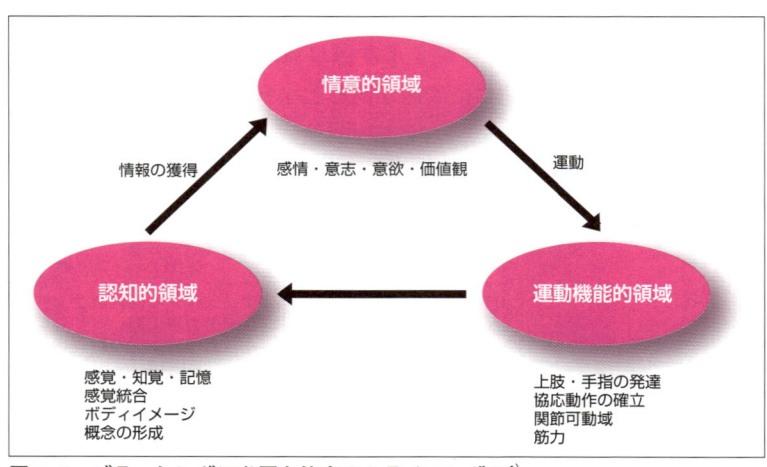

図 8-1　ブラッシングに必要な能力のトライアングル[4]

表 8-2　障害を理解するための医学・社会モデル（ICF）

	医学モデル	社会モデル
障害とは	異常	個性
社会適応の手段	治療・リハビリによる	社会側の改善による
アセスメントケアプラン	問題指向型	目的指向型

表 8-3　自立の限界の背景

- 本人の歯磨き能力
  - 知的障害によるもの
  - 身体障害によるもの
- 環境的要因
  - 歯磨き環境の不備
  - 支援者の理解や意欲
  - 支援の限界
- 歯磨き指導の量と質

物残渣の停滞が観察されます（**図 8-2**）．これは，ただ単に「汚れをうまく落とすことができない」ことによるものではなく，「汚れやすい」という要因がある点も考慮に入れなければいけません（**表 8-4**）．

（2）できないことを理解する

◆「自分で自分の健康を十分に維持できない立場」にある障害者をサポートしていくことは，障害者歯科に従事する歯科衛生士の大きな役割です．障害者へのブラッシング指導は，十分に「できない」ことを理解するところから始まります．

◆ブラッシングの自立とは，保健衛生の観念から歯科保健を理解し，清掃具を用い口腔を清潔にすることができ，かつ安定した清潔の状態を維持できることです．この一般的な能力を障害者に求めると，多くの障害者はブラッシングの自立が困難といえます．知的障害者は清潔への関心が薄く，ブラッシング操作が目的に添ったものになりにくく，また，身体障害者は細かい歯ブラシ操作を必要とするブラッシング動作を苦手とします．障害者へのブラッシング指導は「自立に近づける」ことを目的とし，取り組むことが大切です．

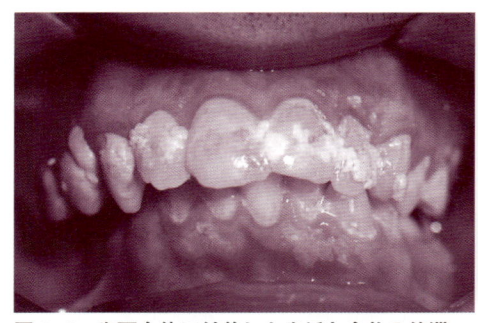

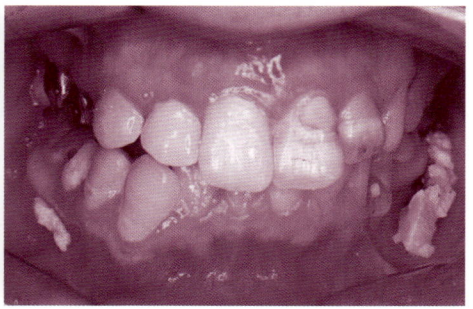

図 8-2　歯面全体に付着した歯垢と食物の停滞
口腔周囲筋の低緊張や運動の障害，口腔の感覚の未発達のために歯垢の付着や食物の停滞がみられる

表 8-4　口腔機能に由来する汚れの原因

①口呼吸による口腔乾燥
②口唇の閉鎖不全による口腔乾燥
③口腔感覚の未発達（過敏と緊張）
④口腔機能の運動障害
⑤口腔周囲筋の運動不足（話す機能の障害・食べる機能の障害）

> **メモ memo　口腔の過敏はブラッシングのやっかいもの**
>
> 口腔の感覚が未発達な知的障害者では，ブラッシングの刺激に対して過敏に反応し，口唇や舌で歯ブラシを押し出そうとする現象（触覚防衛）がみられることがあります．また，脳性麻痺者では，ブラッシングの刺激により，緊張や触覚防衛の反応を示すことがあります．このようなブラッシングに過敏に反応する障害者は，歯ブラシの刺激が非常に不快で強い刺激となっていることを理解しなければいけません．

4）ブラッシング指導は本人の能力を最大限に引き出すことにあります

(1) 「できない」ことの指摘より，「できる」ことの評価が大切です

◆できることをみつけ，できる部分を伸ばし，わずかな上達でも評価し，誉めて自信をつけさせます．また，結果だけではなく，取り組みへの姿勢についての評価も必要です．

(2) 指導者側に配慮や工夫が必要です

◆指導者側の前向きな姿勢が大切です．また障害者への過小評価や過大評価は禁物です．指導者は障害者の機能や能力を細かく適切に評価し，指導の方法や内容などについて広い視点からの工夫・検討を加える必要があります．

(3) 患者さんについて知る努力

◆歯科医療機関でみせる患者さんの様子は，特殊な場所でのごく一部の状態ですので，指導者は，障害や患者さん，患者さんの環境について情報を収集し，対象者の全体像について理解することが必要です．他職種との情報交換や学校・施設などを訪れ，広い視野をもつ努力をしましょう．

(4) 周囲の協力が必要

◆ブラッシングは日常で行われ，日常で繰り返されます．日常での励ましや指示，指導の継続が指導効果を大きく左右します．指導したことを実践してもらうには，日常生活のなかで，協力者をみつけることが大切です．

5）指導と評価

障害者へのブラッシング指導では，能力や機能を正しく評価することが大切です（表8-5）．

(1) 指導効果の確認

◆ブラッシング指導を行っても指導したことが，適切に行われているか，理解されているか，習得されているか，指導効果を確認することが大切です．ブラッシング行動に問題をもつ障害者へのブラッシング指導では，一度の指導ですべてを解決しようとしても無理があります．指導と評価を繰り返し，ブラッシングの自立へ近づけていくようにします．

(2) ブラッシング指導は継続的な歯科保健管理のなかで

◆能力や機能の発達と低下，環境の変化と障害者のブラッシング行動の問題点は時

表8-5 ブラッシングの評価内容

認知機能	情意機能	運動機能
ボディイメージ	集中力	姿勢の安定
言葉の理解	注意力	上肢の機能
対人，対物への理解	意欲	目と手，口と手の協調運動
口腔のイメージ（歯，歯列の認知）		歯ブラシの把持
汚れの認知		歯ブラシの握り方
動作模倣		手指の巧緻性の運動
口頭指示，指当て指示，手添え指示		磨き方
視覚的指示		

間とともに変化します．指導者は，継続的な管理のなかでブラッシング指導を行うことが大切です．そして，継続的な歯科保健管理のなかで「できない部分」見逃さず，歯科保健の専門家としてサポートします．

3．障害者のブラッシングと日常生活

◆障害者は，障害に応じたサポートを受けながら日常の生活を営んでおり，障害者の口腔衛生状態は周囲の環境の影響を受けやすいといえます．そのため障害者へのブラッシング指導では，生活環境を評価することを忘れてはいけません．そして日常の生活を支える身近な介助者と一緒にブラッシングの自立に向けての指導に取り組むとともに，自立の限界への対応を考える必要があります．

1）保護者の視点からみた障害者のブラッシング
（1）ブラッシングの介助は負担

障害児自身のブラッシング介助への不適応行動が強い，精神的・時間的・体力的に余裕がないなどの理由で，日常でのブラッシングが介助者の大きな負担になることもあります．

・保護者の療育姿勢や能力

口腔衛生への関心や理解に乏しい保護者もいます．また，保護者の療育能力に問題があることもあります．

・ブラッシングの自立への期待

会話が成立し，ADLの自立している障害者では，教えればブラッシングも自立できると考える保護者は少なくありません．このような症例では，手のかかる磨き直し介助から離れて，子どもの口腔や歯に無関心になりがちです．もちろん放置されたままの口腔内は齲蝕や歯周病が進行します．

・介助磨きへの抵抗

発達に伴い自我が目覚めてくると，母親のブラッシング介助を嫌がり，介助をさせないことがしばしばあります．そのような障害児が成長すると母親では抑制できず，口腔は無管理状態になります．

・ブラッシング指導に望むこと（図8-3，4，表8-6）

できていないことを指摘したり，一方的な指導を行うのは禁忌です．それぞれの事情を考慮し，一緒にブラッシングを手伝ってくれる姿勢や家庭で対応できない部分のサポートを望む声は多くきかれます．

2）障害者のブラッシングと生活環境

歯科医療機関には，保護者が同伴することが多いですが，障害者の生活環境は大きく在宅，学校・通所施設，入所施設に分けることができます．それぞれの環境でのブラッシングへの取り組みが，障害者の口腔衛生状態を左右します（図8-5）．

◆障害者へのブラッシング指導では，保護者だけでなく，学校の養護教諭や担任，施設の職員の協力を得ることで改善がみられることもあります．

◆ブラッシングの自立の限界を知らせ，日常のなかで障害者の口腔衛生を良好に維持できるよう，ブラッシングの支援について保護者や養育関係者に働きかけることも大切です．

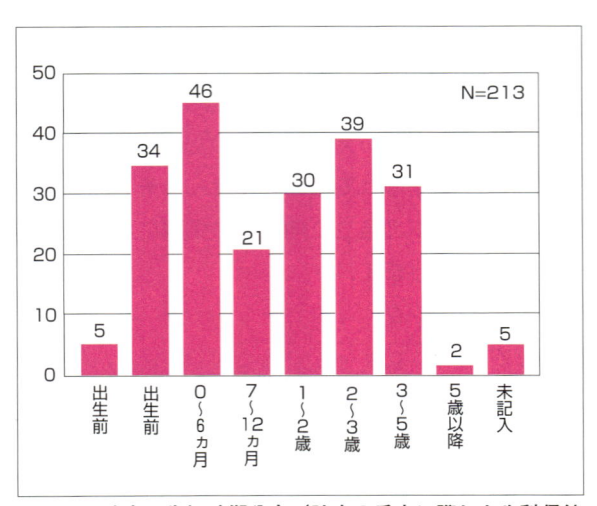

図 8-3 障害の告知時期分布（障害の受容に際した歯科保健指導のあり方に関する研究①）

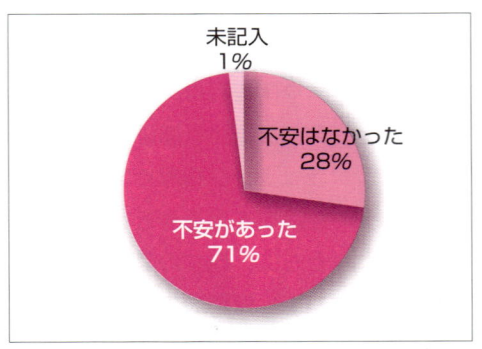

図 8-4 初めて歯科を受診したときの保護者の不安と不安の内容（障害の受容に際した歯科保健指導のあり方に関する研究②）

不安の内容
- 子供が口をあけるかどうかの不安　111人（46.1％）
- 障害を理解してもらえるかの心配　60人（24.9％）
- 何を言われるかの心配　28人（11.6％）
- ともかく医療や医師への不信　11人（4.6％）

表 8-6　子供の障害について受け入れが難しいときの歯磨きの指導や処置時の態度に望むこと（複数回答）（障害の受容に際した歯科保健指導のあり方に関する研究③）

指導よりも一緒に手伝ってくれる態度がほしい	61人	23.3％
話しやすい雰囲気を考えてほしい	58人	22.1％
わかるまで十分に指導してほしい	50人	19.1％
指導よりも早く処置を終わってほしい	27人	10.3％
子供のことの話し相手になってほしい	24人	9.2％
同情的な態度や言葉はやめてほしい	9人	3.4％
他の人と同じく普通にしてほしい	8人	3.1％
発達や障害のことには触れないでほしい	2人	0.8％
特に何ものぞまない	23人	8.8％

※障害の告知を受けてまもない保護者へアンケートを行い，歯科保健指導のあり方について調査した

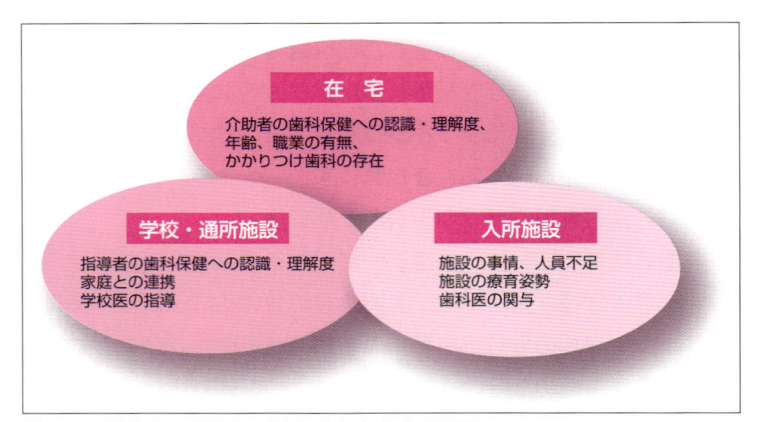

図 8-5　障害者の環境と口腔衛生を左右する因子

在宅：介助者の歯科保健への認識・理解度，年齢，職業の有無，かかりつけ歯科の存在

学校・通所施設：指導者の歯科保健への認識・理解度，家庭との連携，学校医の指導

入所施設：施設の事情、人員不足，施設の療育姿勢，歯科医の関与

◆障害者に関わる他職種との連携が取れるように指導者側からの働きかけも必要です（図 8-6）.

3）障害者のブラッシングは専門的なサポートが必要

◆口腔の健康を維持するための手段をして日常でのセルフケアは重要です．しかし，障害者へブラッシング指導を行っても，ブラッシングの自立は困難なことが多く，また，日常に存在する身近な介助者へブラッシングの介助を依頼しても，介助磨きには限界があります．

◆そこで，障害者の口腔の健康を維持・増進するためには，継続的な歯科保健管理のなかで指導と評価を行い，日常では解決できない清掃状態の改善に対して，歯科保健の専門家としてサポートしていくことが必要です．

II　知的障害者のブラッシングは一人ひとり違う

知的障害は学習障害を有します．したがって学習を必要とするブラッシングは，知的障害者には苦手な行為の一つといえます．

1．障害者のブラッシングの特徴

知的障害児（者）へのブラッシング指導では，ブラッシングの特徴を理解して取り組むことが大切です．知的障害患者のブラッシングについては多くの研究・調査報告（文献参照）がなされています．以下はそれらの研究の結果です．

1）清潔の概念獲得は（Link-177 memo）

清潔の概念の獲得には，健常児 8 歳の知的発達が必要とされています[4,7]．知的障害者の清潔への認識度は，重度（IQ35 以下）の知的障害者で健常児の 3 歳以下，軽

口腔衛生管理状況についてのご報告

平成[redacted]年[redacted]月１０日

患者　[redacted]君の口腔衛生管理状況についてご報告いたします。

[redacted]君は１９９１年に当医院を受診されて以来、継続的に歯科的健康管理を目的とし、来院されています。

現在の[redacted]君の歯科保健上の問題点は以下に示すとおりです。

１．口腔衛生状態の不良
　全歯の歯面に歯垢が付着しており、歯石の沈着もみられる。

２．歯肉の炎症
　口腔衛生状態の不良が原因で、歯肉全体に中等度の歯肉の炎症がある。
　このままの状態が継続されると歯周炎（歯槽膿漏）への罹患率が高いことが予想される。

３．本人の歯磨きでは十分な口腔清掃効果がえられない
　本人への歯磨き指導を継続して行っているが、歯磨き技術の習得には限界が

図 8-6　学校や施設への報告書
報告書の内容には氏名，本人との関係，歯科保健上の問題点，歯科管理の状況と内容，ブラッシング支援の依頼と具体的内容などについて記載し，理解や協力を得る

度・中等度（IQ36以上）の知的障害者で6歳児に相当します．個人差はありますが，多くの知的障害者は清潔への認識が低いといえます．

2）知的障害の程度による比較では

知的障害の程度（IQ）とブラッシング能力の関係では，軽度と重度，軽度と最重度では明らかな差がみられますが，中度と最重度，重度と最重度では明らかな差はみられません．個人差が大きく，個人別の評価が必要です．

3）歯ブラシの持ち方で比較すると

能力の高い知的障害者は歯ブラシの持ち方を指示することで清掃効果を上げることができますが，重度の知的障害者では持ち方を指導しても効果はあまり変わりません[8]．

4）歯ブラシの種類で比較すると

歯ブラシの大きさはブラッシング効果を左右しません[9]．個人の能力やブラッシング動作の特徴をみて，歯ブラシは選択する必要があります．

また，刷毛部が疲労して毛先の開いた歯ブラシを新しいものに変えても，重度の知的障害者ではブラッシング効果に変化はみられません[12]．

5）ブラッシング持続時間を調べたら

知的障害者のブラッシング効果と持続時間の関係では，2分間を超えると清掃効果がほとんどみられません[10]．また，知的障害者のブラッシング行動の観察から，平均20秒程度ブラッシングを中断する行動がみられました[12]．

6）ブラッシング指導効果はいつまでつづくか

徹底的なブラッシング指導を1回行っても，その効果は数日でなくなります．

7）ブラッシングの仕方とブラッシングの部位は

知的障害者でのブラッシング動作時の歯ブラシの動かし方に着目してみると，歯ブラシを動かしている時間の約80％は水平法で磨いていました．

8）ブラッシングの習慣化はなされるのか

成人した知的障害者の日常におけるブラッシング習慣は，概ね習慣化されています[13]．指導を繰り返すことで，歯磨きの習慣化はほぼ可能です．

9）言葉や視覚的指示により清掃効果があがるか

患者さん自身では磨けない部分をチェックしておき，ブラッシングのたびにその部分をわかりやすい言葉で指示することで，清掃効果が向上します[14]．また，歯ブラシの動かし方，ブラッシング圧などを指示すると指導したことを思い出すことができます．

10）歯垢除去率はどれくらい

知的障害者の歯垢除去率は，23～25％（健常者では55～75％）と低く，磨いていても清掃効果は期待できないことが多いようです．

2．知的障害者のブラッシング行動上の問題点

知的障害者は，適応行動に障害があります．言語やものの概念の形成，社会観の形

成，感覚の学習，運動の学習に遅れがみられます．したがって，ブラッシング行動に多くの問題をもっています（**表8-7，図8-7～9**）．

3．知的障害者へのブラッシング指導の要領

1）ブラッシング指導の要領

ブラッシング指導は次のような要領で行います．各ステップごとのポイントをそれぞれ示します．

①歯垢の付着状態の評価

・歯面別に評価し，記録する

表8-7 知的障害者のブラッシング行動上の問題点

知的障害
①衛生や清潔に対する理解や関心に乏しい
②歯科保健への認識が低く，理解力も乏しい
③学習効果があがらず，行動に工夫がない
④口腔（歯や歯列など）への認識が低い
⑤汚れの認識が低い
⑥上肢や手指の運動機能の未発達
⑦口腔の感覚の未発達
⑧注意力，集中力が低い

自閉性障害
①コミュニケーションの障害
②口腔感覚の過敏性
③硬いブラッシング動作と強いブラシ圧
④パターン化されたブラッシング行動とこだわり

学習障害
①口腔衛生に関心が低いことが多い
②注意力，集中力に問題をもつ
③手指の機能の不器用さ

注意欠陥多動性障害
①軽度の知的障害を有する
②特徴である不注意・多動性・衝動性により指導が難しい
③口腔感覚の過敏性

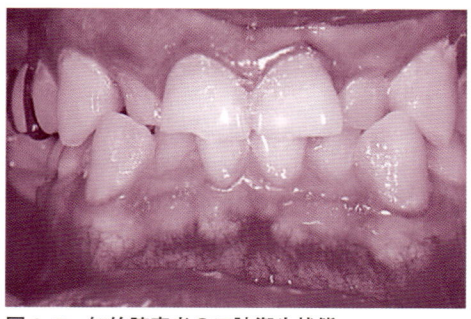

図8-7 知的障害者の口腔衛生状態
知的障害をもつ30代の男性，在宅，会社就労
歯ブラシへの過敏があり，歯頸部に歯ブラシを当てることが難しい．ブラッシング動作も硬く，細かい歯ブラシ操作はできない

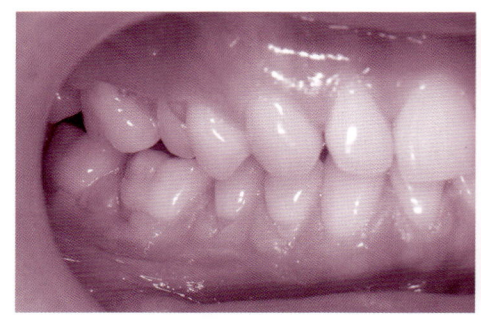

図8-8 自閉症児の口腔内
強いブラッシング圧による横磨きにより発症した楔状欠損．ブラッシング圧を指導しても，改善が難しい

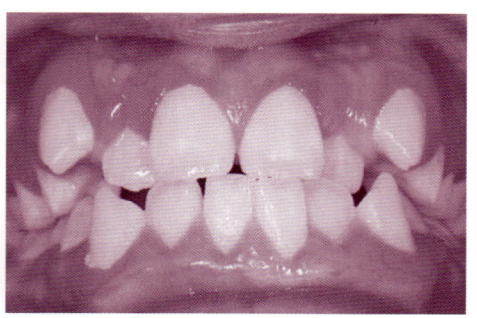

図8-9 学習障害児の口腔内
口腔感覚の過敏性により歯頸部のプラークコントロールが困難．また，口唇の動きが悪く自浄作用が低い．そのため潰瘍性の歯肉炎の所見が慢性的にみられる

- 口腔機能に由来する汚れについても考慮する

②**知的能力の把握**
- 言葉の理解度，視覚的認知力がどの程度か
- 大小，強弱，前後，表裏の違いを理解しているか
- 口腔のイメージ（歯の形態，歯列，舌の認知）が理解できているか
- 言葉や視覚的指示によって模倣ができるか否か

③**汚れの認知度**
- 歯垢や食物残渣に対する意識や気づきがあるか

④**ブラッシング動作の評価**
- 歯ブラシの握り方
- 歯ブラシの持ちかえの有無
- 歯ブラシの動かし方，当て方，圧，磨く部位
- ブラッシング持続時間と集中力，注意力の持続
- 改善の必要な箇所のピックアップ
- 本人で磨ける部分，指示を与えることで磨ける部分を把握する

⑤**指導内容の検討**
- 現在獲得しているブラッシング動作を基本とする
- 指導内容は単純に，テーマを一つに絞ることで効果的なブラッシングを目指す

⑥**指導**
- 指導を継続する時間の長さは患者の集中力，注意力を考慮する（指導時間をただ長くしても効果は少ない）
- 指導のテーマを短時間で指導し，同じテーマを短い間隔で繰り返し指導する
- 言葉の理解力を考慮し，指導時は表現を工夫する
- 視覚的認知を利用する（図 8-10）

⑦**指導間隔の検討**
- 指導効果の持続時間を考慮する（指導効果が持続しないことが多い）

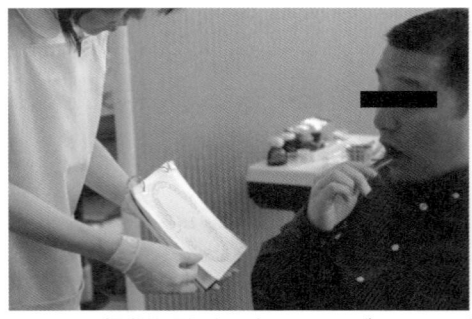

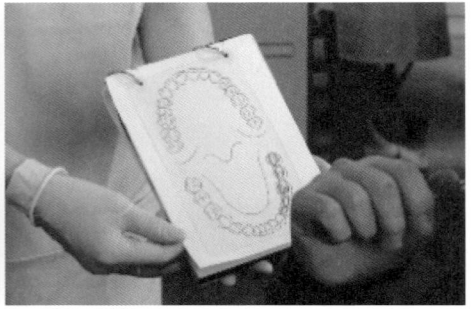

図 8-10　視覚的認知力の応用によるブラッシング指導
　コミュニケーションに問題をもつ自閉症児へ言葉で指導するときは，具体的に部位や順序などを明示することによって，ブラッシング効果が向上することがある

- ・協力者をみつけ，日常生活において繰り返し指導するよう依頼する
- ・協力者の有無を考慮する

⑧指導効果の評価
- ・必ず指導効果を評価する機会を設定する
- ・評価のためには記録が大切
- ・指導時の言葉づかい，使用した歯ブラシなど細かく記載しておく
- ・指導効果がみられないときは，指導内容や指導方法の適正性を再検討する

III できそうでできない身体障害者のブラッシング

脳性麻痺，筋ジストロフィー，筋無力症，関節性リウマチ，脳損傷の後遺症などの身体障害者は，ブラッシング行動に問題がある場合が多くみられます．

1．身体障害者のブラッシングの特徴

①身体障害のためにブラッシング行動に制限があります

ブラッシングの道具を自分でとることができない，洗面所への移動ができないなど，ブラッシングをしたくても設備やサポートの有無により，ブラッシング行動に制限があります．

②上肢の機能障害のため，ブラッシング動作に制限があります

全く磨くことができない，または歯ブラシの保持や持ちかえ，ブラッシング操作の困難さ，ブラッシング圧が安定しないなどの理由で思うようにブラッシング動作を行うことができません．

③開口することや，開口を維持することができません

顎関節の障害による開口障害や筋力の異常による開口障害，脳性麻痺による咬反射と過開口など，口腔の機能の障害がブラッシング動作をより困難にします．

④口腔周囲の運動機能障害による自浄作用の低下

口唇，頰や舌の運動機能の障害により，食物残渣の停滞や歯垢の付着がみられます．

2．身体障害者のブラッシング指導の実際

1）身体障害児者へのブラッシング指導

身体障害者へのブラッシング指導では，機能障害の状況に応じた指導が大切です．機能の評価と機能に応じた指導を，根気よく行うことが必要です．

（1）ブラッシング動作の評価

日常でのブラッシング状況を診察室で再現してもらい，ブラッシング動作を評価します（図 8-11）．

評価のポイントは次のような点です．

- ・姿勢，上肢の安定

- 肩，肘，手首の関節の動きと安定性
- 腕，手指の動きと歯ブラシの操作性
- 歯ブラシの保持の安定と持ちかえの有無
- 手指と口腔の協調性
- ブラッシング時の緊張や不随運動の有無
- 歯ブラシの動かし方，巧緻性
- ブラッシング圧
- 歯ブラシの当たる部位，当たらない部位

(2) 清掃状態の評価

食物残渣と歯垢の付着状態を評価します．
- 歯面単位での評価を行う
- 口腔機能と汚れの関連性についても評価する

(3) 改善が必要なポイントのピックアップと指導を行います

- 姿勢や上肢の安定について（図8-12）

ブラッシング時の姿勢は，手指や腕が効果的に機能するために重要です．日常でのブラッシングの場所や設備を想定して，指導内容は検討します．

- 歯ブラシの選択と改良

歯ブラシの大きさ，毛の固さ・長さや形態は機能に応じて選択します（図8-13）．また，必要に応じて歯ブラシの改良（ Link-p.198 ）も検討します．

- 歯ブラシの当て方，動かし方，ブラッシング圧は既存の方法にとらわれずに，本人の機能を活かしながら行います．
- 電動歯ブラシの使用については，適応性を検討します．

(4) 日常でのブラッシング行動を考慮し，環境や設備と指導内容の適応性を検討します．

- 洗面所の形態，ブラッシングを行う場所，上肢の安定のための椅子や机の使用や

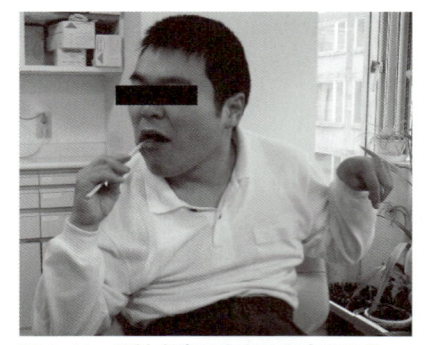

図8-11　脳性麻痺の患者の歯磨き風景
手指の運動に制限があるため，顔を横に向けて歯ブラシを口腔内に挿入している．歯ブラシが当たる部位も限られており，ブラッシングを行なうと肩，左手と緊張がみられる

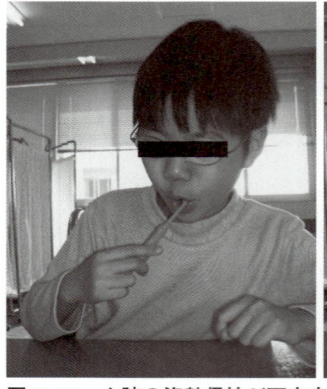

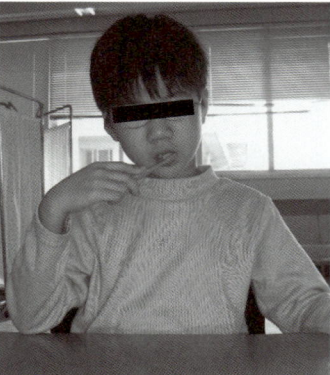

図8-12　上肢の姿勢保持が不安定な肢体不自由児
両肘を固定することで上肢の安定をはかり，歯ブラシ操作も安定．肘を固定するための机の高さに配慮が必要

形態について把握し，機能に応じたブラッシング環境の整備を指導します（図 8-14，15）．

（5）日常でのブラッシング支援の必要性について指導します

・道具の準備やブラッシングのための体勢を整えるなど，ブラッシングを実施するための環境を設定するサポート方法について指導します．
・本人のみのブラッシングの自立の限界を伝え，介助の必要な部分を日常の介助者へ指導します．

（6）専門的なサポート（プロフェッショナルケア）の必要性を検討します

・清掃状態とその口腔衛生状態が疾患を誘発するリスクを考慮し，専門的なサポートの必要性と頻度について検討します．
・日常でのブラッシング介助の状況を把握し，専門的な立場からブラッシング支援の必要性を検討します．

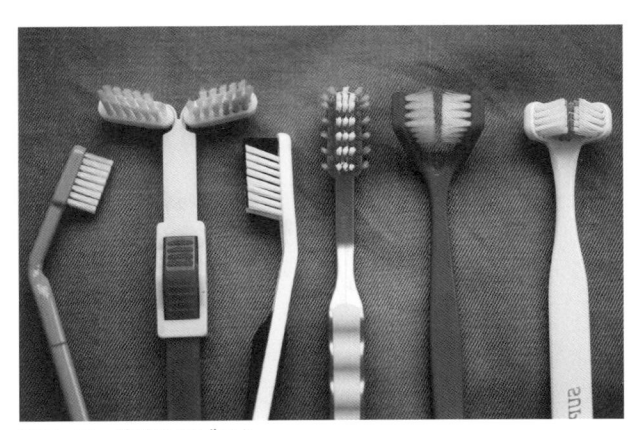

図 8-13　特殊な歯ブラシ

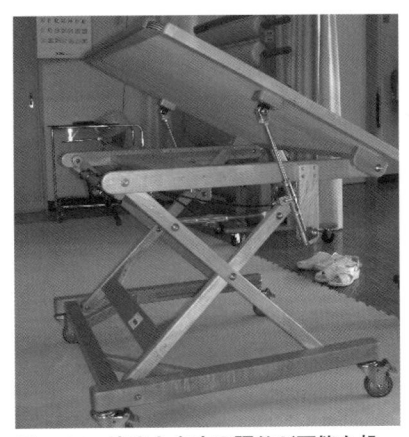

図 8-14　高さと角度の調整が可能な机

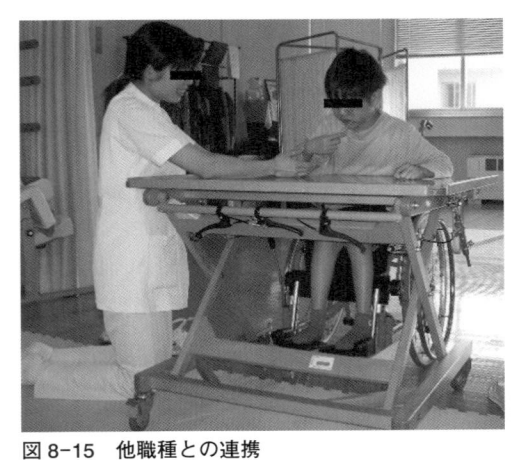

図 8-15　他職種との連携
　機能障害の状況を把握している機能訓練を担当する作業療法士と連携し，ブラッシング指導を行うことでより効果的なブラッシング指導が可能となった

3．できそうでできない身体障害者のブラッシング

1）できないことへの適応

◆身体障害者へのブラッシング指導では，ブラッシングの自立へむけて指導やトレーニングを積んでも，ブラッシングの自立には限界があることが多くみられます．したがって，日常的な介助やプロフェッショナルケアで，できない部分をサポートしていくことが必要となりますが，できないことを受容することは障害者自身にとっては多くの葛藤が存在することを理解しなければいけません．

2）自立の限界への対応

◆ブラッシング指導では，歯科保健の大切さやブラッシングの意義について十分に伝え，ブラッシングの自立支援を行い，その限界への対応について患者さんと話し合いながら進めていくことが大切です．本人の性格，価値観，考え方を考慮し，介助者との関係にも気を配ることも必要です．歯科的なハンディを克服するために，患者さん自身が社会的な資源を選択・活用できるよう歯科保健のための環境を整えることが歯科衛生士の役割です．

Ⅳ　歯ブラシや補助具の選択を考えよう

◆歯ブラシやブラッシング法はさまざまなものが考案されていますが，障害者にとっては，障害からくる身体機能や口腔機能，知的能力の問題のために，そのまま適用するのは困難なことがしばしばみられます．そのため，障害者の歯口清掃では身体機能や口腔状態に合わせた歯ブラシと補助具の選択，そして個々の能力に応じた歯科衛生士や介助者によるブラッシング支援が必要となります．

1．電動歯ブラシ

◆現在電動歯ブラシは，手用歯ブラシと同じように多種多様の製品が市販されるようになってきました．刷毛部の動きもさまざまなものがあります．電動歯ブラシは毛先の動きが速く効率よく磨けるとともに，歯面に毛先があたれば細かい手の動きを必要としないので，障害者や高齢者に適しているといわれています．上肢に機能障害があって，歯ブラシは一応使えるが細かな動作ができない人には有効な道具といえます．しかし，障害者自身が使う場合，歯ブラシより重い電動歯ブラシを歯面に当てて保持できるか，スイッチが押せるかなど，道具として使う能力があるかどうかが問われ，実際に使用できる人は限られてきます．

◆ブラッシング介助をしている家族や施設職員からは，労力が軽減できるのではないかとの期待から使ってみたいという声が多くあります．電動歯ブラシを使用した場合は，手用歯ブラシに比べ短時間で清掃でき歯垢除去効果に優れているという報告がある一方，手用歯ブラシを上手に使用できれば，効果は同等であるとの報告もありま

す．電動歯ブラシは確実に毛先を歯面に当てられれば，歯磨き技術による清掃効果の個人差が少ないので，細かな手の動きやブラッシング圧のコントロールが苦手な介助者には有効な道具といえます．

1）種類と選び方

◆大きく分けて，ブラシヘッドが円形で毛先が回転するタイプ（図8-16），ブラシヘッドが手用歯ブラシに近い形で毛先が前後・左右に振動するタイプ（図8-17），毛先が高速で微振動する超音波タイプに分けられます．

◆電動歯ブラシの特徴に音と振動の発生があります．障害者の中には，音や振動に興味を示しブラッシングへの動機づけとなっていく場合と，逆に音や振動から電動歯ブラシを拒否する場合があります．音や振動を心地よいと感じるか，不快と感じるかには個人差があります．いろいろなタイプの電動歯ブラシの使い心地，使い勝手を実際に口腔内で体験してもらってから選択するとよいでしょう．

2）使い方と指導のポイント

脳性麻痺者，自閉症児など感覚刺激に過敏な反応を示す人には，電動歯ブラシの音や振動によって，筋の緊張を誘発したり恐怖や不快感を与えることがあります．はじめて使用するときには，手，頰，口唇と体の中心より遠いところから順番に振動を伝えていき，音や振動に慣れて本人の受け入れ準備ができてから口腔内での使用を始めます．使用方法は機種により異なるので取り扱い説明書を参考に指導します．

（1）本人使用の場合

①しっかり把持し歯面に当てて保持できるか，把持部の形態や本体の重量を確認して機種を選びます．

②上肢の機能障害をもつ人は，スイッチの大きさ・形・ついている場所によって操作性が変わってきます．操作できる形態かどうか確認します．

③電動歯ブラシは歯面に毛先を正しく当てる必要がありますが，手の巧緻性のない人はブラッシング圧のコントロールが難しく，歯面に強く当てたり，歯肉に当ててしまうことがあるので注意が必要です．

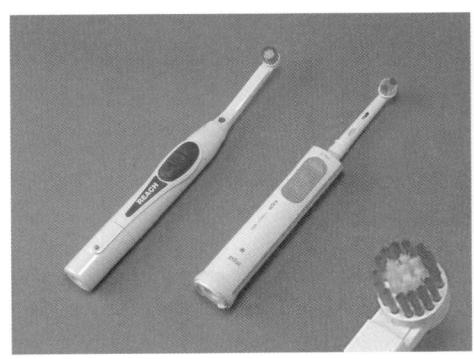

図8-16　電動歯ブラシ（回転運動型） 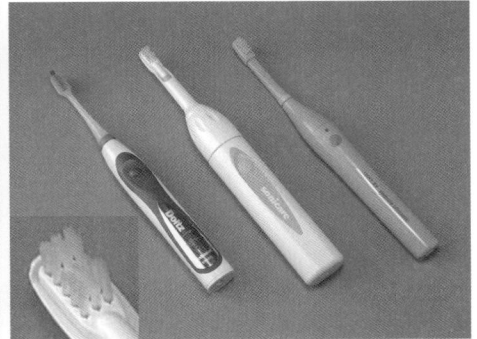　　図8-17　電動歯ブラシ（振動型）

④知的障害者は保健衛生への理解が困難で，歯ブラシを使う能力があっても磨く意欲を引き出し継続することが困難です．電動歯ブラシの音・振動・感触が歯ブラシへの興味を引き出すきっかけなるケースがあります．固執性やパターン化がみられる自閉傾向のある障害者には歯面に当てる時間，磨く順番のパターンを決めて指導をすると電動歯ブラシを効果的に利用できることがあります．

⑤心臓ペースメーカーを使用している人は，使用開始前に循環器科主治医の許可を得ておくとよいでしょう．

⑥磨き残しや歯肉に損傷がないか，介助者が定期的にチェックするとよいでしょう．

(2) 介助者使用の場合

①手用歯ブラシと同じように楽な姿勢で，口腔内が明視できる位置で行います．

②口腔周囲筋に緊張のある人には，指で口唇，頰を排除して磨きます．

③電動歯ブラシは急な動きに対してスイッチを停止させることが難しいので，頭部の動くおそれのある人には頭部の固定を確実にして使用します．

④開口保持ができない人には開口保定器（図8-18）を併用します（Link-p.100）．

⑤毛先の回転・振動数が多いので，歯肉に当てて傷つけないように注意します．

◆体動の激しい人，舌で歯ブラシを押し出してしまう人，咬み込みのある人への使用は，器具の破損や口腔周囲組織の損傷を招くおそれがあり，強引な導入は危険です．手用歯ブラシの受け入れが十分できていない人への使用は控えたほうがよいでしょう．

◆電動歯ブラシは自動で毛先が動くので，口腔内に入れれば清掃できているような錯覚を与えてしまうことがあります．有効に使用するには定期的に歯科衛生士が評価，指導をすることが大切です．

2．デンタルフロス（図8-19，20）

◆歯ブラシでは到達しにくい隣接面の清掃に効果的で，歯列不正のある人や齲蝕リスクの高い障害者には積極的に使用したい補助具です．しかし，歯ブラシ以上に細かな手指の操作が必要なので，手指の巧緻性が高くない人が使用した場合，力ずくで挿入して歯肉を傷つけてしまう危険性があり，障害者自身が使用するケースは多くあり

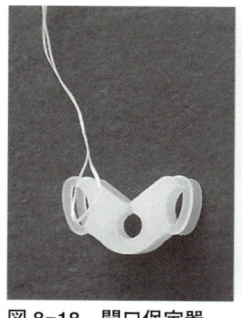

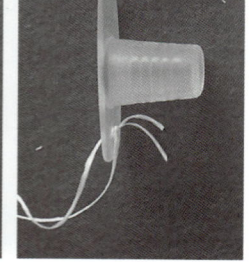

図8-18　開口保定器

ません．

1）種類と選び方

◆種類は指に巻きつけて使うタイプとホルダー付のものとに大別され，糸の種類・形状は種々あります．障害者がはじめて使用するときはホルダー付きのタイプが使いやすいでしょう．

2）使い方と指導のポイント

◆本人が使用する場合は，鏡で一番見やすい上顎前歯から始めると導入しやすく，また鏡でみる像が実際と逆になるため手の動きがわからないという場合には，顎模型や絵カードを使い練習します．

◆これら一連の動作を一度に理解し実行することは難しいので，ポイントになる部分をブラッシング指導のときと同様に一つずつ指導することが大切です．学童期以降の自閉症児に指導が有効なケースがありますが，自閉症特有の固執性から執拗に歯肉を圧迫したり，歯面にこすりつけたりして傷つけることがあるので注意が必要です．

◆介助者が使用する場合，細かな操作が必要なので，頭部が動かないように背後に立つか，寝かせて頭部を固定します．誤って歯肉を圧迫して痛みを与えてしまうと次回から使用を拒否されてしまうので，導入の始めは細心の注意が必要です．

3．歯間ブラシ（図 8-21）

◆歯間空隙や歯肉ポケットの清掃に効果的で，歯周病の多い高齢者に有効な補助具です．デンタルフロスと同様に細かな部分への挿入が必要なため，障害者自身が使うケースは多くありませんが，介助者が使いこなせると清掃効果が高く有効です．

1）種類と選び方

◆歯間空隙に合わせたサイズを選ぶことが大切で，ブラシが細すぎると清掃効果が落ち，太すぎると歯肉を圧迫して歯肉退縮を起こすので，軽い力で挿入できるサイズを選びます．

◆把持部の種類はストレートタイプおよびアングル付きタイプがあります．障害者

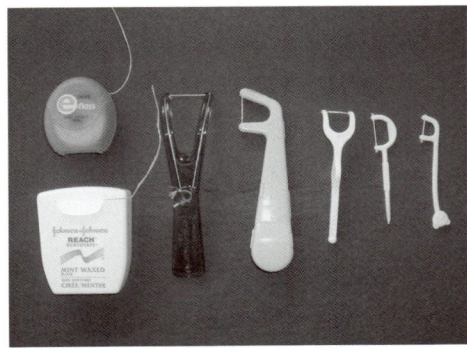

図 8-19 フロスとホルダー

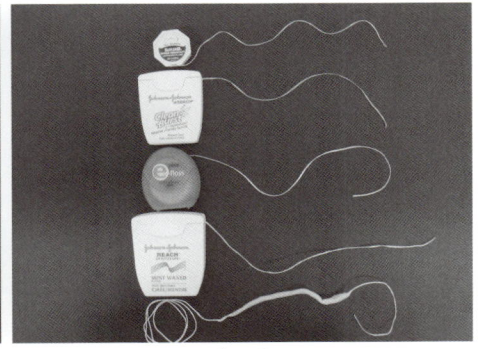

図 8-20 フロスのいろいろ

に使用するときはアングルのついた柄の長いタイプが把持しやすくて操作しやすいようです．

2）使い方と指導のポイント

◆使用する部位を一カ所に定め，まずは確実に歯間部に挿入することを目標に始め徐々に使用範囲を広げていくとよいでしょう．鏡で一番見やすい上顎前歯から始めると理解しやすく，鏡を使うと像が反転して手の動きがわからないという場合には，顎模型や絵カードを使って練習すると効果的です．

◆炎症のある歯肉に歯間ブラシを使用すると，多くの場合出血を伴います．出血を怖がって使用を拒否したり中止したりすることもあるので，歯肉の状態に合わせて前もって出血があること，歯肉の改善とともに出血しなくなることを説明しておく必要があります．

◆介助者が使用する場合で反射や緊張で体が動いてしまう人には，不意の動きによってブラシの先で粘膜などを傷つけてしまうおそれがあるので，頭部の固定と歯間ブラシをもつ手の固定を確実に行うよう指導します．

4．インタースペースブラシ（図 8-22, 23）

◆叢生などの歯列不正がある部位，萌出途中の永久歯，最後臼歯の遠心面などの清掃に効果的な補助具です．上肢の機能障害で歯ブラシは使えても，フロスや歯間ブラシまでは使えない人や，緊張や反射があって歯間ブラシを使えないときの代用品としても使用できます．歯列不正や咬合異常のある障害者にとっては応用範囲の広い補助具といえます．

1）種類と選び方

◆形もサイズもさまざまな種類があるので，誰がどこに使用するのか確認して選択します．

2）使い方と指導のポイント

◆歯ブラシでは磨きにくい複雑な場所や，狭い場所に毛先を当てることができるの

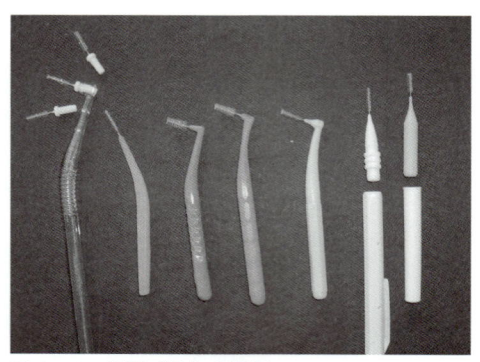

図 8-21　歯間ブラシの選択
歯間空隙の状態と患者さんの指の機能を評価して行う．

で，歯ブラシと併用することによって効果的に使うことができます．ペングリップで歯ブラシを把持し，毛先を歯垢のついている歯頸部，歯間部にあて，短往復または微振動させます．この際，力の入れすぎは歯肉を傷つけることがあるので注意する必要があります．

◆本人が使用する場合は，磨く個所を明確に示し，上肢機能に合わせて，毛先を当てる位置，手首の角度，肘の位置を確認して使用します．

◆介助者が使用する場合は，他の清掃用具のときと同様，口腔内を明視し頭部が動かない体勢で使用します．

◆インタースペースブラシの植毛部は中空になっていて，誤って咬んだときに破損することがあります．そのため，開口保持が困難な人，筋緊張・不随意運動のある人への導入には，破損の危険に配慮するよう指導することも必要です（図 8-24）．

5．吸引機能を備えた歯ブラシ

◆ブラッシング時に遊離した食物残渣や歯垢および唾液を飲み込んだり，誤嚥したりしないようにブラッシングをしながら吸引できる介助者用の用具です．既存の吸引器に接続して使える簡便なものから，給水吸引が自動で行える電動歯ブラシ付きのものまであります．誤飲または誤嚥の疑いのある人，寝たきりの人の歯口清掃に安全に使用できます．

1）種類と選び方
（1）吸引歯ブラシ（図 8-25）

◆歯ブラシの植毛部に吸引カテーテルの先端が組み込まれた歯ブラシで，ベッドサイドの吸引器と接続して用いる器具です．口腔内に溜まった唾液や歯垢を吸引しながら歯磨きができます．

（2）吸引装置付き歯ブラシ（図 8-26）

◆ポータブルの吸引装置と吸引歯ブラシがセットになったものです．軽量でコンパクトなので家庭での使用や往診時に携行することが可能です．

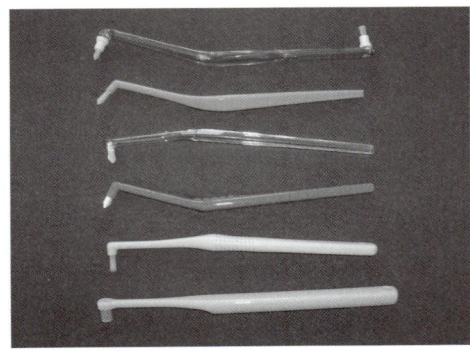

図 8-22　インタースペースブラシ

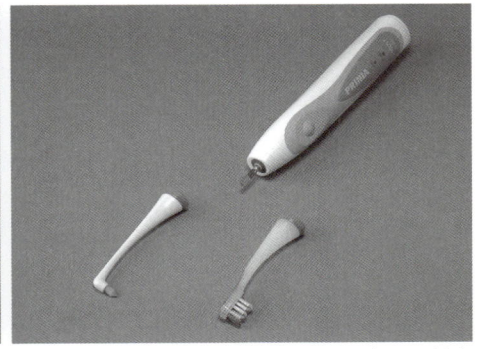

図 8-23　電動歯ブラシ用ワンタフトブラシ（左）

（3）給水吸引電動歯ブラシ（図8-27）

◆歯ブラシ植毛部に自動的に給水し，同時に唾液や水を吸引する機能をもった電動歯ブラシです．従来，給水吸引しながらの口腔ケアは二人の介助者で行う必要がありましたが，この装置を用いると一人で行えます．

2）使い方と指導のポイント

◆吸引機能付きブラシは寝たままの姿勢でもブラッシングできる利点がありますが，ベッドの上体をやや挙上して顔を側方に向けるなど，可能な限り安全な姿勢を確保してから始める必要があります．大きな食物残渣は，吸引器の口をふさがないようにあらかじめガーゼや歯ブラシで取り除いてから使用します．歯ブラシのサイズが画一で個人の口腔に合わせた歯ブラシを選ぶことができないため，磨き残し部位ができやすいので，そのときは，インタースペースブラシなどを併用して使うと有効です．

6．その他の口腔清掃補助用具

1）口腔洗浄器

◆ノズルから水を噴射して口腔清掃するもので，電動式のほかに簡便な手動式もあります．水圧により食物残渣を洗い流して歯肉をマッサージする効果があり，使用後に爽快感があります．洗浄液に低濃度の消毒薬を用いるとさらに効果的です．しかし，

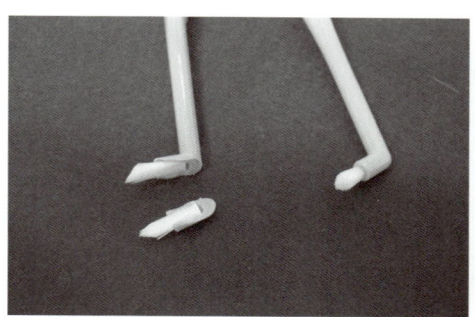

図8-24 咬合射により破損したブラシ

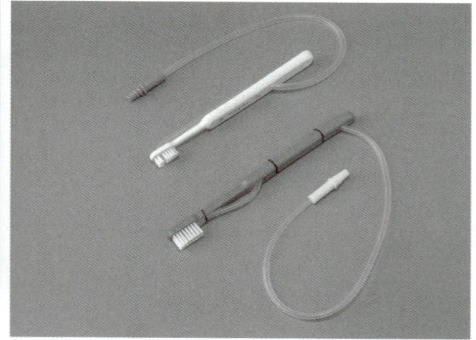

図8-25 吸引歯ブラシ

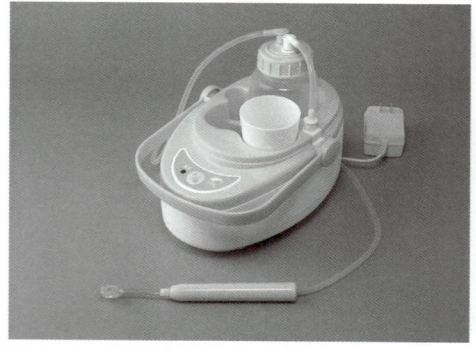

図8-26 吸引装置付き歯ブラシ

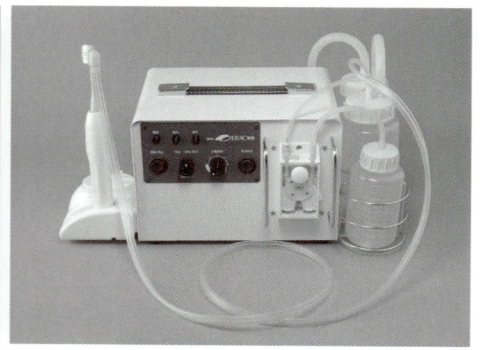

図8-27 給水吸引電動歯ブラシ

歯垢除去効果はほとんど期待できません．また，水圧が比較的高く刺激が強いため，誤嚥を伴う人には使用できません．

2）舌ブラシ（図 8-28）

◆舌苔を除去して口腔内細菌数の減少や口臭の予防に効果があります．舌背の血行を促すマッサージ効果もあります．力を入れすぎて舌の表面を傷つけないように注意し，奥から前へかき出すように使用します．舌苔が頑固に付着している場合は，一度に除去しようとはせず，数日かけて少しずつ除去します．

◆さまざまな形態の舌ブラシが市販されていますが，ガーゼや軟らかめの歯ブラシでも代用できます．

3）口腔清拭用具（図 8-29，30）

◆かつては，意識障害がある人や含嗽ができない人に対して，綿球や綿棒（巻綿子）に消毒薬をつけて口腔清拭を行っていました．しかし，口腔清拭では歯垢の除去は期待できません．介助者による歯磨きで歯ブラシを用いた場合の歯垢除去率が 62.6％ であったのに対して，巻綿子では 17.6％ であったとの報告があります[4]．

◆口腔清拭は歯垢除去効果は高くありませんが，食物残渣や痰を拭い去ることには有効です．また，長期間口腔清掃を受けていなかった人に対する口腔ケアの導入期に，刺激に過敏になった口腔粘膜の脱感作を目的に行うという意義もあります．口腔機能低下や唾液分泌量減少により自浄作用が低下したときの粘膜や舌の清掃，痰の除去な

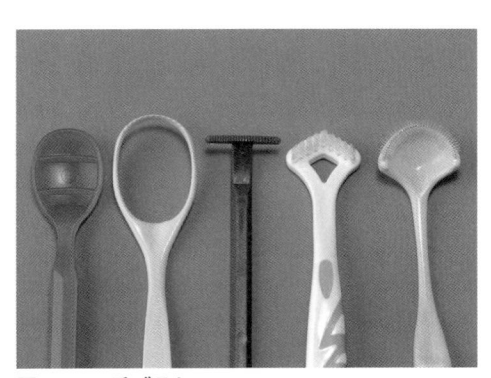

図 8-28 舌ブラシ

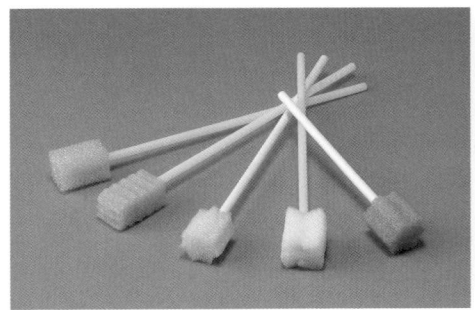

図 8-29 口腔清拭用スポンジ

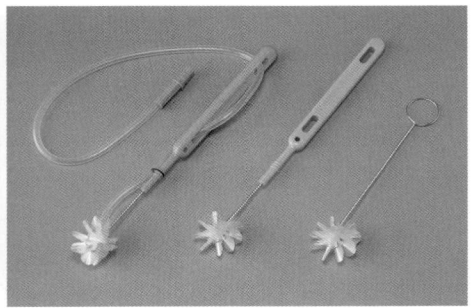

図 8-30 口腔清拭用ブラシ

どに利用すると有効です．

◆使い捨ての柄付きスポンジや毛先を球面にしたブラシが用いられています

4）工夫された歯ブラシ

◆機能障害があって通常の歯ブラシがうまく使えないときは，問題がどこにあるか見極め，必要に応じてブラシの形や柄の太さ，長さ，角度などを工夫し自立して歯磨きができるよう援助します．

（1）360°植毛ブラシ（図8-31）

◆ブラシを適切に歯面にあてられない人，もち替えられない人に使用できます．

（2）形状記憶歯ブラシ（図8-32）

◆熱可逆性のある特殊樹脂でつくられた柄の付いた歯ブラシで，熱を加えることで使いやすい長さ，太さ，角度に形態を変えることができます．

（3）把持部の太い歯ブラシ（図8-33）

◆歯ブラシの柄を太くすることで脳性麻痺や脳血管障害後遺症，リウマチ，パーキンソン病などで握力が低下している人にも持ちやすく使用しやすくなります．市販の歯ブラシホルダーに歯ブラシの柄を挿入したり，歯科用即時重合レジンやシリコーン印象材をつけたり，ビニールホースやスポンジなど家庭にあるものを利用して把持部を太くすることができます．

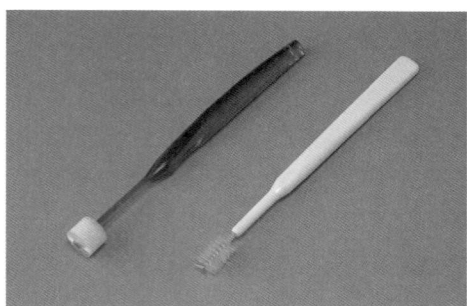

図8-31 360°植毛ブラシ

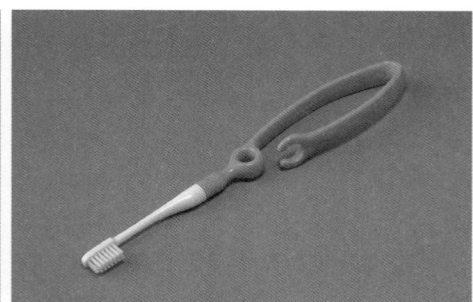

図8-32 形状記憶歯ブラシ

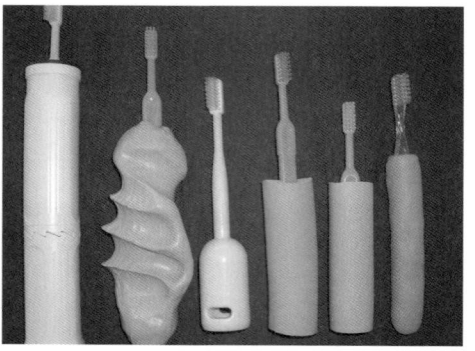

図8-33 把持部を太くした歯ブラシ

文 献

I～III

1) 酒井信明, ほか：歯科衛生士のための障害者歯科, 第2版. 医歯薬出版, 東京, 2002, 177-184.
2) 全国歯科衛生士教育協議会監修：障害者歯科, 医歯薬出版, 東京, 2003, 126-129.
3) 因幡由紀子, ほか：児童および精神発達遅滞者における清潔の概念獲得に関する研究 第1報調査方法の妥当性について, 障歯誌, 20 (1)：11-20, 1999.
4) 芳賀定, ほか：Brushing の認知発達, 障歯誌, 11 (1)：140-141, 1990.
5) 歯科衛生士会編：歯科保健指導ハンドブック. 医歯薬出版, 東京, 2003, 187-195.
6) 道脇信恵, ほか：児童および精神遅滞者における清潔の概念獲得に関する研究 第2報精神遅滞者における清潔の概念形成について. 障歯誌, 20 (1)：21-30, 1999.
7) 柿木保明, ほか：精神薄弱者における歯垢清掃効果と知能指数の関連性に関する研究. 障歯誌, 15：2, 149-156.
8) 河野幸子, ほか：精神薄弱者における歯ブラシの持ち方と清掃効果について, 障歯誌, 11 (1)：47-52, 1990.
9) 寺田ハルカ, ほか：精神薄弱者の歯磨きにおける歯ブラシの大きさと刷掃効果の関係につい., 障歯誌, 14 (1)：23-32, 1993.
10) 河野幸子, ほか：精神薄弱者および自閉症者における歯磨き持続時間と清掃効果との関連について. 障歯誌, 12 (2)：152-158, 1991.
11) 寺田ハルカ, ほか：知的障害者における歯磨き指導効果の持続性について. 障歯誌, 16(2)：180-185, 1995.
12) 緒方克也, ほか：知的障害者の歯磨きに関する研究. 障歯誌, 24 (4)：559-564, 2003.
13) 常岡亞希, 緒方克也：知的障害者における歯磨き習慣の定着状況について. 障歯誌, 24(4)：545-551, 2003.
14) 河野幸子, 宮原美佐, 緒方克也：精神薄弱者における歯磨き効果と口頭指示との関連について. 障歯誌, 14 (2)：137-142, 1993.

IV

1) Niederman, R：Manual versus powered toothbrushes. The Cochrane review. JADA 134 (9)：1240-1244, 2003.
2) Carr, M. P., et. al：Comparison of the Interplak and manual toothbrushes in a population with mental retardation/developmental diseases (MR/DD). Special Care in Dentistry 17 (5)：133-136, 1997.
3) 小川美智子, ほか：重度肢体不自由児における電動歯ブラシの有用性. 障害者歯科 10：64-70, 1989.
4) 山城恵美子, ほか：介助歯磨きにおける巻綿子の歯垢除去効果の検討. 障害者歯科 23：105-109, 2002.
5) 山直欣, ほか：要介護高齢者の口腔ケアに関する研究―第1報 介助者用給水吸引電動ブラシの開発とその効果― 老年歯科医学 13 (3)：189-194, 1999.
6) 川浩久, ほか：プラークコントロールのためのホームケア指導. クインテッセンス出版, 東京, 2000, 73-93.
7) 松田裕子, ほか：歯ブラシ事典. 学建書院, 東京, 2002, 76-86.
8) 酒井信明, ほか：歯科衛生士のための障害者歯科. 医歯薬出版, 東京, 2000, 181-186.

CASTLI
200

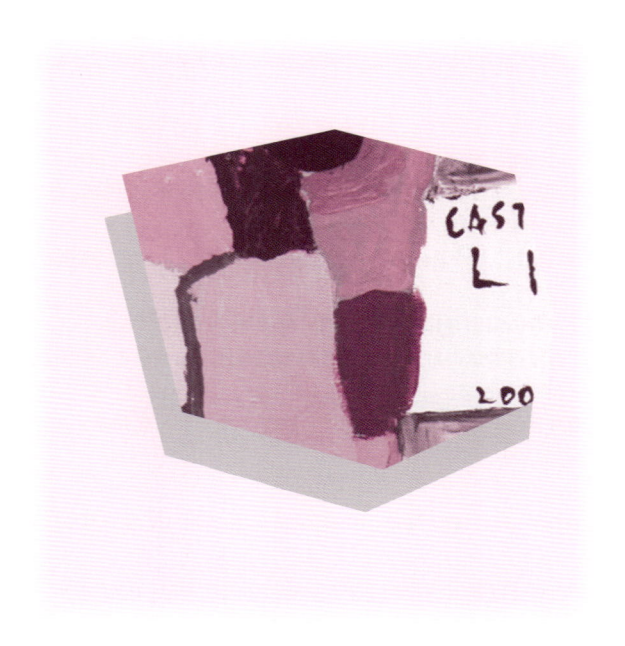

9章

障害者の齲蝕予防は歯科衛生士のやりがいのひとつ

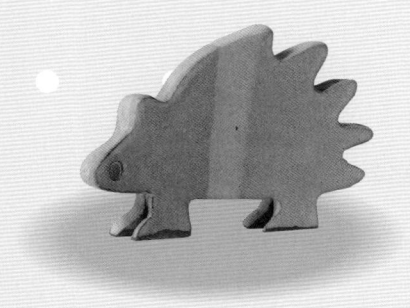

9章
障害者の齲蝕予防は歯科衛生士のやりがいのひとつ

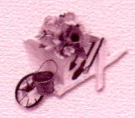

I 障害者は齲蝕が多いという誤解

◆障害者は齲蝕が多いという誤解があります．それは，これまで齲蝕予防処置を受ける機会が少なかったための結果や，歯科を受診する機会が少なかった結果と思われます．

◆幼児期からの適切なケアが継続されていれば，齲蝕は少なく抑えることができます．

◆しかし一方で，身体の緊張のために口が開きにくく，そのうえ歯列不正があると，清掃不良から齲蝕に罹患しやすくなります．また，保護者による甘味の制限がなされず，幼児期から乳酸飲料やスポーツドリンクなどを日常的に摂取していると，重症の齲蝕に罹患する例も少なくありません．

◆つまり，障害者は齲蝕が多いと一概にはいえず，障害の程度や種類と関連しており，なおかつ，歯科的なケアを受けているかいないかで罹患率は左右されるといえます．

◆手足の不自由や視覚障害という機能障害，身体障害や精神発達遅延による能力障害，そして，歯科のケアを受けにくいという社会的不利は，障害の齲蝕の罹患に強く関与しているといえます．

1．齲蝕罹患率を障害別に調べると

◆脳性麻痺児は齲蝕罹患者率，罹患歯率（dmft，DMFT）が低い．肢体不自由のために，自分で甘味の摂取ができないこと，早期からブラッシングの介助がなされていることが原因と思われます（図9-1）．

◆精神発達遅滞児や自閉症児の齲蝕罹患者率，歯率は高率です．1歳6か月健診では目立ちませんが，3歳健診で齲蝕が指摘され，しかし，治療に適応できないことから充分な治療ができなかったり，受診の機会が少なく齲蝕の重症化を招きやすいといえます（図9-2）．また，自閉症では多動が抑制できず，甘味を与えて

行動を一時的に制御させる習慣があると齲蝕の罹患率は高くなります．
◆ダウン症候群の小児は齲蝕罹患者が少ない傾向にあります．唾液の質，歯の形態などが研究されましたが理由は不明です．

2．障害者に齲蝕が多い理由と少ない理由

1）障害者に齲蝕が多いのは…

◆障害者に対する歯科医療が普及していなかったり，あるいは障害者が質の高い歯科治療を享受できる環境になかったりするために，齲蝕予防や歯科保健指導がなされず，齲蝕の発生と重症化がみられる場合．

◆障害者の保護者や施設が障害者の歯科保健に無関心であったり，障害者が治療を受ける機会を提供しなかったりすることで未処置歯が多く，また，多数歯齲蝕になりやすい．

◆脳性麻痺のように摂食・嚥下機能障害のために軟飯や軟菜を食し，それらが口腔内に残渣として長く停滞し不潔になって齲蝕の原因となることもある．

◆ことばを話さない重度の知的障害者は口唇の動きが少なく，自浄作用効果がみられない．また，自らブラッシングを行う知的障害者は，周囲が十分なブラッシングをしていると過信し，効果の少ないブラッシングであることを見逃してしまうため，歯面全体に齲蝕が発生しやすい．

◆自閉症者では甘味へのこだわりでジュースや清涼飲料水で飲み水分を摂取するようになることがあり，齲蝕が多発しやすい．

◆強度行動障害をもつ自閉症者の場合は，ブラッシングを嫌がり，また，歯科医院での管理も困難なために齲蝕の発生や処置歯の二次齲蝕がみられる．

◆管理されていない知的障害者では進行した重症の齲蝕がしばしばみられる．管理されていない自閉症者も重症齲蝕が多い．思春期は隣接面の齲蝕が発生しやすい．唾液の質，清掃不良によるバイオフィルムが関与していると思われる．

◆知的障害者は，重度の障害であるほど言葉が少なく，会話時の口唇による自浄作用が少ないため，永久歯列の歯頸部に齲蝕がしばしばみられる．

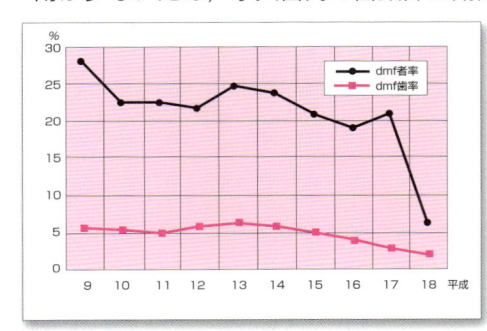

図9-1 肢体不自由児通園施設の齲蝕罹患者・歯率の推移
平均年齢3歳4カ月．平成15年以降は低年齢児が加わったため罹患者率が低下した．

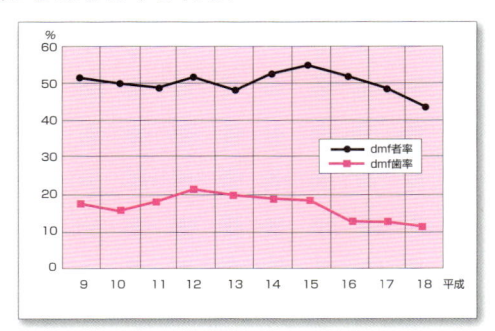

図9-2 知的障害児通園施設の齲蝕罹患者・歯率
肢体不自由児に比べると値が高い．

◆きわめて管理困難な症例では，齲蝕が多発しかつ，重症化する障害者も少なくない．多くは重度の障害者で，継続的な歯科保健管理がなされていない（ Link-130 ）．

◆中途障害者では事故や脳卒中などのため一時的に口腔ケアが滞りやすい．そのために口腔は不潔になり，齲蝕が発生しやすくなる．

◆高齢障害者では，歯周病による歯肉の退縮や深い歯肉ポケット，また補綴物のために歯頸部が不潔になりやすく，根面齲蝕が生じやすい．

2）齲蝕が少ない障害者は…

◆脳性麻痺や重症障害児に齲蝕が少ないのは，自分で甘味食品を食べることができず，また，要求することもできないためと思われます．清潔な口腔でなくても齲蝕に罹患しにくいのは，齲蝕に甘味が関与していることの証明でもあります．

◆永久歯列完成後も脳性麻痺では齲蝕の発生頻度は高くありません．適切な継続的ケアによってカリエスフリーの患者さんも少なくありません．このことは自閉症や知的障害者にもいえることです．

◆ダウン症候群の乳歯列は齲蝕に罹患しにくいといわれています．その理由として歯の形態，唾液の性状などがいわれていますが詳細は解明されていません．ただし，永久歯列は齲蝕が少ないとはいえない状況です．

◆自閉症で歯磨き習慣が「こだわり」となり，また，甘味の制限や食生活が良好にコントロールされていれば比較的齲蝕は少ないといえます．

◆乳歯列期からの継続した齲蝕予防，継続管理を受けている障害者は，齲蝕の発生が少なく抑えられています．

3．「障害」と齲蝕罹患の関係からみると

◆障害と齲蝕の関係は直接はありません．つまり，障害のために齲蝕が好発するのでなく，機能障害や能力障害のために二次的に齲蝕が発生しやすいといえるのです．

◆重症の心奇形をもつ障害児では，歯胚が低酸素の影響を受けてエナメル質の減形成など脆弱な歯になっていることが多く，齲蝕感受性が高くなります．

◆ダウン症候群，口蓋裂などの上顎の劣成長のため歯列不正となり，それに加えて能力障害のために齲蝕の罹患につながることがあります．

◆知的障害者では保健衛生，清潔，健康に関する理解が少なく，保健行動が得られにくいといえます．つまり，ブラッシングしていても効果が少なく，それが齲蝕の発生につながることも多くみられます（ Link-177 ）．

◆脳性麻痺にみられるエナメル質減形成は，そこにプラークの付着が加わると齲蝕が発生しやすくなります．

◆脳血管障害による後遺症として肢体不自由になると，機能障害に加えて健康への意欲の欠如，不潔感の欠落などから保健行動への関心が少なくなる場合があります．

◆重度の知的障害者で言葉の獲得がほとんどない障害者では，口唇と舌の運動による自浄作用が乏しいため，口腔が慢性的に不潔になりやすく齲蝕の原因となります．

◆統合失調症では健康，清潔に対する関心が深くなりやすく，口腔衛生状態が悪化しやすい状態になります．また，受診の意欲がなくなり歯科疾患が進行しやすい状況にあることが多いです．

II 齲蝕予防のプログラム

◆障害者の齲蝕予防プログラムは障害者歯科のなかでも最も大切な分野です．そして歯科衛生士にとってやりがいの大きい領域です．キーワードは障害をしっかり理解すること，個人の機能と能力を把握すること，生活環境を評価すること，そしてケアを組み入れることです．

1．年齢別に考えた予防プログラム

◆幼児期から高齢期まで齲蝕予防のプログラムを考えますが，特に障害者歯科では個人の生活環境，障害の程度，自立度，健康の認識や自己管理に差が大きいため，一般的なプログラムを基本的な考え方とし，その上に個人のプログラムを作成して対応します．この作業はかかりつけの歯科医院に勤務する歯科衛生士にとって大切なことです．

1）乳児期の対応

障害児は一般に歯の萌出遅延傾向にあります．また，この時期は親がわが子の障害者を受容できない時期であり，機能の発達へのアドバイスを中心に保護者との関係を維持しながら見守る姿勢が大切で，齲蝕予防について積極的な働きかけはしません．

2）幼児期

◆卒乳が遅れることがしばしばみられます．カリエスリスクの評価を開始します．一般的な方法で，細菌の培養による齲蝕活動性試験を行います．

◆この時期はブラッシング支援が管理の中心ですが，保護者への十分な説明のもとに，齲蝕予防についての指導よりも，小窩裂溝の封鎖やフッ化物の塗布といった処置を優先して行います．処置に協力しない小児が多いため，手早い処置が求められます．

◆また，保護者の育児に共感しながら定期的な管理の必要性を説明します．

3）学童期

◆歯の交換期で永久歯の積極的な齲蝕予防に取り組みます．特に第一大臼歯の萌出時期は，萌出の途中から暫間的に裂溝を封鎖し，歯の成熟と咬合の完成を待ちます．

◆また，第二乳臼歯が脱落するときは，第一大臼歯の近心隣接面の状態をチェックする最も大切な機会であり，必要に応じてフッ素徐放性の平滑面用シーラント材で予防します．

◆新たに萌出した永久歯には，フッ化物やシーラントなどで積極的に齲蝕予防を行います．

◆シーラントは確かな診断と術式が予後を左右します．障害児ではラバーダムの使

用や開口の維持が困難であることが多く，不完全な術式でのシーラントになりやすいことがあります．極力ラバーダムを用い，やむを得ない場合でも簡易防湿で質の高いシーラントを行います．

◆また，その予後を管理することで齲蝕予防効果が高くなります．辺縁の破折，脱落などは修正を行いながら齲蝕予防効果を高めます．シーラントの際エッチング剤で脱灰したエナメル質は，その都度必ずフッ化物の塗布で再石灰化を期待します．

◆この時期は齲蝕予防の大切な時期です．肢体不自由児では自分で甘味摂取ができないために齲蝕罹患者率，歯率も低いことが多いのですが，自閉症では甘味へのこだわり，炭酸飲料やスポーツドンクへのこだわりから齲蝕活動性が高くなり，齲蝕が急激に増え始めます．

◆また，知的障害児でもブラッシングの自立がみられると，保護者は磨けていると安心するため介助磨きがなくなり，自浄作用の少なさから幼若永久歯の平滑面全体に齲蝕が広がるという事態が起こり得る頃です．予防するためには密度の高い管理とフッ化物の応用が重要です．

　4）思春期

思春期の障害者は障害によってさまざまな口腔の状態を呈します．この時期の齲蝕予防プログラムは，本人の能力と生活環境を評価し，総合的な齲蝕予防プログラムが必要です．

◆ダウン症候群では清掃不良が大きな問題となり，歯面はバイオフィルムに包まれていることも少なくありません．前歯部の叢生から隣接面齲蝕が発生しやすくなります．歯の形態的特徴として歯頸部狭窄が著しく，清掃不良から起こる齲蝕や，歯肉ポケット内での齲蝕の発生もみられます．予防プログラムは歯面別に対応しましょう．

◆思春期は自閉症にとって隣接面齲蝕の発生が始まりやすい時期です．それは，学

> **メモ memo　フッ化物塗布〜保護者への説明は誤解のないように〜**
>
> 　フッ素の毒性を気にして塗布を拒否する患者さんもいる．塗布するかしないかは患者さん側に決定権がある．フッ素の作用，齲蝕抑制効果，塗布方法，口腔内の残留フッ素について，そして毒性についてもしっかり説明する必要がある．ただ，残留フッ素や通常の使い方でのフッ素が，先天異常などを誘発するという催奇性については証明されておらず，通常での使用では危険性は考えられないという研究結果の下に，齲蝕予防のためのフッ化物は用いられている．

> **メモ memo　シーラント〜保護者への説明はこうしよう〜**
>
> 　学童期は第一大臼歯を中心に齲蝕予防として小窩裂溝の塡塞（フィッシャーシーラント）の適応となる年代である．正確な診断はもちろん，術式と手順は正しく行うことが原則である．保護者に対してはその必要性，効果，術後の管理，術式を説明する．また，一時期話題となったレジン系の未重合部に含まれるポリフェノールの毒性については，現段階の見解ではシーラント材には毒性や副作用をもたらすほどの可能性はないという結論が出ていることを説明する必要がある．また，レジン以外のグラスアイオノマー系のシーラントも用いられている．

校や社会での新しい環境や人間関係が広がることにより，心理的に常に緊張した状況が多くなり，交感神経の持続的緊張から粘稠唾液が多くなり，自浄作用が低下することも理由の一つと思われます．

◆このように障害と生活環境との関係を評価，考慮して予防プログラムを立てます．一口腔をつぶさに観察し，齲蝕のリスク評価と自己管理能力評価を予防プログラムに反映させます．適合不良な修復物や充填物は除去して再治療が予防の手段ともいえますが，何の症状もないときの再治療は現実には困難です．

2．生活環境を考えた予防プログラム

（1）障害，生活環境，食生活の状態を考慮する

齲蝕予防の方法は，障害のない人の齲蝕予防とまったく変わりありません．歯面の清掃によるプラークコントロール，甘味の制限，物理的な小窩裂溝封鎖，フッ化物による予防，という一般的な手法を用いて予防します．予防のプログラムを図9-3に示します．つまり，単に一歯単位での予防でなく，障害について，家族の理解，生活環境など全般的に考えたプログラムが必要となります．

（2）カリエスリスクを判定する

カリエスリスクの判定は齲蝕予防プログラムを考える上で大切な項目です．リスクの判定は齲蝕活動性試験（カリオスタット®），唾液の緩衝能や細菌の量をみるテスト

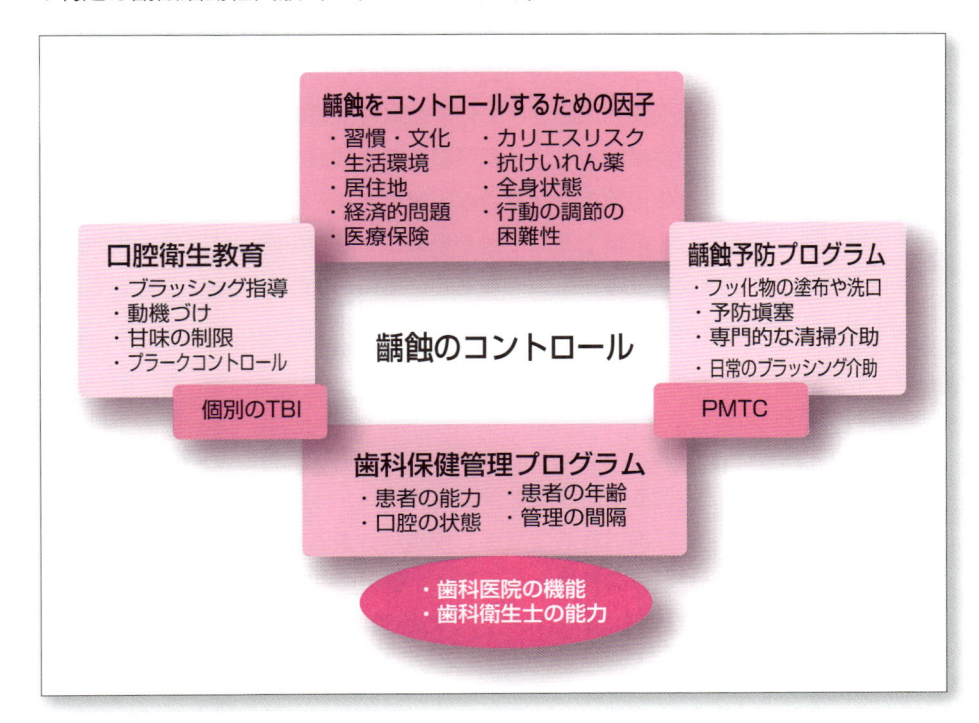

図9-3　障害者歯科における齲蝕コントロールの4領域
　コントロール因子，衛生教育，予防プログラム，管理プログラムが機能して齲蝕をコントロールすることができる．

（サリバテスト®）などがありますが，食生活や清掃状態からもリスクを推察できます．理想的には細菌学的な検査を行い，データに基づいたプログラムを作成できればなおよいでしょう．

　（3）優先順位を決める

　プログラムは理想的なものよりも現実的なものとし，改善が容易なものを優先的に解決する重点主義のほうが受け入れられやすいでしょう．たとえば，ブラッシングの自立を第一目標にもってくるよりも，歯科衛生士による定期的なケア，間食の管理，規則正しい生活の確立などを優先させるほうが望ましいといえます．

　（4）障害と齲蝕予防の困難さの関係を考える

　予防プログラムの作成には障害が齲蝕とどのように関係するかを考える必要があります．図 9-3 のどの分野が最も問題なのかを判断して作成します．

3．障害者へのフッ化物の応用

　◆障害児・者に対するフッ化物の利用は原則として障害のない人への利用と同じように考えます．つまり，一般的な 2％フッ化ナトリウムを用いたトレー法，ゲルによる全顎を対象とした塗布法，などとともに，エッチングやエナメル質脱灰がみられる部分にターゲットを絞り，再石灰化を期待した塗布があります．しかし，障害者へのフッ化物の使用には次のような問題点があり，多少の配慮と工夫が必要です．

・脳性麻痺では開口維持が困難であるためトレー法は使えない．
・自閉症もトレーを口腔内に入れておけないことが多い．
・乳歯も永久歯も萌出とともに一歯単位で塗布する．
・高齢の中途障害者では，歯頸部の根面齲蝕発生を予防するために用いる．
・唾液を吐き出すことができない患者さんでは，塗布したフッ化物を嚥下することがある．その量が多いと過剰摂取から急性中毒の危険が生じる．
・フッ素の味を嫌がることがある．気に入った香りのフッ素を用いるといい．
・可能な限りホームケアでも用いるようにする．

4．障害者へのシーラントは効果的？

　◆齲蝕予防の方法としてシーラントはすでに定着しているといえます．しかし，診断や必要な手順を省略すると予後に影響し，予防効果どころか齲蝕の原因となることもあります．診断は裂溝の形態を観察し，適応であることを確認すること，エナメル質の成熟度や脱灰の程度をみること，齲蝕の初期であればその深さをみることです．

　◆ダウン症候群にみられる浅くて閉鎖された裂溝は適応でないことが多いようです．また，アテトーゼ型の脳性麻痺のように咬耗が激しく，咬合面の裂溝がみえなくなるような症例も適応とはなりません．しかし，結節性硬化症にみられる平滑面の小窩には適応となるものがあります．

　◆シーラントの目的は，自浄作用やブラッシング効果が及びにくい部位への対応と，

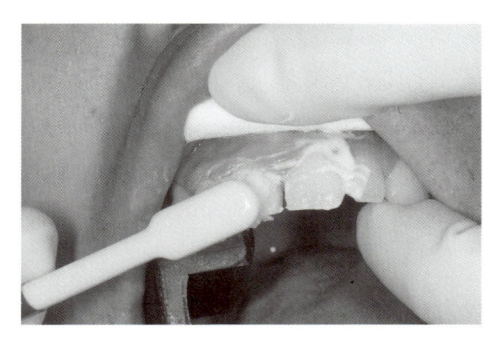

図9-4　歯ブラシによるフッ化物塗布

症例

全身状況

男性　初診時3歳8カ月
主訴：齲蝕があるが暴れて歯科治療ができない．
発達：問診時に多動がみられ，院内を走り回る．診察時に身体を触られるのを嫌い暴れる．視線が合わない．特徴的な奇声がある．
発語：ことばの遅れが顕著で2語文が少しだけ．
口腔所見：乳歯多数歯齲蝕．dmf歯数16
処　置：全身麻酔による治療とその後の継続的な管理．

継続管理中の経過

4歳：自閉症と診断．家庭で暴れて母親にブラッシングをさせない
5歳：治療椅子に座り，ブラッシングが可能になった．しかし，探針，バキューム，スリーウェイシリンジは拒否
6歳：第一大臼歯のシーラント．処置時の抑制は不要
7歳：乳歯の再治療や交換期の抜歯を笑気で行う
　　　フッ化物洗口開始．永久歯のシーラント処置
　　　2カ月に1度の継続管理
10歳：上顎中切歯の正中離開をプレートで矯正治療
　　　ミラノールからフッ化物配合歯磨剤へ変える
12歳：永久歯列完成．6̄のシーラント脱へ再処置．DMF-Tは0
16歳：6̄の近心隣接面に充填処置．DMF-Tは1
20歳：新たな齲蝕はみられない．3カ月に一度の継続管理

きわめて初期の齲蝕に対して，フッ素徐放性の塡塞材により脱灰したエナメル質を再石灰化することにあります．

> **メモ memo　シーラントの効果は？**
> 障害者へのシーラントはいくつかの意味をもつ．一つはブラッシングをはじめとした口腔ケアが困難な場合の齲蝕予防として，もう一つは複雑な咬合面の形態から発生する齲蝕の予防として，さらにもう一つは障害と関連した平滑面の小窩（ピット）の封鎖やきわめて初期の齲蝕による脱灰面を平滑にするためである．いずれも十分な効果を期待するためには原則どおりの方法と処置後の監視や管理が必要で，辺縁の破折，脱落に対する補修が必要となる．そのため一度シーラントを施すとそれで安心というわけにはいかない．管理が十分であれば，咬合面で90％以上の確率で齲蝕予防が可能となる．

III　保護者からよく聞く質問とその答え

1．歯質についての質問

Q　障害と歯の質は関係ありますか

A　障害によってはあります．たとえば脳性麻痺にみられる広範なエナメル質減形成がそうです．また，重症の心奇形では，歯が顎の骨の中でつくられるとき，必要な栄養や酸素が十分に運ばれず，硬い歯ができにくくなることがあります．そして齲蝕に対して抵抗力の少ない歯となります．

Q　弱い歯の予防はどうすればいいのでしょうか

A　歯の質そのものに弱さがありますから，予防は特に大切です．フッ素による歯質の強化，そしてプラークの除去による清潔の維持が基本です．

Q　歯の形と齲蝕は関係ありますか

A　先天異常の障害では歯の形の奇形がよくみられます．そのような歯は形が複雑であったり，溝が深かったりして歯磨きで汚れがきれいに落ちにくい状態にあります．ですから早くから予防処置を行ってください．

2．プラークについての質問

Q　障害と歯の汚れは関係ありますか

A　障害のため歯磨きが十分できなかったりすると，汚れた歯の表面が残ったままになって，汚れの中のむし歯菌が増えてしまいます．この汚れは特に落ちにくくて，そのままにしておくと歯だけでなく歯肉炎の原因や，口臭の原因になります．

Q　食べるのが下手なことと汚れとの関係は

A　食べるのが下手だと軟らかい食品に頼りがちです．自浄作用といって，食べることはそれだけで歯や歯ぐきを掃除していることになりますから，柔らかい食

品だけではその作用がなくなり，歯の表面に汚れがたまってしまいます．

Q 障害者の歯垢（プラーク）は特殊な歯垢ですか

A 歯垢そのものは特殊ではありません．でも，汚れたままにしておくと細菌の量が増えてバイオフィルムというとても頑固な歯垢になってしまいます．

Q 口が開いたままだと汚れやすくなりますか

A 口が開いたままだと口の中が乾燥します．そうすると歯の表面のプラークも乾燥して，粘着性が強くなり歯磨きでも落ちにくくなります．乾燥と湿ることの繰り返しで，歯垢はますます落ちにくくなります．

Q てんかんの薬と汚れは関係ありますか

A 直接の関係はありませんが，てんかんの薬の一部には歯ぐきを硬くさせ，さらに増殖させる作用があります．そうすると歯と，増殖した歯ぐきの間に深いポケットができて，その中に汚れがたまりやすくなります．その汚れを家庭の歯磨きで取るのは困難です．また，てんかんの薬をジュースや甘いスポーツドリンクで飲んでいると，その液がポケットの中にたまっていて，むし歯菌が繁殖しむし歯を作ってしまいます．

3．歯磨きについての質問

Q 障害者では歯磨きするときどんな注意が必要ですか．

A 一人ひとりに個別の対応が必要ですから，どんな障害で口の中がどんな状態かで違います（ Link-46 ）．

Q 歯磨きが下手ですが，どう教えたらいいでしょうか

A 歯の磨き方は清潔を意識した技術の学習なので，知的障害があれば清潔を目的とした細かな工夫ができないので苦手です．知的障害が重度なほど，歯磨きの意味を理解できずに，習慣的な歯磨きになってしまいます．また，指の使い方も不器用で，歯ブラシの持ち方，使い方に限界が生じます．

Q 脳性麻痺の子どもです．歯磨きのとき口を開けないのですがどうしたら開くようになりますか．

A 嫌がって口を開けない場合や緊張が強い場合は，唇側や頬側から磨き始めてみましょう．触られることでより緊張が強くなり，口が開かなくなりますから，歯磨きに慣れることが大切です．

Q 歯磨き剤はつけなくてもいいのですか

A うがいができなかったり味に敏感な場合は，無理に歯磨き剤を使用する必要はありません．歯磨きは食器洗いの洗剤と違って化学的に汚れを落とすものなく，磨くという物理的な摩擦で汚れを落とすものですから歯磨き剤を使わなくてもていねいに磨けば大丈夫です．

Q 歯ブラシの大きさや形，毛の種類はどんなものでもいいのでしょうか

A 毛の硬さはふつうか柔らかめをお勧めします．介助磨き用の歯ブラシでは，ヘッ

ドがやや小さめでハンドルは口の中がよくみえるように少し長めが適しています．本人磨きでは，どんな歯ブラシがあっているかは本人の能力によります．どんな歯ブラシがあっているかを歯医者さんで教えてもらいましょう．

Q 歯ブラシを使う以外に歯磨きをするにはどんなものがありますか
A 歯と歯の間の清掃には，可能な範囲でデンタルフロスや歯間ブラシを使用するとよいでしょう．正しい使い方は歯科医院で指導を受けることをおすすめします．

Q うがいはできないのですが，歯磨き剤は飲み込んでも害はありませんか
A うがいが十分にできない場合には，歯ブラシのみで（水をつけてもかまわない）磨いたほうが安全でしょう．

Q 電動ブラシは普通の歯ブラシより効果がありますか
A 短い時間と少ない労力で磨けるという利点はあります．しかし，毛先を磨く場所にきちんと当てることができないと，効果があるとはいえません．電動歯ブラシを上手に使う能力がなければ効果はありません．

Q 歯ブラシはいつ交換したらいいのですか
A 一般的には，1カ月に1本の割合といわれますが，歯ブラシを咬んでしまう癖やブラッシング圧が強く，毛先の傷みが激しい場合は早めに交換してください．

Q 歯ブラシの消毒はどうしたらいいのでしょうか
A 日常的には歯磨きが終わったら，流水下でよく洗って乾燥させましょう．

4．フッ化物についての質問

Q 障害があってもフッ素は安全ですか
A 障害の有無にかかわらず，誤った使い方をすれば中毒が生じます．通常の適切なフッ素の使用では問題ありません．障害があるから特に危険ということはありません．

Q フッ素はどの程度効果がありますか
A フッ素は歯質の強化と初期齲蝕の再石灰化の促進，口腔内の環境に対しては細菌や酵素作用の抑制に効果があるといわれています．

Q 歯磨き剤の中に入っているフッ素は効果がありますか
A 歯磨き剤には低濃度のフッ素が含まれているものがあります．毎日使用すれば，初期の齲蝕（脱灰）を抑制し，再石灰化を促進します．

Q フッ素はどんな塗り方をするのですか
A 歯面塗布の方法には，綿球や綿棒を用いたり，歯ブラシにフッ素をつけて歯面に塗布する方法があります（ Link-209 ）．

Q フッ素の効き目はどのようにわかりますか
A たとえば，エナメル質に初期の脱灰がみられた場合，継続してフッ素を塗布することで歯の表層の白濁が硬化し，表面にツヤが出ることがあります．

Q　フッ素の味を嫌がりますが…
A　最近は，従来のミント系の味のほかに青りんごやバナナやレモンティ，オレンジなど種類が増えました．どうしても味に敏感な場合は，無味に近いフッ化物洗口剤を歯ブラシで塗布してもよいでしょう．

Q　高齢者にもフッ素による齲蝕予防は必要でしょうか．
A　高齢者に特有の根面齲蝕の予防に用います．

Q　フッ素にはどうして保険が利かないのですか
A　保険制度は病気の「治療」に対する社会保障です．ですから病気の「予防」は対象になっていません．

5．シーラントについての質問

Q　シーラントの材料は何ですか．安全性は？
A　セメント系の材料とレジン系の材料があります．どちらもフッ素が含まれていて，接着性や親和性，耐久性に優れた材質が製品化されており，広く応用されています．一時期ポリフェノールの危険性について話題になりましたが，シーラント材ではその明確な危険性は証明されていません．

Q　シーラントの効果はどれくらいありますか
A　個人のリスクを正しく把握したうえで，適応となる歯にきちんとした手順と方法を用い，予後管理を行っていけば，90％を超える効果があるといえます．

Q　前に行ったシーラントはすぐとれてしまったのですが
A　正しい手順と方法が行われなかったかのかもしれません．もう一度シーラントを行い，効果を維持しましょう．

Q　シーラントをしてもむし歯になったのですが…
A　シーラントをすればすべてOKでなく，その後の管理が必要です．その後の管理を続けることで確実な齲蝕予防効果につながります．また，はじめの診断も大切です．

Q　脳性麻痺で口が開きませんがシーラントはできますか
A　シーラントは防湿下で行うことが原則です．開口維持が困難な場合は，一時的にタンニン成分が含まれたセメントを裂溝に擦り込み，観察を続けます．

Q　シーラントはどの歯にもするのですか
A　一般的に小窩裂溝のある小臼歯や大臼歯に行います．必要に応じて上顎の側切歯や歯面に行うこともあります．

Q　シーラントは痛くないのでしょうか
A　シーラントの処置そのものは，歯を削るわけではありませんので痛みはありません．防湿に使用するラバーダムの装着時に傷みを感じることもあります．

Q　ダウン症ですが歯の溝が浅いといわれました．シーラントは必要ですか
A　裂溝の形態が浅かったり明確でないとき，強い磨耗がみられる場合は，シーラ

ントの必要がないこともあります．

Q 重度の脳性麻痺ですが，シーラントは必要ですか

A 裂溝の形態によっては，シーラントを行ったほうがよいでしょう．しかし，食べ物が齲蝕誘発性の少ないものであれば，清掃管理のみで齲蝕は発生しないこともあります．幼若永久歯のときはセメントによる裂溝封鎖だけでいいでしょう．

Q 高齢者にもシーラントは適していますか？

A 高齢者ではすでにエナメル質が成熟しています．また，高齢に達するまで齲蝕になっていないか進行していない状態ですから必要ありません．

Ⅳ 予防と管理の組み合わせで歯を守る

◆どんな予防処置にも絶対はありません．予防しているから安心というのは危険です．障害によって管理方法は異なりますが，的確な予防処置とセルフケア，プロフェッショナルケアを持続して初めて良好な状態を保つことができます．

◆管理は予防処置の効果が維持されているかをチェックする目的もあります．管理の方法は障害によって異なります．齲蝕予防という面からみて最も管理困難な障害は重度の知的障害をもった自閉性障害です．

◆反対に比較的齲蝕になりにくいのが，重症障害児です．

◆齲蝕予防と共に歯周病の予防も大切です．歯周病に対する意識は，ダウン症候群などの先天異常では学童期から歯肉の様子をチェックしておきます．そして，思春期には既に症状が出始めることが少なくありません．特にダウン症候群は幼児期から歯周病を予想した管理が始まります．

◆この場合の予防は，「清潔な口をつくる」という作業です．日常的なブラッシングはもちろん，食べる機能の発達もしっかりと確立させたいのですが，それはなかなか困難です．食べる機能が確立すると自浄作用の効果を期待できるようになります．

◆ダウン症の歯周病は思春期には顕在化しますが，原因は易感染性と感染に対する抵抗力の少なさ，歯口清掃の不完全からくる不潔，歯列不正による清掃困難が重なって発症します．継続的な管理と予防で対応します．

◆脳性麻痺者の歯周病の予防は清掃管理からです．脳性麻痺でもっとも問題となるのは咬合の異常，下顎の異常な動きによる前歯部の過重負担，そして緊張に伴った噛みしめによる歯への過重負担が咬合性外傷となり，歯周病を増悪させてしまいます．予防や管理だけでこの問題を解決できませんが，少なくとも定期的な管理によって問題を早期に発見し，不潔による因子を除去して進行を遅らせることは可能です．

◆脳血管障害後遺症の患者さんでは，利き手の麻痺や失語症によって保健への関心が薄くなり，清掃がなされずに歯周病が進行しやすくなります．早期の介入によって清潔を維持します．

9章　障害者の齲蝕予防は歯科衛生士のやりがいのひとつ

◆歯科衛生士が行う歯周病の予防は歯石除去や歯磨き指導だけではありません．ポケットの中の清掃や清掃具の効果的な使い方を指導するのも予防の1つです．

V 齲蝕予防が困難なケースへの対応はどうするか

1．予防が困難な症例と対応は

◆摂食障害のため離乳が完了せず，いつまでも授乳を続けている障害児で，特に夜間授乳が継続している症例．
☛ 摂食指導による摂食機能の発達を促しながら，齲蝕発生のリスクを説明して，日常的なブラッシングを細かく行うよう指導します．

◆多動の著しい自閉性障害児で，清涼飲料や甘味の菓子類で行動を制御されている症例．
☛ 行動調整の困難さを理解しながら保健指導を繰り返し，保護者と一緒に習慣的な甘味の摂取を徐々に他のものと変えていきます．療育担当者との意見交換も必要です．

◆自閉性障害のため口腔や顔面の触覚過敏からブラッシングをさせない小児．
☛ 自閉症の発達の過程や生理的特徴を理解し，刺激に対する脱感作や視覚的入力の優位さを利用した理解の支援を行って対応します．

◆重度の知的障害をもつ自閉症の成人で，強度行動障害とされる症例
☛ 障害者歯科を専門とする歯科医療期間で短期間の反復した清掃管理をします．外出が困難な場合は，訪問診療として居宅での処置が必要なこともあります．

◆反芻の習癖をもつ障害児（者）
☛ 反芻はとても大きな問題です．どのようなときに反芻を行うのかをみつけて飲水等で口腔を洗い流しますが，これも限界があります．特に習慣性に習癖として頻回に反芻がみられるときは強い酸性の胃液によって，すべての歯に及ぶ管理不可能な齲蝕が生じることもあります．反芻とは関係なく，回数を増やした日常的なブラッシングで対応します．

◆継続的な予防管理ができない障害をもつ患者さん
☛ 継続管理がしばしば中断し，新たな齲蝕をつくって来院する患者さんには繰り返しの指導だけでなく，将来予測を視覚的に提示するなどの工夫を行います．同時に，なぜ中断が繰り返されるのかの事情を確認することも大切です．

◆歯科保健指導の効果が上がらない保護者や患者さん
☛ なぜ効果が少ないかの原因を確認しましょう．指導の仕方の問題かもしれません．患者さん側に何かの事情があるかもしれません．どうしても指導効果がなければ短期での来院を促し，歯科医院がケアします．

2．強度行動障害

◆強度行動障害は著しい自傷・他傷・こだわり・物壊し・睡眠の乱れ・食事障害・排泄障害・多動・騒がしさ・パニック・粗暴などの行為が，通常では考えられない頻度で出現し，現在の療育環境では著しく処遇の困難なものをいい，行動上の問題から

表 9-1　強度行動障害判定基準表

	行動障害の内容	1 点	3 点	5 点
1	ひどい自傷	週に 1，2 回	1 日に 1，2 回	1 日中
2	強い他傷	月に 1，2 回	週に 1，2 回	1 日に何度も
3	激しいこだわり	週に 1，2 回	1 日に 1，2 回	1 日に何度も
4	激しいもの壊し	月に 1，2 回	週に 1，2 回	1 日に何度も
5	睡眠の大きな乱れ	月に 1，2 回	週に 1，2 回	ほぼ毎日
6	食事関係の強い障害	週に 1，2 回	ほぼ毎日	ほぼ毎食
7	排泄関係の強い障害	月に 1，2 回	週に 1，2 回	ほぼ毎日
8	著しい多動	月に 1，2 回	週に 1，2 回	ほぼ毎日
9	著しい騒がしさ	ほぼ毎日	1 日中	絶え間なく
10	パニックがひどく指導困難			あれば
11	粗暴で恐怖感を与え，指導困難			あれば

※上記基準によってチェックした結果，家庭にあって通常の育て方をし，かなりの養育努力があっても，過去半年以上さまざまな強度な行動障害が継続している場合，10 点以上を強度行動障害とし，本事業対象としては 20 点以上とする．

強度行動障害判定指針：強度行動障害の目安と内容例

	行動障害の内容	行動障害の目安の例示
1	ひどい自傷	肉が見えたり，頭部が変形に至るような叩きをしたり，つめをはぐなど．
2	強い他傷	噛みつき，蹴り，なぐり，髪ひき，頭突きなど，相手が怪我をしかねないような行動など．
3	激しいこだわり	強く指示しても，どうしても服を脱ぐとか，どうしても外出を拒みとおす，何百メートルも離れた場所に戻り取りにいく，などの行為で止めても止めきれないもの．
4	激しいもの壊し	ガラス，家具，ドア，茶碗，椅子，眼鏡などを壊し，その結果危害が本人にも周囲にも大きいもの，服を何としてでも破ってしまうなど．
5	睡眠の大きな乱れ	昼夜が逆転してしまっている，ベッドについていられず人や物に危害を加えるなど．
6	食事関係の強い障害	テーブルごとひっくり返す，食器ごと投げたり，椅子に座っていられず，皆と一緒に食事できない，便や釘・石などを食べ体に異常をきたしたことのある異食，特定のものしか食べず体に異状をきたした偏食など．
7	排泄関係の強い障害	便を手でこねたり，便を投げたり，便を壁面になすりつける．強迫的に排尿排便行動を繰り返すなど．
8	著しい多動	身体・生命の危険につながる飛びだしをする．目を離すと一時も座れず走り回る．ベランダの上など高く危険な所に上る．
9	著しい騒がしさ	たえられないような大声を出す．一度泣き始めると大泣きが何時間も続く．
10	パニックがもたらす結果が大変なため処遇困難な状態	一度パニックが出ると，体力的にもとてもおさめられずつきあっていかれない状態を呈する．
11	粗暴で相手に恐怖感を与えるため処遇困難な状態	日常生活のちょっとしたことを注意しても，爆発的な行動を呈し，関わっている側が恐怖を感じさせられるような状況がある．

定義された概念とされています（Link-89）．強度行動障害の判定は国が認めた判定基準表（**表**9-1）を用います．この基準表では 10 点以上を強度行動障害とし，20 点以上は強度行動障害特別処遇事業で対応しています．

　◆これらの障害者は歯科管理の上でも大変困難で，ブラッシングをさせない，口をあけない，ブラッシング習慣が定着しない，暴れるため通院できない，抑制できないなどがみられます．したがって，治療だけでなく齲蝕予防処置，歯周病の予防処置が困難で，その効果も少ないことが多いとされます．

症例 1：長期間歯科管理を継続した自閉性障害の強度行動障害患者

状況

34 歳，男性，（初診 11 歳 10 カ月），療育手帳 A 判定．継続管理期間 22 年 6 カ月．

発達歴と既往歴：生下時体重 3,200 g，歩行 1 歳 6 カ月，言葉は 2 歳 6 カ月頃に消失．普通幼稚園通園開始後，担任より自傷および言葉の遅れを指摘され大学病院を受診．4 歳時に自閉症，精神発達遅滞の診断を受けた．

家族構成・生活環境

父，母，本人の 3 人家族．父親は患者が幼児期までは育児に協力的であったがその後は無関心．母親は育児相談や支援者の存在がなく孤立した養育環境．（母親は医療者側への依存心が高い）．患者は，養護学校高等部卒業後在宅．2002 年より両親別居のため母親と二人暮しであった．

初診時および現在の口腔内の状況は**表** 9-2 に示した．初診時から口腔内の pH は低く，乳歯列では齲蝕罹患状況は高くなかったが，長期間の管理にもかかわらず，劣悪な状態になった．

表 9-2　症例 1 の齲蝕罹患状況と口腔内状況

	初診時	22 年 6 カ月後
CAT 値	+++	+++
OHI-S		2.7
DMF 歯率	33.3%（dmf）	100%（DMF）
DMF 歯面率	15.6%（dmf）	89.1%（DMF）

症例 2

状況

21 歳，男性，（初診 4 歳 7 カ月）療育手帳 A 判定．自閉症，精神遅滞，てんかん　強度行動障害判定基準は 47 点．継続管理年数 16 年 7 カ月．

発育歴・既往歴　生下時体重 3,755 g，歩行 1 歳 0 カ月．言葉は 3 歳時に消失．5 歳時に某大学病院で自閉症と診断．思春期は情緒不安定で，自傷，他害，器物破損，パニックが著しかった．

家族構成・生活環境

初診時の家族構成は，母，母方の祖父（1997年脳梗塞にて入院中），祖母（1992年死去），本人の4人家族．現在は母親と本人．3歳時より母子家庭となり，母親は看護師で夜勤が多く，主な養育者は祖父母で常に養育態度が受容的であった．養護学校中等部卒業後，午前中のみ作業所に通所していた．

経過

初診時および現在の口腔内の状況（**表 9-3**）では初診時で高い dmf 歯率と歯面率であり，長期間の管理後でも DMF 歯率 71.4％と高かった．しかし，歯面率では 38.3％と重症化は防止できていた．

表 9-3 症例 2 の齲蝕罹患状況と口腔内の状況

	初診時	16年7カ月後
CAT 値	+++	+++
OHI-S	2.0	2.7
DMF 歯率	75.0％（dmf）	71.4％（DMF）
DMF 歯面率	54.5％（dmf）	38.3％（DMF）

◆このように強度行動障害では長期間歯科保健管理を行っても齲蝕を予防することは困難です．その理由は歯科保健行動を理解できず，また，家族が行動を抑制できずに歯科管理を継続できないことが多いといえます．症例は長期管理の結果ですが，管理がなされていなかったらさらに劣悪な状況になっていたと推察されます．

10章

障害者の歯周病は予防とケアの両輪で行う

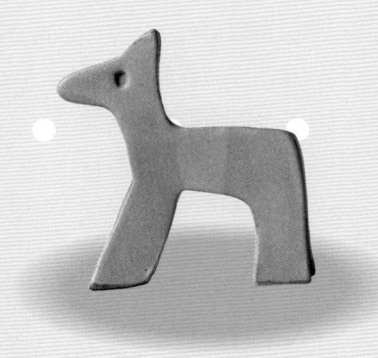

10章 障害者の歯周病は予防とケアの両輪で行う

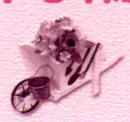

I 障害によってさまざまな症状がある

◆障害者は，一般的に歯周病罹患率が高いといえます[1~4]．しかし，その多くは障害に直接起因したものというより，むしろ清掃不良によるものが大多数です．したがって，若年の障害者では不潔性歯肉炎がほとんどで，加齢とともに不潔性の歯周炎（成人性歯周炎）が多くなります．

◆ブラッシングの自立ができていない障害者の歯周組織は，介助者の口腔ケアの状態がそのまま歯肉の健康状態に反映しています．口腔ケアが不十分な障害者では，多量の歯垢（プラーク），歯石沈着がみられ，発赤，腫脹が著明で，易出血性の歯肉炎がめずらしくありません（図10-1）．

◆また，日常的に介助磨きがなされている障害者であっても，すみずみまで磨けている者は少ないといえます．特に，施設入所中の障害者はそのような傾向があり[4]，歯周病罹患率は約90％程度とする報告があります．

◆障害が軽く，歯磨きの習慣が自立している者では，全面介助の重度障害者より反対に歯周病罹患率が高い傾向にあるともいわれています．その理由は，軽度障害者では生活習慣行動の自立がみられるので，ブラッシングも本人任せとなっており，磨けていないまま放置されているためです．むしろADL（日常生活習慣）のすべてを全面介助されている最重度の障害者は，適切な介助歯磨きによって健康な歯周組織を維持しているといえます．

◆一方，明らかに障害そのものが歯周病の発症や増悪に関係していると考えられているものもあります．たとえば，ダウン症候群の易感染症，脳性麻痺の咬合異常，歯列不正，抗てんかん薬による歯肉増殖などがあげられます．これらの障害別に考慮すべき問題には個人の生活条件，ブラッシング能力といった機能や能力の個別の問題点も多く，歯科衛生士の関与による管理が強く期待されています．

II 要介護高齢者（寝たきり老人など）と歯周疾患

◆高齢者の歯周疾患は加齢によるものではなく，歯垢によって起こることが指摘されています[5]．脳血管障害後遺症などで寝たきり状態になると，自力での歯口清掃は困難になりますが，周囲の者は介助歯磨きを行う必要性に気づいていないことが多く，歯周病が進行し，劣悪な口腔状態を呈していることが少なくありません．

◆長期にわたって放置されていた症例では，多数の残根と易出血性の歯肉炎をみることが多くなります（図10-2）．しかしながら，寝たきりになっても適切な歯科治療と口腔衛生指導を受けた症例では，比較的軽度の歯周炎程度で維持されている者が多いともいわれています[6]．

III 障害者における特殊な歯周疾患

1．薬物性歯肉増殖

1）フェニトイン（ヒダントイン）

①発現率
抗てんかん薬であるフェニトインは，歯肉増殖症を起こすことがよく知られています．フェニトイン性歯肉増殖症の発現率は，50％前後とされています[4,7,8]．

②臨床的特徴
一見正常な歯肉色で，スティップリングがみられます．しかし，炎症を伴うことも多く，それが顕著だと発赤，腫脹がみられ，スティップリングは消失します．歯肉増殖は歯間乳頭を中心に増殖し，付着歯肉まで及びます．重症化すると歯冠を覆います．一口腔の中でも，特に清掃状態が悪い部位ほど増殖は著明であるといえます．

③発現機序
発現機序は不明です．歯肉増殖を起こしやすい誘因因子としては，歯口清掃状態[9]，

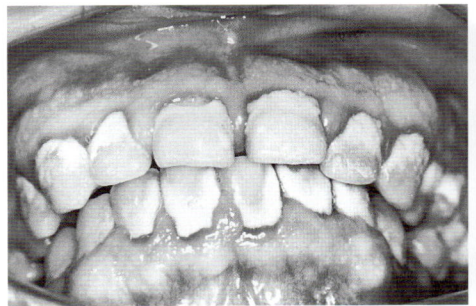

図10-1　不潔性歯肉炎
　長期間口腔ケアがなされていなかった障害者（知的障害者，34歳）．多量の歯石と歯垢，易出血性の歯肉炎．

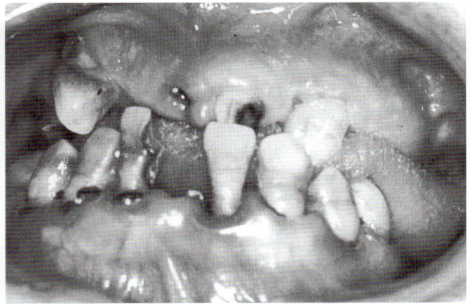

図10-2　在宅療養高齢者の口腔内（多数の残根と歯周炎）

フェニトインの投与量[10,11]，投与期間[10]，血中濃度[12,13]，唾液中濃度[12,13]が挙げられています．特に歯垢の存在は，歯肉増殖を著しく促進させます[9]．

④治療

著しい歯肉増殖により，審美障害，発音障害，咀嚼障害，歯列不正，歯の動揺をきたした場合は，歯肉切除術の適応となります．歯肉増殖の確実な予防法は，フェニトイン服用の中止であり，歯科医師は精神科の主治医と協議すべきです．しかし，てんかんの発作を抑えるためには，フェニトインを中止できない場合が多いことも現状です．

2）ニフェジピン

高血圧や狭心症の治療薬であるニフェジピンも歯周増殖を引き起こします[16,17]．ニフェジピンによる歯肉増殖の発現，増殖の発現機序も不明な点が多いといえます（図10-3）．

①発現率

発現率は報告者によって異なりますが，フェニトインほど高くないとされています（20％前後）．

②臨床的特徴

臨床的にはフェニトインと類似していて，線維性増殖を示します．

③治　療

治療はプラークコントロールが主ですが，著しい歯肉増殖の場合，歯肉切除術が適応となります[17]．再発を防ぐために，ニフェジピンの服用中止を検討する必要があります．高血圧症や，狭心症患者の場合，ニフェジピンを他の薬剤に変更することも可能な場合があるので，主治医に相談します．

3）シクロスポリン

腎臓や肝臓などの臓器移植後の免疫抑剤として用いられるシクロスポリンも歯肉増殖を起こすと報告されています[20,21]．シクロスポリンについても歯肉増殖の発現機序は明らかにされていません．

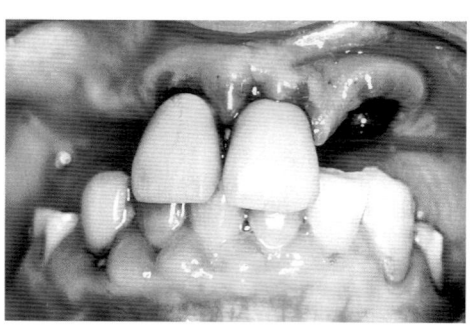

図10-3 ニフェジピン（高血圧，狭心症治療薬）による歯肉増殖症（歯間乳頭を中心に線維性増殖）

①発現率

歯肉増殖の発現率は 25％前後でニフェジピンとほぼ同じとされています．

②臨床的特徴

歯肉増殖の組織学的所見は，フェニトインやニフェジピンと同じで線維性増殖を示します[22,23]．

③治　療

治療方針としては，プラークコントロールが主となります．シクロスポリンは免疫機能を低下させているため，歯肉切除術は術後感染の危険性が危惧されるので，慎重に適応を検討する必要があります．

2．重症歯周疾患

1）ダウン症候群

ダウン症候群は，急速に進行する歯周炎に罹患している者が多くみられます[24,25]（図10-4，5）．なかには 10 歳代で著しく深いポケットを有する者も存在します．特に 20 歳以上では，急速に歯周ポケットが深くなり，歯周炎が重症化する傾向があります（表10-1）．そして 30 歳以上になると，歯周炎により多数の歯を喪失する者が

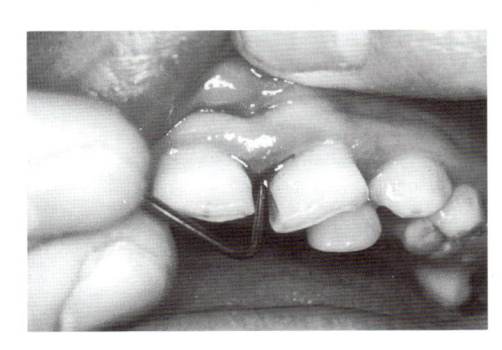

図 10-4　ダウン症候群の早期発症した歯周炎（16 歳で WHO プローブが 10 mm 以上挿入できる深いポケット）

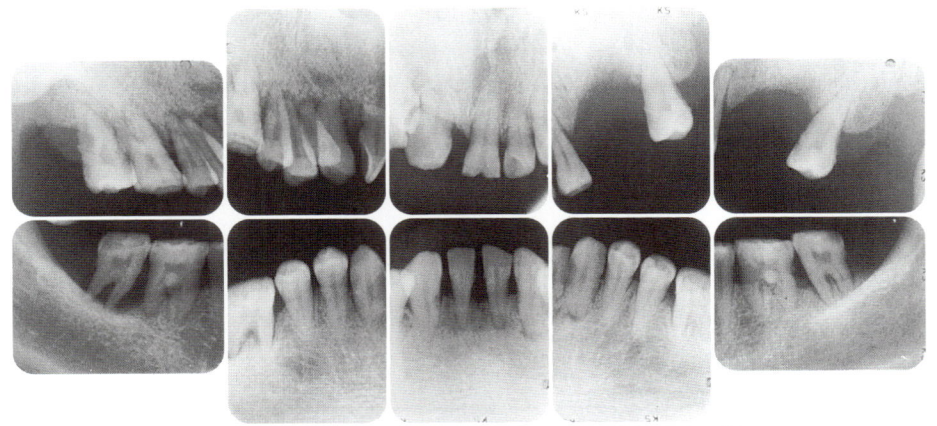

図 10-5　ダウン症候群の歯周炎（30 歳のダウン症候群患者のエックス線写真）
前歯，大臼歯の骨吸収が著しく，上顎右側臼歯は歯周炎のため喪失している．

多くなります[25].

原因は不明ですが，歯垢の存在のほかにダウン症候群の免疫力の低下による易感染性も重症化を促進させると考えられます．ダウン症候群では，早期からの歯科的健康管理が重要です．

2）脳性麻痺

脳性麻痺に特徴的な全身の筋の緊張は咬筋にもみられ，強い咬合圧が歯と歯の支持組織への過重な負担となります．いわゆる咬合性外傷です．しかもこの咬合圧は垂直方向だけでなく，強い咬合圧が加わったまま下顎が側方運動を行うため，歯には側方への強い力が加えられます．このような状態が長時間続き，これに不潔も加わって歯槽骨の吸収と歯周疾患が発症します．

処置は通常の歯周疾患に準じますが，原因除去が困難であるため，治療しにくいといえます．

3）AIDS（後天性免疫不全症候群）

AIDSは，HIV（ヒト免疫不全ウイルス）によって起こり，CD4陽性リンパ球が200個未満となった場合，AIDSと診断されます[26]．免疫機能が低下してくると，口腔や全身に特徴的臨床症状が現れます．そのなかに急性壊死性潰瘍性歯肉炎（ANUG），HIV関連歯肉炎，HIV関連歯周炎があります[27]．

（1）急性壊死性潰瘍性歯肉炎（ANUG）

急性壊死性潰瘍性歯肉炎は，AIDS期だけではなく，無症状期にも出現します[28]．

①臨床的特徴

臨床症状は，歯肉の潰瘍と壊死を生じ，出血，疼痛，口臭などが特徴的です．HIV感染者では，しばしば歯肉欠損，腐骨形成や歯槽骨欠損に至る場合もあります．

②治療

治療は，メトロニダゾール（フラジール）の内服，歯口清掃，含嗽ですが，効果は顕著でなく，また再発も多くみられます．

（2）HIV関連歯肉炎・歯周炎

①臨床的特徴

HIV関連歯肉炎は，著明な発赤，易出血性であり，従来の治療には反応しません[29]．しかし，全身状態の改善とともに歯肉炎が軽快する傾向があります．

HIV関連歯周炎は，免疫機能が低下してくると不規則で広範な骨破壊を伴う進行性

表10-1 ダウン症候群における歯周病罹患者率

CPITN 有病者	10歳代	20歳代	30歳代
3：4〜5 mm の浅いポケット	40%	60%	50%
4：6 mm 以上の深いポケット	0%	33%	25%
平均欠損歯数	1.8±2.7	5.0±2.3	10.9±6.8
平均年齢	14.0±3.4	23.4±2.2	37.5±5.6

30歳代は，すでに重症な歯は喪失している者が多いため，罹患者率に反映されていない．

の歯周炎の状態を呈します[28]．

②治　療

HIV関連歯肉炎・歯周炎の治療は，歯口清掃とルートプレーニング，含嗽です[27]．全身的な抗生物質投与は，日和見感染の危険があるので通常行われません[5]．

(3) 白血病

①臨床的特徴

急性白血病では，出血傾向が強い増殖性の歯肉炎が生じやすくなります[30]．歯肉は軟らかく膨張し，青みを帯びた赤色を呈します（図10-6）．初発因子は歯垢であり，正常な白血球の減少が免疫機能低下を引き起こし，歯肉炎が増悪するため，不潔に原因した歯周病と間違いやすいといえます．また急性壊死性潰瘍性歯肉炎の状態になることもあります．

②治　療

歯磨きによる口腔粘膜損傷から血行性の全身感染（敗血症）を起こす可能性があるので，急性期にはブラッシングを中止します．ポビドンヨード（イソジン）による含嗽を励行します．

4) 顆粒球減少症，白血球機能異常症

①臨床的特徴

正常な好中球が減少することにより，免疫機能が低下し易出血性の歯肉炎を起こします．

②治　療

白血球減少状態のときは，ブラッシングによる口腔粘膜損傷から血行性の全身感染（敗血症）を起こす可能性があるため[31]，ブラッシングを中止します．易出血と疼痛がある場合，1日3回以上のポビドンヨード（イソジン）による含嗽のみを行います[32]．歯肉炎と全身状態の改善状態をみて，部ら寝具を再開します．

5) 糖尿病

①臨床的特徴

糖尿病（血糖値）がコントロールされていない場合，歯周炎を悪化させる傾向があ

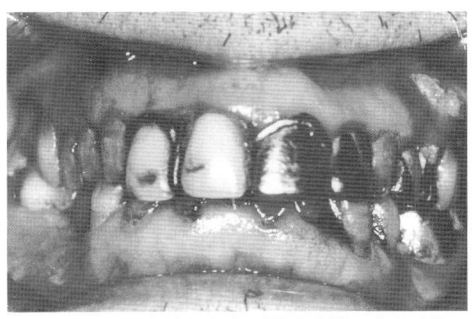

図10-6　白血病性歯肉炎（易出血性の歯肉炎）

ります．感染に対する抵抗が減弱しているため，歯周疾患の急性発作やスケーリングによる歯肉膿瘍を形成することがあります．

②治　療

糖尿病がコントロールされている場合，歯周炎の進行に大きな影響を与えません[5,30]．歯垢が初発因子として働いているので，糖尿病のコントロールとともにプラークコントロールが主な治療法となります[5,30]．

3．歯肉退縮

1）不適切なブラッシングによる歯肉退縮

①臨床的特徴

介助磨きが行われている重症障害者では，介助者の不適切なブラッシングにより歯肉を傷つけ，限局型の歯肉退縮（歯肉クレフト）を引き起こすことがあります[4]．ほとんどが下顎前歯部唇側歯肉に起こります（図10-7）．下顎前歯部は，前歯歯根を被覆している皮質骨が薄いので，他の部位より歯肉退縮しやすくなります[33]．また，自閉症では習慣性の強いブラッシング圧による横磨きが原因でもみられます．部位は小臼歯部に多くなっています．

②治　療

介助者には，横磨きの危険性を認識させ，適切なブラッシング方法を指導します．また，介助磨き用の歯ブラシは，硬めのものよりは，"普通"もしくは"軟らかめ"の歯ブラシを使用させるほうが歯肉を傷つけにくく，適しています．

2）原因不明の歯肉退縮

重症障害者で下顎前歯部唇側にみられ，原因は下唇の緊張による圧力，咬合関係がないことによる廃用化などが考えられますが，明確な原因は不明です．このような例では前歯部の咬合がないこともあり，廃用性も考えられます．

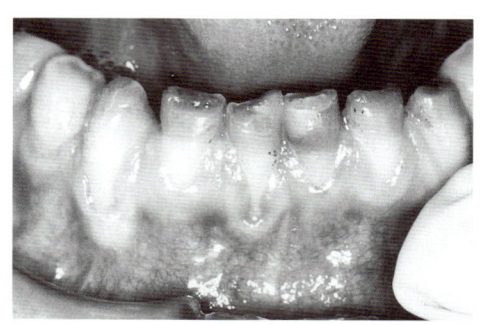

図10-7　不適切な介助磨きによる歯肉退縮（下顎前歯部唇側歯肉の限局型歯肉退縮，歯肉クレフト）

Ⅳ 予防と管理はいつから始めるか

◆障害者であっても積極的に行うべき歯磨き指導，スケーリング，ルートプレーニングは歯周治療の基本で，最も重要なものです[36]．そしてこれらは，障害者への歯科医療における歯科衛生士の重要な役割とされます．

◆歯科衛生士はまず障害の種類と程度，そして障害者本人や保護者のなどの日常生活を把握し，そのうえで，日常生活のなかで実行可能な口腔ケアに対する指導，歯科問診間隔，歯周治療計画などの無理のない歯周病管理プログラムを立案しなければなりません．

◆さらにプログラムに沿って歯周治療を行っていくためには，歯科医師と緊密な連携を取りながら，予防的処置を中心として歯科衛生士がその役割を担います．

◆日常的な口腔ケアの第一のポイントは，歯肉縁上プラークのコントロールができない場合，歯肉縁下プラークのコントロールは困難ということを理解させ，まずは徹底的な歯肉縁上プラークのコントロールを目標に指導することにあります．

◆安全で積極的な歯石除去や PMTC のために，静脈内鎮静法や全身麻酔を用いることもあります．

◆このような障害者への歯周病の予防と管理は，障害の特性と将来予測を考えて学童期から開始します．永久歯との交換や永久歯列と咬合の完成は，歯周病に対する対策を立てる大切なきっかけとなります．

◆予防と管理の方法は歯科医師と相談しながら行いますが，障害者歯科の経験豊かな歯科医師や専門医に意見を求めることも大切です．また，指導効果に限界があれば，日常的介助や短期間での管理と PMTC が必要です．

Ⅴ 障害者に対する歯周治療の限界

◆障害者では，健常者のような歯周治療方針をとれない場合が多いといえます．このことが歯周病の予防や治療，管理を困難にさせています．障害者において積極的な歯周治療を制限する原因を**表 10-2** に示しました．

◆ブラッシング指導，スケーリング，ルートプレーニングなどの初期治療は，どんな障害者でも積極的に行うことができます．

◆しかし，固定や歯周外科治療などは，施術により逆に予後不良となるおそれがあ

表 10-2　障害者の積極的な歯周治療を制限する原因

1. 自力では適切な口腔ケアができない
2. プラークコントロールが困難（口腔清潔状態不良）
  （歯周外科の適応症とならない）
3. 口腔ケアに関する関心や理解がない
4. 精密な検査（ポケット測定など）が困難
5. 歯科治療への適応が困難（協力が得られない）

り，実施には慎重を期さなければなりません．あえて歯肉切除術などの歯周外科を行う場合は，保護者や施設職員の積極的な協力を得なければなりません．歯肉切除術後のケアがおろそかになった場合，短期間でさらに重症な再増殖をきたすことがあります．

　◆歯科衛生士の管理上，積極的な歯周処置やPMTCが必要と思う場合があります．そのようなとき，障害の状況によっては全身麻酔や静脈内鎮静法の適応となることがあります．専門医へ紹介するほうが患者さんのためということもあります．

　◆歯周外科処置を行ってもそのとき一時的に改善するものの，やはり症状の進行を止めるには至らないことが多いようです．とはいえ，数年単位で抜歯を延ばすことができるなら歯周外科も試みてよいかもしれません．ただ，後の補綴処置の可能性も考慮しなければなりませんから，歯科医師の判断によって方針が決まります．

症例：長期間管理した自閉症の歯周病

状況
男性　1968年生まれ　自閉症　てんかん
初診　1981年　13歳1カ月

口腔内の状況
DMF-T 13　全顎的に不潔性歯肉炎で浸潤性歯肉出血がみられた．

対応と経過
　全身麻酔で齲蝕の処置と歯石除去を行った．その後はほぼ4カ月に一度の管理を行ったが，歯間部の食渣など口腔の不潔は改善されず，18歳時に上顎小臼歯，大臼歯部のポケットの測定が平均6mmであった．管理はPMTCを行ったが，歯石の沈着も著しく，⌊6の歯肉には膿瘍を形成がみられた．

　平成4年からは縁下歯石の除去に静脈内鎮静法を用いた．以後，ほぼ2カ月に1回の間隔でPMTCを中心とした管理を続けたが，症状は全顎にわたり，好転しなかった．⌊6には著しい骨の垂直吸収と歯の動揺もみられ，平成5年に⌊6は抜歯した．そのとき平成5年には上顎前歯部は5～7mm，左右臼歯部は4～7mm，下顎は前歯部，臼歯部とも3～6mmであった．

　平成6年には全身麻酔したに⌊2-5の歯周外科処置（歯肉剥離搔爬術）を行った．以後毎月の管理を続け，平成10年には6⌋の垂直動揺，⌊4 5の動揺に至った．動揺とともに急性発作による膿瘍形成も繰り返し，管理は難渋した．この間処置はすべて静脈内鎮静法を必要とした．清掃状態はなかなか改善せず，除去困難なバイオフィルムによる炎症は相変わらずであった．おそらく，自閉性障害とは無関係に，体質的に歯周病体質と思われた．

　平成14年にはすべての歯が3度の動揺となり，平成15年に6⌋を抜歯した．

ポイント

その後平成17年8月（36歳）まで23年間の管理を経たが，いくつかの歯は，抜歯の適応としながら，自閉症のため抜歯後の補綴が困難と考え，抜歯せずに管理している．この間の歯科衛生士の努力は大きい．歯科衛生士による継続的な管理・指導がなければおそらく現在は無歯顎に近いと思われた．

文献

1) 鈴木祐平, ほか：宮城県内の重症心身障害者施設における歯周疾患罹患状態について．日歯周誌, 26 (4)：749-756, 1984.
2) 南條優美, ほか：心身障害者の歯科疾患の実態について，その1．施設入所精神薄弱者について．障害者歯科, 4：35-46, 1983.
3) 高田良一, ほか：心身障害者の歯科疾患の実態について，その2．在宅脳性麻痺患者について．障害者歯科, 4：47-56, 1983.
4) 小笠原正, ほか：歯科的管理5年後の重症心身障害者の口腔内所見—齲蝕，歯肉形態異常，歯周疾患について．小児歯誌, 28 (3)：732-740, 1990.
5) Nevins, M., Becker, W., Kornman, K., アメリカ歯周病学会編（池田克巳ほか訳）：AAP歯周治療法のコンセンサス．第1版，クインテッセンス出版，東京，1992, X17-30.
6) 深井浩一, ほか：在宅患者におけるCPITNの検討—予防プログラムの可能性について．老年歯学, 8 (2)：148-156, 1994.
7) Kimball, O. P.：The treatment of epilepsy with sodium diphenyl-hydantoinate. J. Am. Med. Assoc., 112：1244-1245, 1939.
8) Agelopoulos, A. S. and Goaz, P. W.：Incidence of diphenylhydantoin gingival hyperplasia. Oral Surg., 34：898-906, 1972.
9) 渡辺 肇：ラットにおけるジフェニルヒダントイン性歯肉増殖症に関する実験病理組織学的研究—特に炎症がジフェニルヒダントイン性歯肉増殖症に及ぼす影響について．日歯周誌, 24：385-408, 1982.
10) 石川 純：ジフェニルヒダントイン歯肉増殖症の研究（その1），テンカン患者におけるジフェニルヒダントイン歯肉増殖症の臨床的研究．日保歯誌, 2：147-168, 1959.
11) 鈴木祐平, ほか：ジフェニルヒダントイン性歯肉増殖症の臨床的研究．日歯周誌, 28：1084-1092, 1986.
12) 福田雅臣, ほか：重症心身障害児（者）の歯科保健に関する研究，第3報 歯肉増殖と唾液中フェニトイン濃度の関連性．口腔衛生誌, 35：144-145, 1985.
13) 原ケイ子, ほか：フェニトイン歯肉増殖症—特に体液中フェニトイン濃度との関連について．歯科ジャーナル, 15：207-212, 1982.
14) 西村和晃, ほか：Dilantin性歯肉肥大症に関する研究（その4），Dilantin性歯肉肥大症におけるplaqueの役割について．歯科医学, 44：482-490, 1981.
15) 石川 純, ほか：ダイランチン服用者にみられる増殖性歯肉炎—なぜ起こるか，いかにして再発を予防するか．歯界展望別冊/ペリオドンティックスの臨床：394-399, 1977.
16) Ramon, Y., et al：Gingival hyperplasia caused by nifedipine；A preliminary report. Int. J. Cardiol., 5：195-204, 1984.
17) 西川聖二, 石田 浩：高血圧・狭心症治療薬, ニフェジピンによる歯肉増殖症．日本歯科医師会

雑誌，43：766-775，1990．
18) Barak, S., et al：Gingival hyperplasia caused by nifedipine ; Histopathologic findings. J. Periodontol., 58：639-642, 1987.
19) Barclay, S., et al：The incidence and severity of nifedipine-induced gingival overgrowth. J. Clin. Periodontol. , 19：311-314, 1992.
20) Rateitschak-Pluss, E. M., et al：Initial observation that cyclosporin—A induces gingival enlargement in man. J. Clin. Periodontol., 10：237-246, 1983.
21) Hassel, T. M. and Hefti, A. F.：Drug-induced gingival overgrowth ; Old problem, new problem. Crit. Rev. Oral Biol. Med., 2：103-137, 1991.
22) 丸川依子，ほか：ラットにおけるシクロスポリンA誘発性歯肉肥大；歯肉肥大の重症度と薬物の経口投与量および血液濃度との相関性．障害者歯科，15：143-148，1994．
23) Tyldesley, W. R. and Rotter, E.：Gingival hyperplasia induced by cyclosporin—A. Br. Dent. J., 157：305-309，1984.
24) Ulseth, J. O., et al：Dental caries and periodontitis in person with Down syndrome. Special Care in Dentistry, 11：71-73, 1991.
25) 穂坂一夫，ほか：ダウン症候群における歯周疾患罹患状況―第Ⅱ編　ダウン症候群の各年代間での比較．障害者歯科，16：166-171，1995．
26) 島田　馨，木村　哲：AIDS診療ポケットブック．初版，南江堂，東京，1994，p.66-70.
27) 池田正一：ヨーロッパ，アメリカにおけるAIDS歯科事情（2），HIV感染症・AIDSの口腔所見の診断と治療．障害者歯科，12：216-226，1991．
28) Greenspan, D., et al（池田憲昭，栗田賢一訳）：エイズと歯科診療．第1版，医歯薬出版，東京，1987，p. 32-35．
29) Winkler, J. R., et al：Periodontal disease of male homosexuals as related to AIDS-virus infection. International Conference on AIDS, Abstr. No. 1009, 23-25, 1986（Paris）.
30) 加藤　熙：最新歯周病学．第1版，医歯薬出版，東京，1995，p.346-358.
31) 河合峰雄，ほか：ブラッシングから歯肉外傷を生じ，敗血症をきたした悪性リンパ腫の一症例．障害者歯科，8：80，1987．
32) 内田悦子，池田正一：白血球機能異常症患児の口腔衛生管理―ポピドンヨード含嗽により改善．障害者歯科，13：58-62，1992．
33) Rateitschak, M., et al（原　耕二監訳）：ラタイチャーク歯周病学カラーアトラス．第1版，西村書店，新潟，1987，p.81．
34) 長谷川明：臨床歯周治療学．第1版，クインテッセンス出版，東京，1991，p.77，142-143．
35) 鴨居久一，ほか：最近の歯周治療の流れ―日常臨床における歯周疾患への取組み―歯周病学の立場から　総論．日本歯科医師会雑誌，43（5）：575-584，1990．

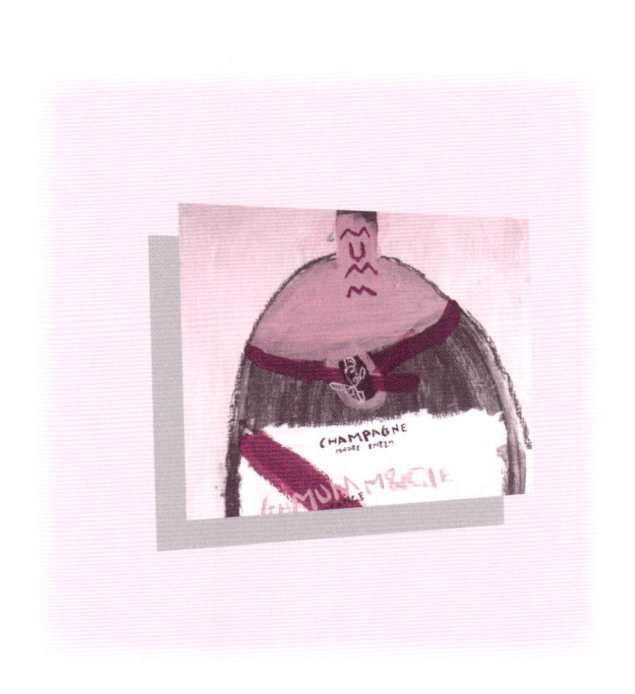

索引

あ
- アスペルガー障害 …… 52
- アセスメント …… 115
- アテトーゼ型 …… 60,88
- アルツハイマー病 …… 49,69
- ICF …… 5,6,178
- IQ …… 46

い
- インタースペースブラシ …… 194
- 易感染症 …… 220
- 息ごらえ …… 122
- 異常絞扼反射 …… 98
- 異常反射 …… 161
- 一次医療 …… 21

う
- 齲蝕のコントロール …… 207
- 齲蝕活動性試験 …… 207
- 齲蝕予防プログラム …… 205
- 齲蝕罹患者率 …… 202
- 齲蝕罹患歯率 …… 202
- 齲蝕罹患率 …… 202
- 運動機能的領域 …… 177
- 運動発達 …… 140

え
- エクスポージャー …… 92
- エナメル質減形成 …… 204
- AAC …… 81
- ADA …… 32
- ADHD …… 53
- ADL …… 103,128
- AIDSと歯周病 …… 224
- ALS …… 61
- HIV関連歯周炎 …… 224
- HIV関連歯肉炎 …… 224
- LD …… 53
- Leopold …… 73
- MRSA …… 106
- MT …… 20
- ST …… 18,78

お
- オペラント …… 95
- オペラント条件づけ …… 94,95
- 嘔吐反射 …… 59
- 音楽療法士 …… 20
- OT …… 18

か
- かかりつけ歯科医 …… 147,148
- ガイドヘルパー …… 21
- カウント法 …… 92,93
- カリエスリスク …… 205
- ――の判定 …… 207
- カルバマゼピン …… 65
- 開口器 …… 100
- 開口保定器 …… 100,192
- 介護支援専門員 …… 167
- 介護福祉士 …… 20
- 介護保険制度 …… 165
- 過開口 …… 88
- 学習障害 …… 53
- 過食 …… 72
- 過敏 …… 158,179
- 過敏反応 …… 158
- 顆粒球減少症 …… 225
- 感音系障害 …… 57
- 感覚器の障害 …… 56
- 看護師 …… 19
- 観察学習 …… 94
- 間接訓練 …… 74
- 顔面肩甲上腕型筋ジストロフィー …… 63
- 緘黙 …… 79

き
- 機会の平等 …… 15,32,34
- 気管切開 …… 121
- 義歯の清掃 …… 171
- 吃音 …… 80,81
- 機能訓練 …… 26
- 義務教育 …… 27
- 吸引 …… 120
- 吸引器 …… 120,121
- 吸引歯ブラシ …… 195
- 休憩 …… 114
- 急性壊死性潰瘍性歯肉炎 …… 224,225
- 強化 …… 94
- ――と罰 …… 94
- 強化子 …… 94
- 驚愕反射 …… 59
- 矯正歯科 …… 17
- 共同療育者 …… 145
- 強度行動障害 …… 89,216
- 強度行動障害判定規準表 …… 216
- 強度行動障害判定指針 …… 216
- 業務記録 …… 36
- 虚血性心疾患 …… 131
- 拒食 …… 72
- 虚弱児 …… 66
- 居宅介護サービスの種類 …… 165
- 居宅療養管理指導 …… 163,164,165
- 記録 …… 37
- 筋萎縮側索硬化症 …… 61
- 筋ジストロフィー …… 61
- 筋ジストロフィー症への歯科保健指導 …… 157
- 緊張性迷路反射 …… 59,87

く
- クラインフェルター症候群 …… 49
- クリニカルパス …… 38
- グループホーム …… 32
- クレチン病 …… 50
- クロイツフェルトヤコブ病 …… 69
- 訓練 …… 80

け
- けいれん重積 …… 123
- ケアマネジャー …… 167
- 形成化 …… 96
- 痙直型 …… 88
- 系統的脱感作 …… 92
- 結果の平等 …… 32,34
- 結節性硬化症 …… 49,208
- 欠損補綴 …… 17
- 血中酸素濃度 …… 123
- 限局性学習症 …… 53
- 言語障害 …… 45,129
- ――に対する訓練 …… 80
- ――の検査 …… 80
- ――の診断 …… 80
- 言語聴覚士 …… 18,78
- 検査 …… 80
- 原始反射 …… 59

健聴者 …………………………… 58

こ

構音 ………………………………… 80
構音障害 …………………………… 81
高機能自閉症 ……………………… 53
口腔乾燥症 ………………………… 70
口腔ケアプランの立て方 ………… 167
口腔外科 …………………………… 17
口腔清拭用具 …………………… 197
口腔清掃自立度評価 …………… 167
口腔洗浄器 ……………………… 196
高血圧症 ………………………… 130
口唇探索反射 ……………………… 59
更生施設 …………………………… 28
向精神薬 …………………………… 70
構造化 …………………………… 156
後天性免疫不全症候群と歯周病
 ………………………………… 224
行動形成法 ………………………… 94
行動調整 …………………………… 17
行動調整法 ………………………… 90
行動療法 ………………………… 90,91
咬反射 ……………………………… 59
広汎性発達障害 ………………… 50,72
　——の診療補助 ………………… 112
高齢者歯科 ………………………… 17
高齢障害者 …………………… 44,127
呼吸器疾患 ……………………… 130
国際生活機能分類 ……………… 178
個人情報保護法 …………………… 22
骨形成不全 ………………………… 64

さ

サブカルテ ………………………… 38
在宅訪問歯科診療 ………………… 31
作業療法士 ………………………… 18
三次医療 …………………………… 21
酸素療法 ………………………… 121

し

ジアゼパム ………………… 96,98,126
シーラント ……………… 205,206,208
　——についての質問 …………… 213
　——の効果 …………………… 210
シェイピング法 …………………… 96

シクロスポリン ………………… 222
支援ツール ………………………… 37
歯科医師会のセンター ………… 3,21
視覚障害 ………………………… 45,56
歯科保健指導 ……………… 136,163
歯科麻酔科 ………………………… 17
歯間ブラシ ……………………… 193
歯口清掃 ………………………… 170
歯口清掃時の姿勢 ……………… 171
歯質についての質問 …………… 210
歯周病科 …………………………… 17
歯周病罹患率 …………… 220,224
自浄作用 ………………………… 204
肢体型筋ジストロフィー ………… 63
肢体不自由 ………………………… 59
肢体不自由児（者）への歯科保健
　指導 …………………………… 157
肢体不自由の診療補助 ………… 114
視聴覚障害 ………………………… 44
失行 ………………………………… 71
失語症 …………………………… 79,81
失認 ………………………………… 71
指導計画の立て方 ……………… 167
歯肉増殖 …………………………… 65
歯肉退縮 ………………………… 226
歯肉肥大 …………………………… 65
　——の原因 ……………………… 66
自閉症 …………………………… 51,87
　——の能力特性 ………………… 51
自閉症児 ………………………… 118
　——の齲蝕罹患率 …………… 202
自閉症児（者）への歯科保健指導
 ………………………………… 153
自閉症スペクトラム ……… 39,42,50
自閉性障害 ………………………… 51
　——の診療補助 ……………… 112
社会的不利 ………………………… 14
社会福祉士 ………………………… 20
弱視 ………………………………… 56
重症歯周病 ……………………… 223
重症障害児 …………………… 29,31
重症心身障害児（者） …………… 88
　——への歯科保健指導 ……… 160
重度・重複障害 ………………… 67
重度障害者 ……………………… 146
重度・重複障害児（者） ……… 120

授産施設 …………………………… 28
受容 ………………………………… 25
情意 ………………………… 139,142
情意的量域 ……………………… 177
障害 ………………………………… 14
　——の種類 ……………………… 44
　——の分類 …………………… 44,54
障害基礎年金 ……………………… 29
障害児保育 ………………………… 27
障害者 ……………………………… 5
障害者基本法 ………………… 5,28
障害者雇用 ………………………… 28
障害者歯科 …………………… 14,45
　——の対象 ……………………… 44
　——の定義 ……………………… 14
　——の特徴 ………………… 15,44
障害者施設 ……………………… 8,10
障害者自立支援法 ………… 4,7,10
障害者年金 ………………… 10,28
障害者福祉 ………………………… 32
紹介状 …………………………… 41,42
笑気吸入鎮静法 ……… 40,97,127
静注時の補助 …………………… 125
情緒 ………………………… 143,144
情緒障害 …………………………… 53
小頭症 ……………………………… 50
小児歯科 …………………………… 16
静脈内鎮静法 …………… 96,98,125
静脈内鎮静法に用いる薬剤 …… 126
触覚過敏 ………………………… 160
神経症 ……………………………… 69
神経線維腫症 ……………………… 49
人工呼吸器 ……………………… 121
心疾患 …………………………… 120
心身症 ……………………………… 69
身体障害者 ………………………… 44
　——のブラッシング ………… 187
身体障害者障害程度等級表 …… 54
身体障害者数 ……………………… 4
身体障害の分類 …………………… 5
身体抑制法 ………………………… 99
診療録 ……………………………… 37
Castillo-Morales ………………… 75
CP ………………………………… 59
J. ピアジェ ………………… 137,140

索引

す
スタージ・ウェーバー病 …………49
スタンダードプリコーション ・104
水頭症 ………………………………50

せ
清潔の概念 ………………………177
精神障害 ……………………………69
　──の分類 ………………………70
精神障害者 …………………………69
精神障害者数 ………………………4
精神鎮静法 ……………………96,97
精神発達遅滞 ……46,72,86,110
　──の分類 ………………………46
精神発達遅滞児（者）への歯科保
　健指導 …………………………148
精神発達遅滞児の齲蝕罹患率
　………………………………………202
正の強化子 …………………………95
脊髄損傷 ……………………………61
摂食5期 ……………………………73
摂食機能障害 ………………………71
摂食訓練 ……………………………74
摂食障害 ………………………51,70
舌ブラシ …………………………197
染色体 ………………………………47
染色体異常 …………………………49
全身管理 ……………………16,17,118
全身性エリテマトーデス ……133
全身麻酔 ……………………17,124
　──に必要な器材 ……………124
　──の手順 ……………………124
全身麻酔法 ………………………101
先天性筋ジストロフィー ………63
先天性両側性顔面神経麻痺症候群
　………………………………………72
前投薬 ………………………………97

そ
躁うつ病 ……………………………69
相談支援手帳 …………………103,104

た
ターナー症候群 ……………………49
タイムアウト法 ……………………96

ダイランチン性歯肉肥大 ………66
ダウン症候群 ……………48,72,86
　──と歯周病 …………………223
　──の歯周病罹患者率 ………224
　──の特徴 ………………………48
ダウン症児（者） ………………119
ダウン症児の齲蝕罹患率 ……203
多発性神経炎 ………………………61
食べる機能の障害 ………………32
WHO ……………………………5,46

ち
チアノーゼ ………………120,123
知的障害 ………………5,7,46,110
知的障害者 …………………44,118
　──のブラッシング …………183
知的障害者数 ………………………4
知能検査 …………………103,138
知能指数 ……………………………46
痴呆 ………………………………131
注意欠陥多動性障害 ……………53
中途障害 ………………25,29,31
聴覚障害 ………………45,57,80
　──への対応 ……………………58
超重症児 ……………………………88
直接訓練 ……………………………75
鎮静法 ……………………………17,97
　──の目的 ………………………97

つ
通所施設 ……………………………28

て
てんかん ……………………………64
てんかん発作 ……………………122
デュシェンヌ型筋ジストロフィー
　………………………………………62
デンタルフロス …………………192
伝音系障害 …………………………57
電動歯ブラシ ……………………190
Deep Sedation …………………101
dmf者率 …………………………203
dmf歯率 …………………………203
Droterの5段階説 ………………26
TEACCH ……………………………91
TEACCHプログラム ………81,90

Tell-Show-Do法 …………………92
TSD法 ………………………………92

と
トークン・エコノミー ……………95
同一性保持 …………………………37
統合失調症 …………………69,72,205
糖尿病 ……………………………225
特別支援教育 ……………………53

な
内部障害 ……………………………66
軟骨異形成症 ……………………64

に
ニトラゼパム ……………………126
ニトログリセリン ………………131
ニフェジピン ……………………222
二次医療 ……………………………21
日常生活自立度判定基準 ……128
日常生活動作 ……………………128
日本障害者歯科学会 ……………3
認知 ………………………138,139
認知症 ………………………30,131
認知的領域 ………………………177
認知発達 …………………………141

ね
猫なき病 ……………………………49
寝たきり ……………………30,31,32

の
ノーマライゼーション ……33,34
脳血管障害 ………………71,79,131
脳血管障害後遺症 ……………221
脳性麻痺 ……………44,59,72,87
　──と歯周病 …………………224
　──への歯科保健指導 ………157
脳性麻痺児の齲蝕罹患率 ……202
脳性麻痺者 ………………………118
脳卒中 ………………………………71

は
パーキンソン病 …………………131
パラリンピック ……………………62
バイオフィルム …………………203

バイタルサイン……………128	ブラッシング動作………176,186	**み**
バリアフリー……………33,34,35	ブラッシングと日常生活………181	みなし指定………………165
バルプロ酸………………65	ブラッシングに必要な能力……178	ミダゾラム……………97,98,126
バンク・ミケルセン………33	ブラッシング能力の把握………138	**め**
バンゲード法……………74	ブラッシングの自立…136,146,181	メニエル病………………58
バンコマイシン耐性腸球菌……106	──自立の限界………178,190	メビウス症候群……………72
ハンドオーバーマウス法……87,96	ブラッシングの自立度……177	盲…………………………56
曝露法……………………92,93	フルニトラゼパム………126	**も**
罰…………………………94	フロス……………………193	モデリング………………94
白血球機能異常症………225	プロフェッショナル・ケア……147	模倣学習…………………94
白血病……………………225	不安軽減法………………91	**ゆ**
発達検査…………………103	福祉………………………7,32	有病者……………………18,44
発達障害………………53,80,87	福祉施設…………………9	**よ**
発達障害者支援法………4,10,53	不潔性歯肉炎……………221,228	要介護高齢者と歯周疾患………221
発達年齢…………………102	不随意運動………………161	養護学校…………………28
歯ブラシ…………………190,198	VRE……………………106	養護学校教諭……………19
歯磨き行動の発達過程……141	**へ**	**ら**
歯磨き動作の発達………143	ベッカー型筋ジストロフィー…63	ライフスタイル…………115
歯磨きについての質問……211	平衡機能障害……………58	ラッピング・テクニック………99
ひ	変化恐怖…………………37	楽な姿勢…………………114
びっくり反射……………59	変形性関節症……………63	**り**
非対称性緊張性頸反射……59,87	**ほ**	リコールシステム………116
非定型精神病……………69	ボイスコントロール……96	リハビリテーション……29
病院歯科…………………22	ボディイメージ…………140	リラクセーション法……94
表出言語…………………76	ホーム・ケア……………147	理解言語…………………76
標準予防策………………104	ホームヘルパー…………20	理学療法士………………18
病弱児……………………66	保育士……………………19	臨床心理士………………20
病巣感染…………………64	報酬………………………94	**る**
PMTC……………………228	訪問口腔衛生指導………163,164	ルード法…………………75
PT…………………………18	訪問歯科衛生指導………163,164	**れ**
ふ	訪問歯科保健指導………162,167	レシュ・ナイハン病……50
フェニトイン……………65,221	──の実際………………169	レストレイナー…………99
フェニルケトン尿症……50	──の流れ………………168	レスパイトカード………103,104
フェノバルビタール……65	訪問診療…………………162	レスポンデント学習……91
フッ化物塗布……………206,209	保健師……………………20	レスポンデント条件づけ………91
フッ化物についての質問………212	補助具……………………190	レックリングハウゼン病………49
プラークについての質問………210	保存科……………………16	レット障害………………50,52
ブラインディズム………57	補聴器……………………58	
フラッシュバック………87	補綴科……………………17	
フラッディング法………93	母斑病……………………49	
ブラッシング行動の発達…141,177	**ま**	
ブラッシング行動の発達過程	慢性関節リウマチ………63,131	
………………………143,176	慢性的悲哀論……………26	
ブラッシング指導………178		

索 引

レディネス …………………… 102

ろ

老人福祉施設 …………………… 30
老人保健施設 …………………… 30
老人保健法 …………………… 31
老年歯科 …………………… 17

LIRIA
2001

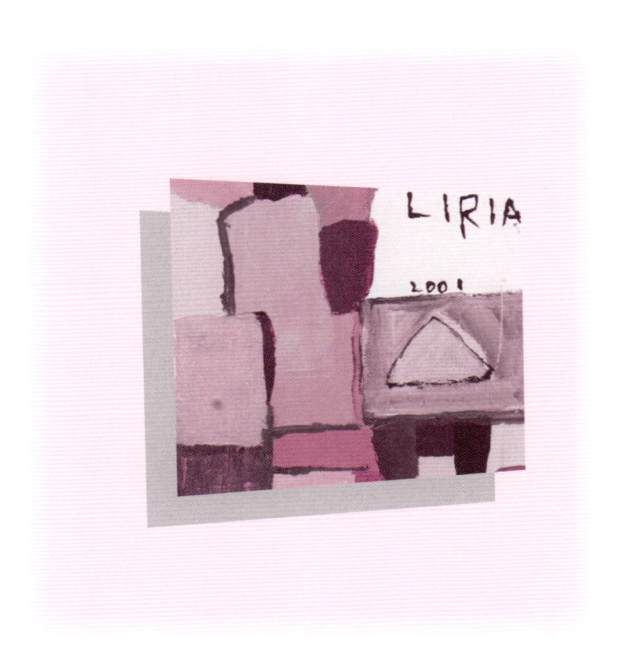

【著者略歴・五十音順】

足立 三枝子
- 1970年　東京歯科大学歯科衛生士学校（現東京歯科大学歯科衛生士専門学校）卒業
- 1983年　東京都府中市保健センター勤務
- 2000年　介護支援専門員指導者
- 2001年　障害者ケアマネジメント従事者
- 2006年〜東北大学大学院歯学研究科加齢歯科学分野在籍
- 2008年　逝去

石井 里加子
- 1985年　日本医学院歯科衛生士専門学校卒業
- 1986年　日本医学院歯科衛生士専門学校勤務
- 同　年　東京都立心身障害者口腔保健センター勤務
- 1995年　東京都立心身障害者口腔保健センター主任
- 1999年〜東京都立心身障害者口腔保健センター主査
- 2007年　放送大学教養学部卒業
- 2008年〜日本障害者歯科学会理事
- 2012年　新潟大学大学院医歯学総合研究科博士課程修了

小笠原 正
- 1983年　松本歯科大学卒業
- 同　年　松本歯科大学障害者歯科学講座助手
- 1990年　松本歯科大学障害者歯科学講座講師
- 2000年　松本歯科大学障害者歯科学講座助教授
- 2001年〜日本障害者歯科学会理事
- 2007年〜松本歯科大学病院教授・大学院歯学独立研究科教授

河野 幸子
- 1986年　田川歯科衛生士専門学校卒業
- 同　年　医療法人発達歯科会おがた小児歯科医院（福岡市）勤務
- 1989年　重症心身障害児施設久山療育園勤務（非常勤）
- 1992年　有限会社ディ・エイチ・エス代表取締役
- 2006年　同社退職

栗原 多恵
- 1979年　日本女子衛生短期大学（現湘南短期大学）保健科卒業
- 同　年　緒方小児歯科医院（福岡市・現医療法人発達歯科会おがた小児歯科医院）勤務
- 1990年　東京都北区口腔衛生センター勤務
- 1991年　神奈川歯科大学附属病院障害者歯科勤務
- 2002年〜神奈川歯科大学附属横浜研修センター勤務
- 2008年　逝去

高原 牧
- 1994年　京都歯科医療技術専門学校卒業
- 同　年　社団法人京都府歯科医師会京都歯科サービスセンター入局
- 2003年　京都歯科サービスセンター中央診療所主査
- 2005年　京都歯科サービスセンター洛西診療所主査
- 2006年　日本福祉大学経済学部経済開発学科卒業
- 同　年〜花ノ木医療福祉センター，ナカムラ矯正・小児歯科，坂根歯科診療所勤務（非常勤）

西﨑 智子
- 1987年　長崎県立女子短期大学（現長崎県立大学）保育科卒業，保育士，幼稚園教諭2種免許取得
- 同　年　重症心身障害（児）者施設　みさかえの園むつみの家勤務
- 1994年　福岡教育大学言語障害教育教員養成課程修了
- 同　年　肢体不自由児通園施設こぐま園勤務
- 1997年〜おがた小児歯科医院発達保育科主任
- 2002年　言語聴覚士免許取得

溝口 理知子
- 1975年　熊本県歯科衛生士学院（現熊本歯科衛生士専門学校）卒業
- 同　年　開業医勤務
- 1984年　フリーランス（救急医療センター・保健所・開業医など）
- 1996年　豊田市こども発達センターのぞみ診療所勤務
- 2003年　豊田市こども発達センターのぞみ診療所主任
- 2012年〜豊田市こども発達センターのぞみ診療所副所長

森崎 市治郎
- 1974年　大阪大学歯学部卒業
- 1984年　大阪大学歯学部小児歯科講師
- 1989年　大阪大学歯学部障害者歯科治療部助教授
- 1992年　大阪大学歯学部障害者歯科治療部部長
- 1993年　日本障害者歯科学会理事
- 2000年〜大阪大学歯学部障害者歯科治療部教授
- 2005年〜日本障害者歯科学会理事長

山内 香代子
- 1974年　岐阜県立衛生専門学校　卒業
- 同　年　開業医勤務
- 1993年　フリーランス（保健所・開業医）
- 1996年　豊田市こども発達センター　のぞみ診療所非常勤務
- 1998年　青い鳥医療福祉センター歯科勤務
- 2003年〜青い鳥医療福祉センター歯科主任

【監修者略歴】
緒方　克也
1972 年　神奈川歯科大学卒業
同　年　神奈川歯科大学助手（麻酔学教室）
1979 年　福岡市にておがた小児歯科医院開業
1980 年　福岡歯科大学講師（歯科麻酔学・非常勤）
1984 年　日本障害者歯科学会理事
1993 年　神奈川歯科大学講師（障害者歯科学・非常勤）
2001 年　社会福祉法人福岡障害者文化事業協会理事長
2002 年　日本障害者歯科学会認定委員会委員長
　　　　岡山大学歯学部講師（総合診療科講師・非常勤）
2004 年　松本歯科大学教授（障害者歯科学講座・非常勤）
　　　　九州大学講師（障害者歯科学・非常勤）
2005 年　九州歯科大学講師（口腔ケア・リハビリテーション学・非常勤）
2006 年　岡山大学臨床教授（総合診療科・障害者歯科・非常勤）
現　在　九州歯科大学臨床教授
　　　　松本歯科大学臨床教授
　　　　岡山大学臨床教授
　　　　神奈川歯科大学客員教授
　　　　九州看護福祉大学講師

歯科衛生士のための障害者歯科―第3版　ISBN978-4-263-42158-1

1996 年 10 月 10 日　第 1 版第 1 刷発行
2000 年　3 月 10 日　第 1 版第 4 刷発行
2001 年　3 月 30 日　第 2 版第 1 刷発行
2006 年　2 月 10 日　第 2 版第 5 刷発行
2006 年 10 月 20 日　第 3 版第 1 刷発行
2015 年　1 月 20 日　第 3 版第 6 刷発行

監　修　緒　方　克　也
発行者　大　畑　秀　穂
発行所　医歯薬出版株式会社
〒113-8612　東京都文京区本駒込 1-7-10
TEL．(03) 5395-7638（編集）・7630（販売）
FAX．(03) 5395-7639（編集）・7633（販売）
http://www.ishiyaku.co.jp/
郵便振替番号 00190-5-13816

乱丁，落丁の際はお取り替えいたします　　　　印刷・三報社印刷／製本・皆川製本所

© Ishiyaku Publishers, Inc., 1996, 2006. Printed in Japan

本書の複製権・翻訳権・翻案権・上映権・譲渡権・貸与権・公衆送信権（送信可能化権を含む）・口述権は，医歯薬出版(株)が保有します．
本書を無断で複製する行為（コピー，スキャン，デジタルデータ化など）は，「私的使用のための複製」などの著作権法上の限られた例外を除き禁じられています．また私的使用に該当する場合であっても，請負業者等の第三者に依頼し上記の行為を行うことは違法となります．

JCOPY ＜(社)出版者著作権管理機構 委託出版物＞
本書を複写される場合は，そのつど事前に(社)出版者著作権管理機構（電話 03-3513-6969，FAX 03-3513-6979，e-mail：info@jcopy.or.jp）の許諾を得てください．